Práticas Integrativas e Complementares em Saúde:

técnicas com abordagem energética

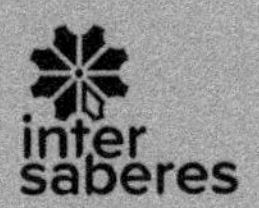
inter
saberes

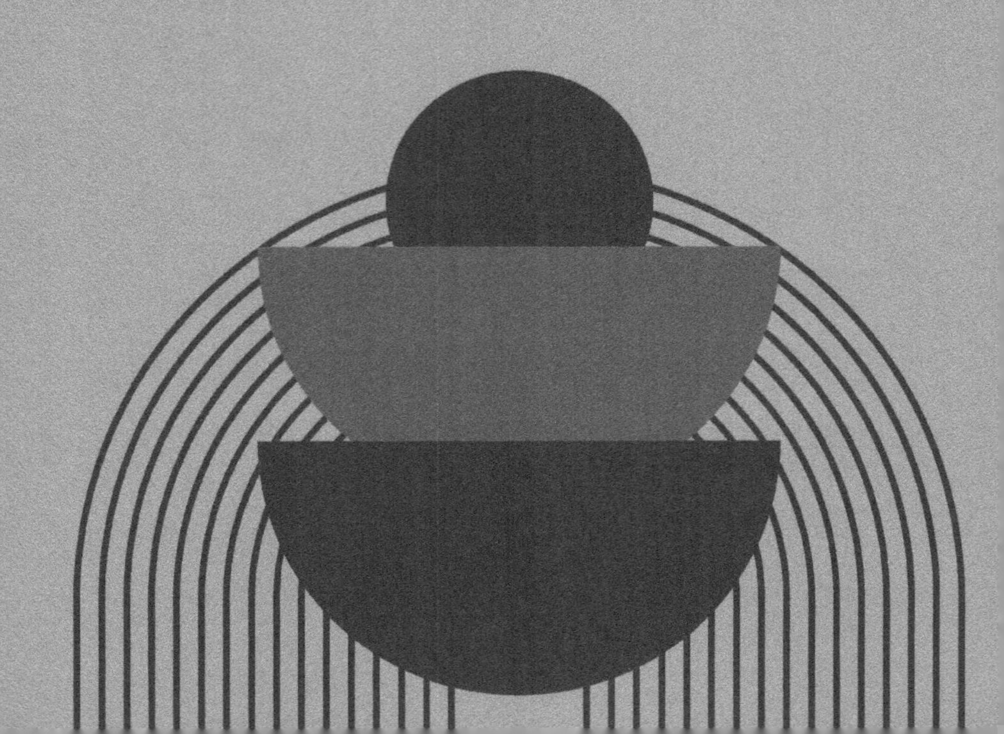

Práticas Integrativas e Complementares em Saúde:

técnicas com abordagem energética

Talita Camargo de Lima, Benilda Luiza de Carvalho Klingelfus, Javier Salvador Gamarra Junior, Nathalie Pailo Perozin e Juliana Horstmann Amorim

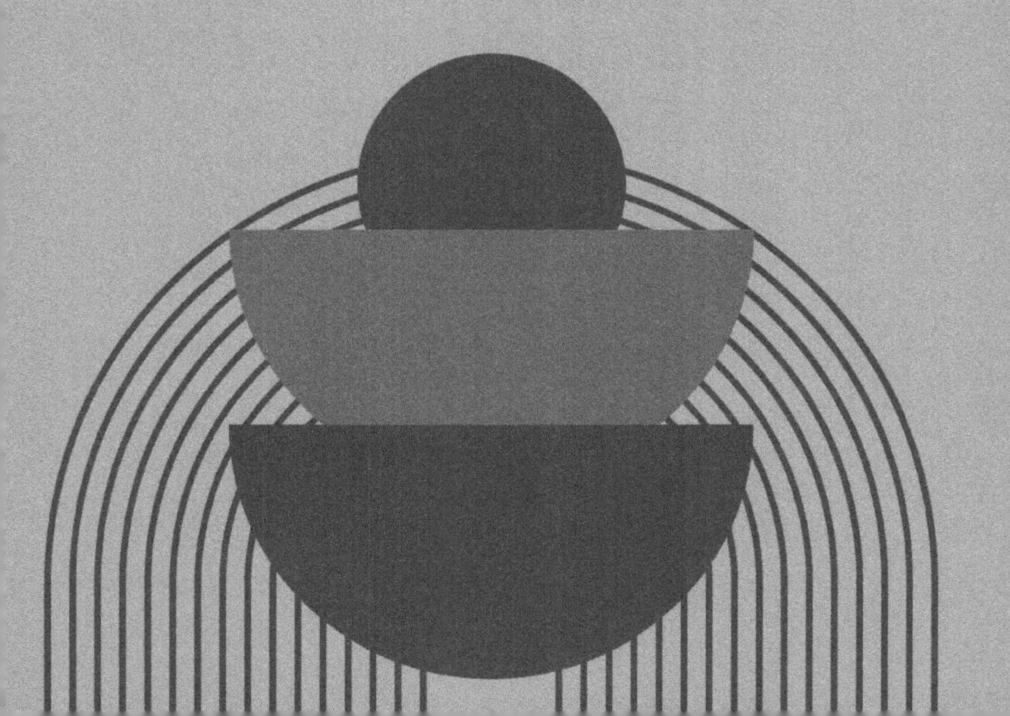

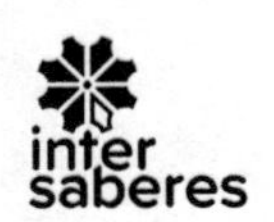

Rua Clara Vendramin, 58 . Mossunguê . CEP 81200-170
Curitiba . PR . Brasil . Fone: (41) 2106-4170
www.intersaberes.com . editora@intersaberes.com

Dados Internacionais de Catalogação na Publicação (CIP)
(Câmara Brasileira do Livro, SP, Brasil)

Práticas integrativas e complementares em saúde : técnicas com abordagem energética / Talita Camargo de Lima...[et al.]. -- Curitiba : Editora Intersaberes, 2023.

Outros autores: Benilda Luiza de Carvalho Klingelfus, Javier Salvador Gamarra Junior, Nathalie Pailo Perozin e Juliana Horstmann Amorim

Bibliografia.
ISBN 978-65-5517-109-9

1. Antroposofia 2. Bioenergética 3. Cromoterapia 4. Floralterapia 5. Homeopatia 6. Medicina integrativa 7. Reiki (Sistema de cura) I. Lima, Talita Camargo de. II. Klingelfus, Benilda Luiza de Carvalho. III. Gamarra Junior, Javier Salvador. IV. Perozin, Nathalie Pailo. V. Amorim, Juliana Horstmann.

22-134664 CDD-615.5

Índices para catálogo sistemático:

1. Prática integrativa : Saúde : Medicina 615.5

Cibele Maria Dias – Bibliotecária – CRB-8/9427

1ª edição, 2023.
Foi feito o depósito legal.

Sumário

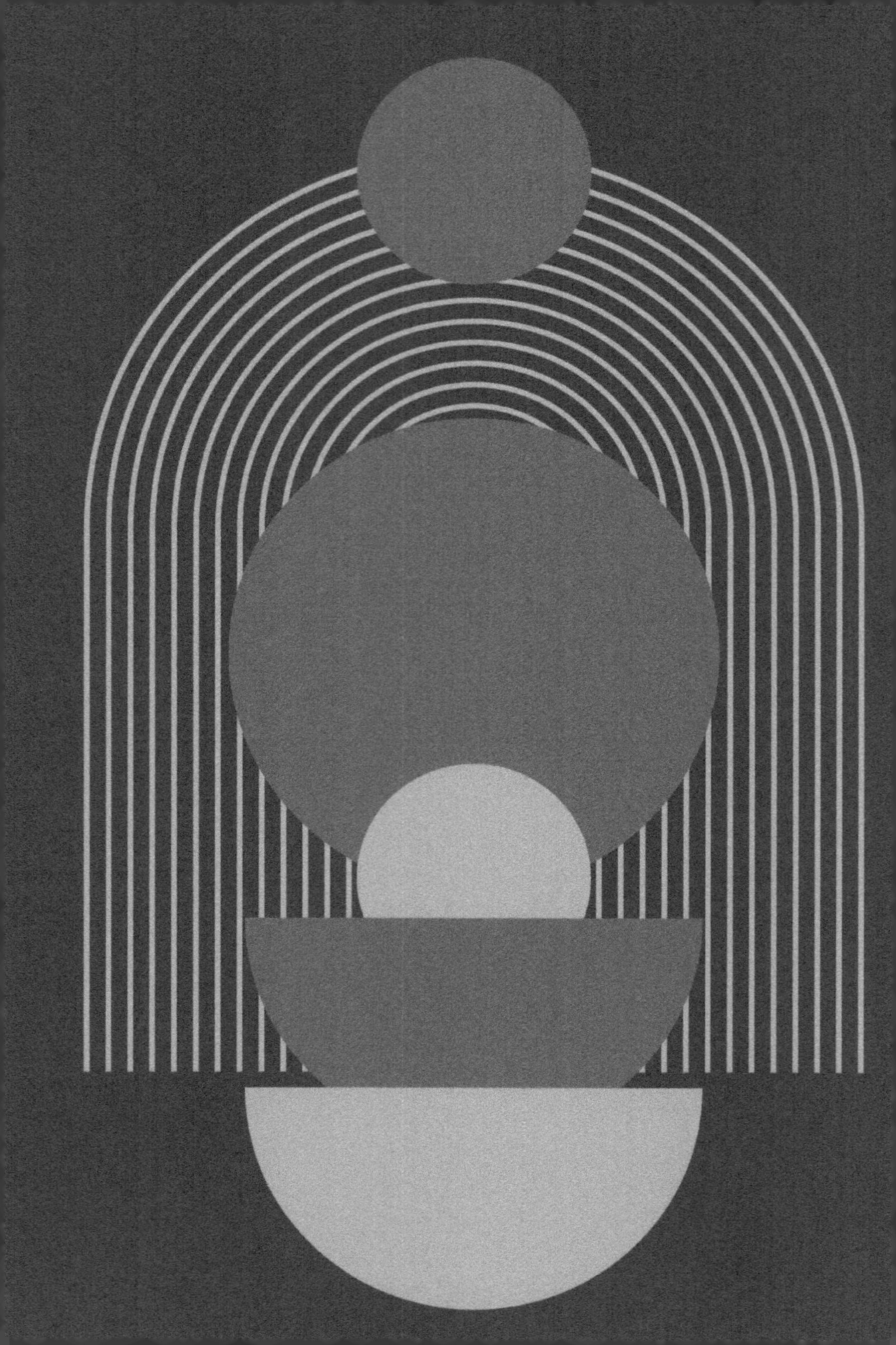

Apresentação

As Práticas Integrativas e Complementares em Saúde (Pics) são conhecimentos considerados tradicionais que colaboram diretamente para a promoção da saúde física, mental e emocional. Desde 2006, 29 Pics foram incorporadas ao sistema de saúde brasileiro e, desse total, nesta obra, tratamos de 6 que têm abordagem energética.

No Capítulo 1, apresentamos o reiki, prática proposta desde Mikao Usui até os dias atuais. No Capítulo 2, analisamos a homeopatia com base nos ensinamentos de Samuel Hahnemann. Em seguida, no Capítulo 3, enfocamos a antroposofia e seu olhar para a saúde de maneira integral. Por sua vez, no Capítulo 4, versamos sobre a terapia bioenergética, contemplando definição, conceitos, aplicações e indicações dessa prática no contexto das Pics. No Capítulo 5, abordamos a floralterapia com fundamento nos ensinamentos de Edward Bach, demonstrando como foi sua difusão em outros sistemas. Por fim, examinamos, no Capítulo 6, a cromoterapia, evidenciando como as cores atuam na manutenção da saúde de modo integral.

Como já mencionamos, neste livro, procuramos, de maneira estruturada, reunir seis práticas integrativas e complementares que utilizam bases energéticas. Esperamos que o material contribua para a compreensão dessas Pics, de modo que possam ser aplicadas cada vez mais no dia a dia em prol da recuperação da saúde e da prevenção de doenças.

Bons estudos!

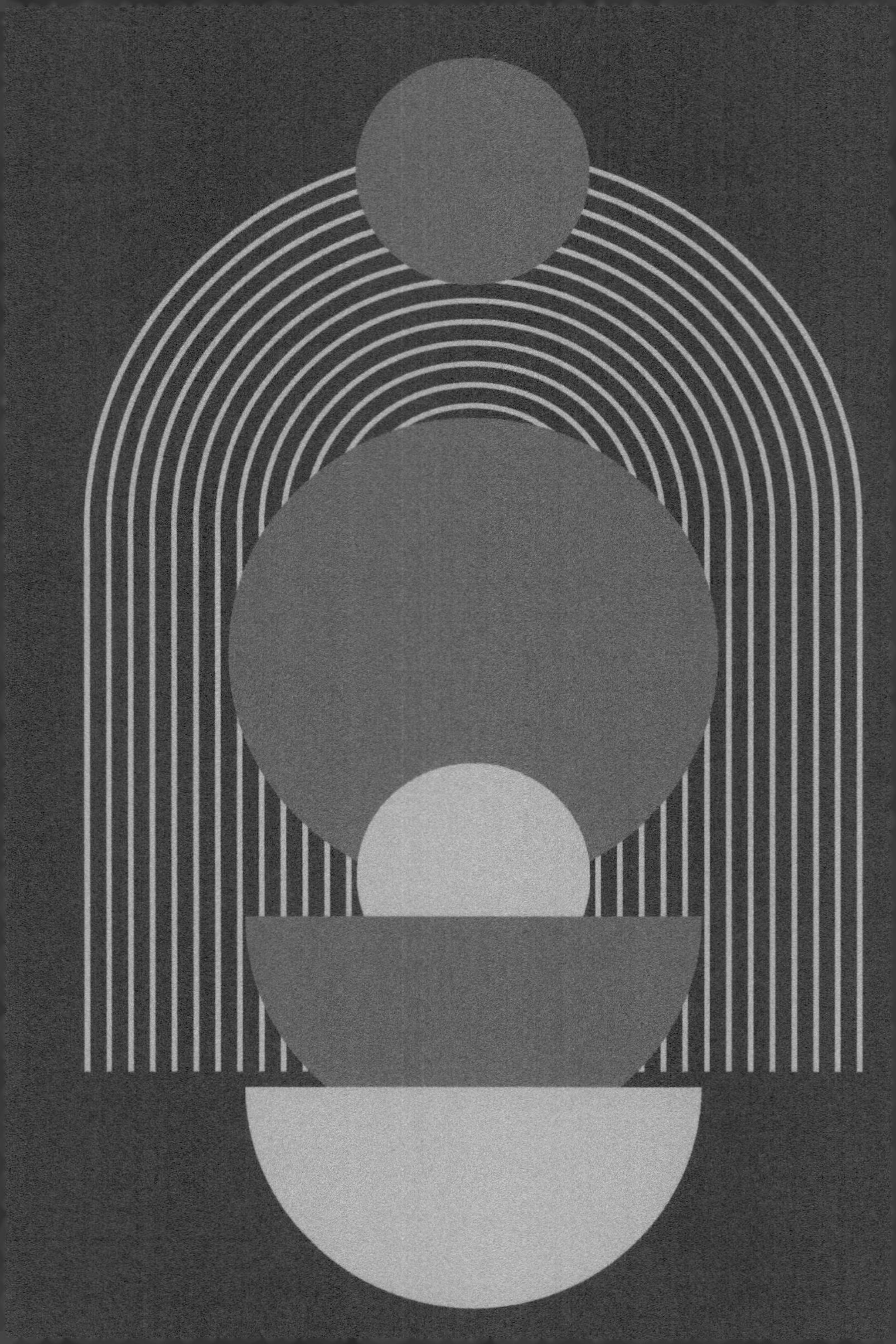

Como aproveitar ao máximo este livro

Empregamos nesta obra recursos que visam enriquecer seu aprendizado, facilitar a compreensão dos conteúdos e tornar a leitura mais dinâmica. Conheça a seguir cada uma dessas ferramentas e saiba como estão distribuídas no decorrer deste livro para bem aproveitá-las.

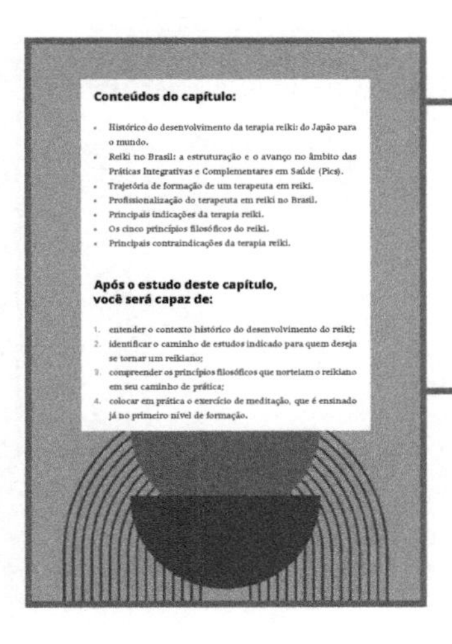

Conteúdos do capítulo:

- Histórico do desenvolvimento da terapia reiki: do Japão para o mundo.
- Reiki no Brasil: a estruturação e o avanço no âmbito das Práticas Integrativas e Complementares em Saúde (Pics).
- Trajetória de formação de um terapeuta em reiki.
- Profissionalização do terapeuta em reiki no Brasil.
- Principais indicações da terapia reiki.
- Os cinco princípios filosóficos do reiki.
- Principais contraindicações da terapia reiki.

Após o estudo deste capítulo, você será capaz de:

1. entender o contexto histórico do desenvolvimento do reiki;
2. identificar o caminho de estudos indicado para quem deseja se tornar um reikiano;
3. compreender os princípios filosóficos que norteiam o reikiano em seu caminho de prática;
4. colocar em prática o exercício de meditação, que é ensinado já no primeiro nível de formação.

Conteúdos do capítulo:

Logo na abertura do capítulo, relacionamos os conteúdos que nele serão abordados.

Após o estudo deste capítulo, você será capaz de:

Antes de iniciarmos nossa abordagem, listamos as habilidades trabalhadas no capítulo e os conhecimentos que você assimilará no decorrer do texto.

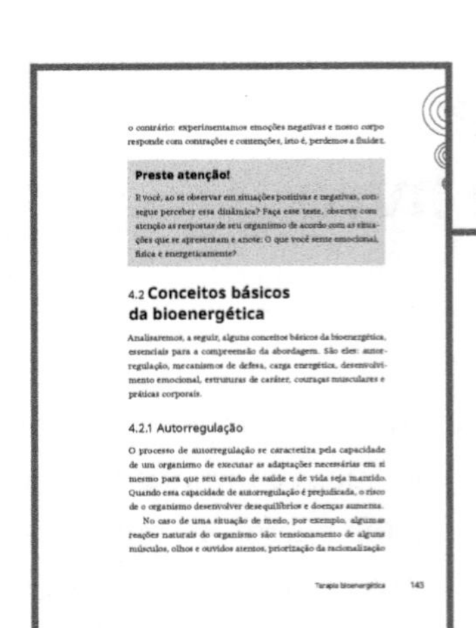

o contrário: experimentamos emoções negativas e nosso corpo responde com contrações e contenções, isto é, perdemos a fluidez.

Preste atenção!

E você, ao se observar em situações positivas e negativas, consegue perceber essa dinâmica? Faça esse teste, observe com atenção as respostas de seu organismo de acordo com as situações que se apresentam e anote: O que você sente emocional, física e energeticamente?

4.2 **Conceitos básicos da bioenergética**

Analisaremos, a seguir, alguns conceitos básicos da bioenergética, essenciais para a compreensão da abordagem. São eles: autorregulação, mecanismos de defesa, carga energética, desenvolvimento emocional, estruturas de caráter, couraças musculares e práticas corporais.

4.2.1 Autorregulação

O processo de autorregulação se caracteriza pela capacidade de um organismo de executar as adaptações necessárias em si mesmo para que seu estado de saúde e de vida seja mantido. Quando essa capacidade de autorregulação é prejudicada, o risco de o organismo desenvolver desequilíbrios e doenças aumenta.

No caso de uma situação de medo, por exemplo, algumas reações naturais do organismo são: tensionamento de alguns músculos, olhos e ouvidos atentos, priorização da racionalização

Terapia bioenergética 143

Preste atenção!

Apresentamos informações complementares a respeito do assunto que está sendo tratado.

esperar, no mínimo, 180 dias após o último dia do expurgo para a próxima sintonização.

Reiki 3B – O mestre de si

Ao chegar a esse nível, o praticante se torna, efetivamente, mestre de si, estando apto a ensinar o reiki e a realizar as iniciações. Nessa fase, o comprometimento do praticante alcança seu patamar, bem como a responsabilidade para com todos os seres e os cosmos.

Aqui, o praticante receberá mais cinco símbolos, compondo o total de nove desde a sua iniciação no nível 1.

1.7 **Ritual de iniciação**

A iniciação ocorre quando o mestre reiki conecta o aluno ao canal do recebimento da energia cósmica reiki. Acontece por meio de um ritual característico que ativa o fluxo de recebimento interno do aluno. A partir de então, a frequência vibracional do aluno entra em um novo padrão, elevando sua percepção consciencial por meio da energia reiki.

Importante!

O ritual é representado simbolicamente pelo renascimento, um rito de passagem de uma morte – de padrões e de condicionamentos antigos – para o nascimento de novos padrões.

Essa nova frequência vibracional será sustentada – ou não – pelo próprio aluno que buscou o reiki. É um labor diário.

Reiki 29

Importante!

Algumas das informações centrais para a compreensão da obra aparecem nesta seção. Aproveite para refletir sobre os conteúdos apresentados.

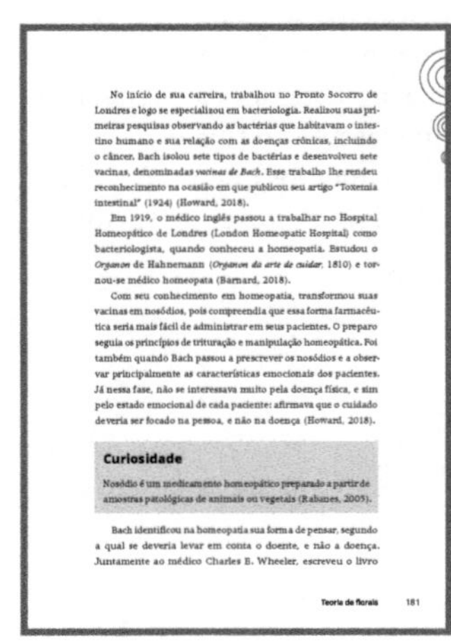

No início de sua carreira, trabalhou no Pronto Socorro de Londres e logo se especializou em bacteriologia. Realizou suas primeiras pesquisas observando as bactérias que habitavam o intestino humano e sua relação com as doenças crônicas, incluindo o câncer. Bach isolou sete tipos de bactérias e desenvolveu sete vacinas, denominadas *vacinas de Bach*. Esse trabalho lhe rendeu reconhecimento na ocasião em que publicou seu artigo "Toxemia intestinal" (1924) (Howard, 2018).

Em 1919, o médico inglês passou a trabalhar no Hospital Homeopático de Londres (London Homeopatic Hospital) como bacteriologista, quando conheceu a homeopatia. Estudou o *Organon* de Hahnemann (*Organon da arte de cuidar*, 1810) e tornou-se médico homeopata (Barnard, 2018).

Com seu conhecimento em homeopatia, transformou suas vacinas em nosódios, pois compreendia que essa forma farmacêutica seria mais fácil de administrar em seus pacientes. O preparo seguia os princípios de trituração e manipulação homeopática. Foi também quando Bach passou a prescrever os nosódios e a observar principalmente as características emocionais dos pacientes. Já nessa fase, não se interessava muito pela doença física, e sim pelo estado emocional de cada paciente: afirmava que o cuidado deveria ser focado na pessoa, e não na doença (Howard, 2018).

Curiosidade

Nosódio é um medicamento homeopático preparado a partir de amostras patológicas de animais ou vegetais (Rabanes, 2005).

Bach identificou na homeopatia sua forma de pensar, segundo a qual se deveria levar em conta o doente, e não a doença. Juntamente ao médico Charles B. Wheeler, escreveu o livro

Teoria de florais 181

Curiosidade

Nestes boxes, apresentamos informações complementares e interessantes relacionadas aos assuntos expostos no capítulo.

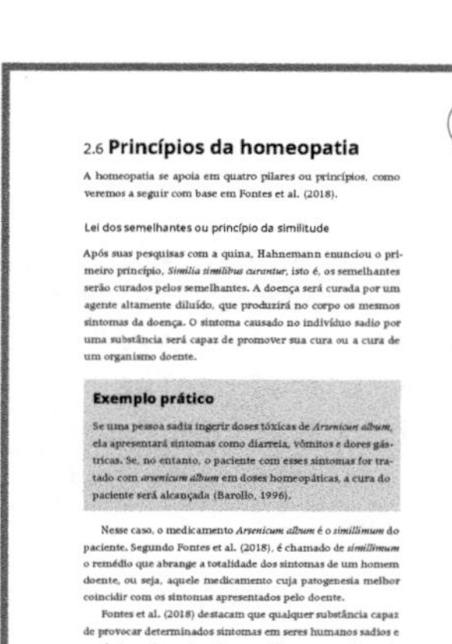

2.6 **Princípios da homeopatia**

A homeopatia se apoia em quatro pilares ou princípios, como veremos a seguir com base em Fontes et al. (2018).

Lei dos semelhantes ou princípio da similitude

Após suas pesquisas com a quina, Hahnemann enunciou o primeiro princípio, *Similia similibus curantur*, isto é, os semelhantes serão curados pelos semelhantes. A doença será curada por um agente altamente diluído, que produzirá no corpo os mesmos sintomas da doença. O sintoma causado no indivíduo sadio por uma substância será capaz de promover sua cura ou a cura de um organismo doente.

Exemplo prático

Se uma pessoa sadia ingerir doses tóxicas de *Arsenicum album*, ela apresentará sintomas como diarreia, vômitos e dores gástricas. Se, no entanto, o paciente com esses sintomas for tratado com *arsenicum album* em doses homeopáticas, a cura do paciente será alcançada (Barollo, 1996).

Nesse caso, o medicamento *Arsenicum album* é o *simillimum* do paciente. Segundo Fontes et al. (2018), é chamado de *simillimum* o remédio que abrange a totalidade dos sintomas de um homem doente, ou seja, aquele medicamento cuja patogenesia melhor coincidir com os sintomas apresentados pelo doente.

Fontes et al. (2018) destacam que qualquer substância capaz de provocar determinados sintomas em seres humanos sadios e sensíveis, em doses adequadas, especialmente preparadas, pode

Homeopatia 57

Exemplo prático

Nesta seção, articulamos os tópicos em pauta a acontecimentos históricos, casos reais e situações do cotidiano a fim de que você perceba como os conhecimentos adquiridos são aplicados na prática e como podem auxiliar na compreensão da realidade.

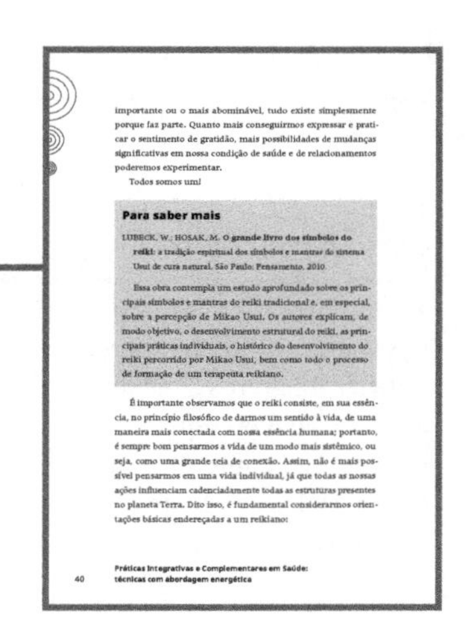

importante ou o mais abominável, tudo existe simplesmente porque faz parte. Quanto mais conseguirmos expressar e praticar o sentimento de gratidão, mais possibilidades de mudanças significativas em nossa condição de saúde e de relacionamentos poderemos experimentar.

Todos somos um!

Para saber mais

LUBECK, W.; HOSAK, M. **O grande livro dos símbolos do reiki**: a tradição espiritual dos símbolos e mantras do sistema Usui de cura natural. São Paulo: Pensamento, 2010.

Essa obra contempla um estudo aprofundado sobre os principais símbolos e mantras do reiki tradicional e, em especial, sobre a percepção de Mikao Usui. Os autores explicam, de modo objetivo, o desenvolvimento estrutural do reiki, as principais práticas individuais, o histórico do desenvolvimento do reiki percorrido por Mikao Usui, bem como todo o processo de formação de um terapeuta reikiano.

É importante observamos que o reiki consiste, em sua essência, no princípio filosófico de darmos um sentido à vida, de uma maneira mais conectada com nossa essência humana; portanto, é sempre bom pensarmos a vida de um modo mais sistêmico, ou seja, como uma grande teia de conexão. Assim, não é mais possível pensarmos em uma vida individual, já que todas as nossas ações influenciam cadenciadamente todas as estruturas presentes no planeta Terra. Dito isso, é fundamental considerarmos orientações básicas endereçadas a um reikiano:

40 **Práticas Integrativas e Complementares em Saúde: técnicas com abordagem energética**

Para saber mais

Sugerimos a leitura de diferentes conteúdos digitais e impressos para que você aprofunde sua aprendizagem e siga buscando conhecimento.

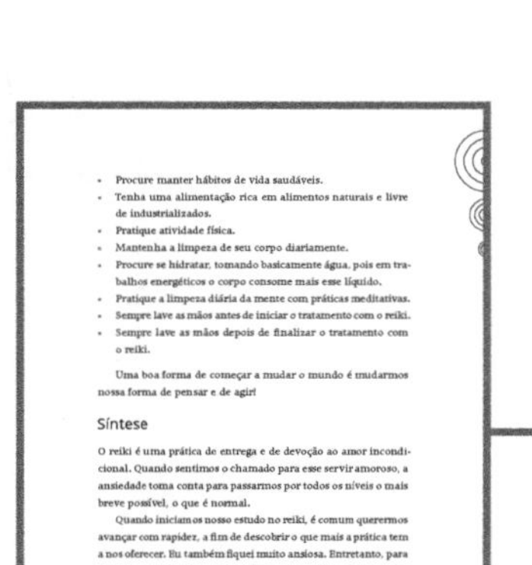

- Procure manter hábitos de vida saudáveis.
- Tenha uma alimentação rica em alimentos naturais e livre de industrializados.
- Pratique atividade física.
- Mantenha a limpeza de seu corpo diariamente.
- Procure se hidratar, tomando basicamente água, pois em trabalhos energéticos o corpo consome mais esse líquido.
- Pratique a limpeza diária da mente com práticas meditativas.
- Sempre lave as mãos antes de iniciar o tratamento com o reiki.
- Sempre lave as mãos depois de finalizar o tratamento com o reiki.

Uma boa forma de começar a mudar o mundo é mudarmos nossa forma de pensar e de agir!

Síntese

O reiki é uma prática de entrega e de devoção ao amor incondicional. Quando sentimos o chamado para esse servir amoroso, a ansiedade toma conta para passarmos por todos os níveis o mais breve possível, o que é normal.

Quando iniciamos nosso estudo no reiki, é comum querermos avançar com rapidez, a fim de descobrir o que mais a prática tem a nos oferecer. Eu também fiquei muito ansiosa. Entretanto, para chegar ao mestrado em reiki, foram mais de dois anos de prática, enfrentando transformações profundas. Mesmo sem sabermos explicar com profundidade, durante o caminho, todo praticante passa por essas transformações, e esses relatos são muito comuns entre os praticantes de reiki.

Hoje, como mestre reiki, posso dizer, por experiência própria, que o caminho da prática pessoal é imprescindível para nossa transformação. Somente a prática diária, a disciplina e o

Reiki 41

Síntese

Ao final de cada capítulo, relacionamos as principais informações nele abordadas a fim de que você avalie as conclusões a que chegou, confirmando-as ou redefinindo-as.

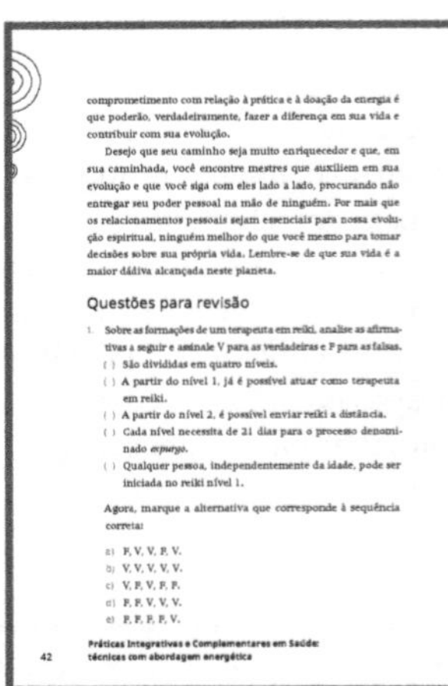

comprometimento com relação à prática e à doação da energia é que poderão, verdadeiramente, fazer a diferença em sua vida e contribuir com sua evolução.

Desejo que seu caminho seja muito enriquecedor e que, em sua caminhada, você encontre mestres que auxiliem em sua evolução e que você siga com eles lado a lado, procurando não entregar seu poder pessoal na mão de ninguém. Por mais que os relacionamentos pessoais sejam essenciais para nossa evolução espiritual, ninguém melhor do que você mesmo para tomar decisões sobre sua própria vida. Lembre-se de que sua vida é a maior dádiva alcançada neste planeta.

Questões para revisão

1. Sobre as formações de um terapeuta em reiki, analise as afirmativas a seguir e assinale V para as verdadeiras e F para as falsas.
   ( ) São divididas em quatro níveis.
   ( ) A partir do nível 1, já é possível atuar como terapeuta em reiki.
   ( ) A partir do nível 2, é possível enviar reiki a distância.
   ( ) Cada nível necessita de 21 dias para o processo denominado *expurgo*.
   ( ) Qualquer pessoa, independentemente da idade, pode ser iniciada no reiki nível 1.

   Agora, marque a alternativa que corresponde à sequência correta:

   a) F, V, V, F, V.
   b) V, V, V, V, V.
   c) V, F, V, F, F.
   d) F, F, V, V, V.
   e) F, F, F, F, V.

Práticas Integrativas e Complementares em Saúde: técnicas com abordagem energética

42

Questões para revisão

Ao realizar estas atividades, você poderá rever os principais conceitos analisados. Ao final do livro, disponibilizamos as respostas às questões para a verificação de sua aprendizagem.

Questões para reflexão

Ao propormos estas questões, pretendemos estimular sua reflexão crítica sobre temas que ampliam a discussão dos conteúdos tratados no capítulo, contemplando ideias e experiências que podem ser compartilhadas com seus pares.

2. Em qual fase um reikiano é considerado apto para ministrar curso de formação em reiki conforme as orientações do sistema de formação Mikao Usui?
   a) A partir do nível 1.
   b) Com os níveis 1 e 2.
   c) Qualquer pessoa a partir dos 7 anos de idade.
   d) Somente com a formação completa, atingida no nível 3B.
   e) Somente se já recebeu reiki de outro terapeuta.

3. Assinale a alternativa que expressa corretamente os princípios propostos pela filosofia reiki, de acordo com o sistema reiki de Mikao Usui:
   a) Sinto muito, me perdoe, eu te amo, sou grato.
   b) Amar e ser livre.
   c) Faça o bem que o resto vem.
   d) Praticar a bondade livremente, sem esperar nada em troca.
   e) Não sinta raiva; confie na ordem divina; trabalhe honestamente; seja gentil com todos os seres; expresse gratidão.

4. O que é o reiki?

5. Quais são as principais contraindicações da aplicação do reiki?

Questão para reflexão

1. O terapeuta em reiki tem um caminho extenso a trilhar, porém, mesmo que não se deseje seguir o caminho da formação, o reiki fornece contribuições para o terapeuta holístico. Reflita sobre as principais propostas do reiki que podem colaborar para o desenvolvimento de um terapeuta holístico.

Reiki 43

Capítulo 1

Reiki

Talita Camargo de Lima

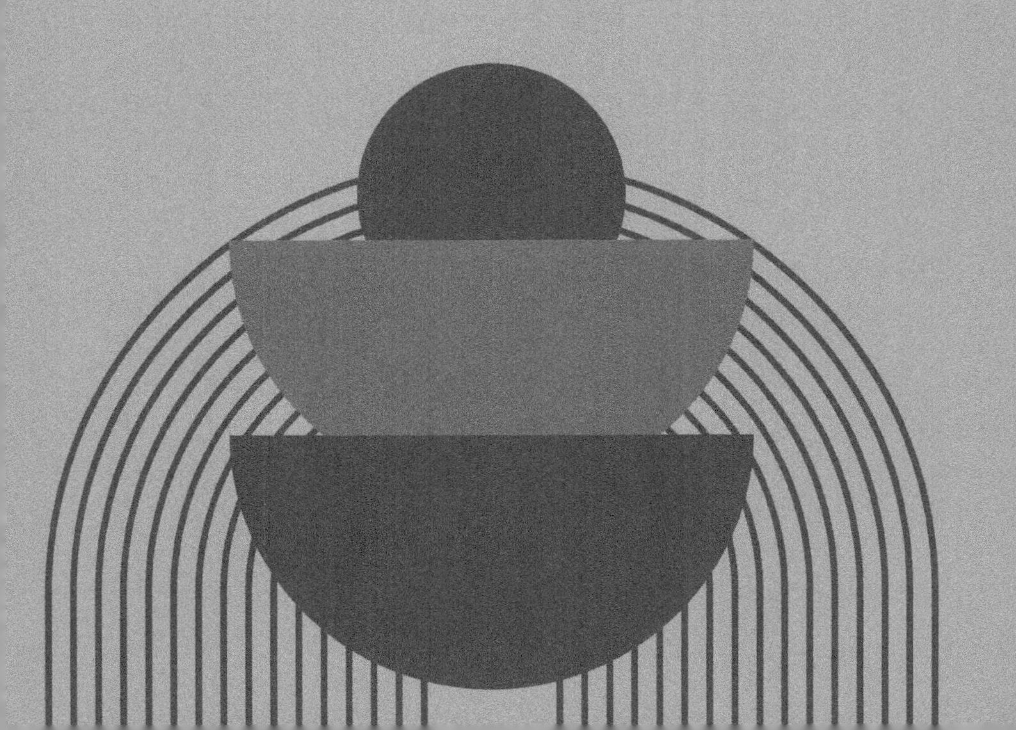

Conteúdos do capítulo:

- Histórico do desenvolvimento da terapia reiki: do Japão para o mundo.
- Reiki no Brasil: a estruturação e o avanço no âmbito das Práticas Integrativas e Complementares em Saúde (Pics).
- Trajetória de formação de um terapeuta em reiki.
- Profissionalização do terapeuta em reiki no Brasil.
- Principais indicações da terapia reiki.
- Os cinco princípios filosóficos do reiki.
- Principais contraindicações da terapia reiki.

Após o estudo deste capítulo, você será capaz de:

1. entender o contexto histórico do desenvolvimento do reiki;
2. identificar o caminho de estudos indicado para quem deseja se tornar um reikiano;
3. compreender os princípios filosóficos que norteiam o reikiano em seu caminho de prática;
4. colocar em prática o exercício de meditação, que é ensinado já no primeiro nível de formação.

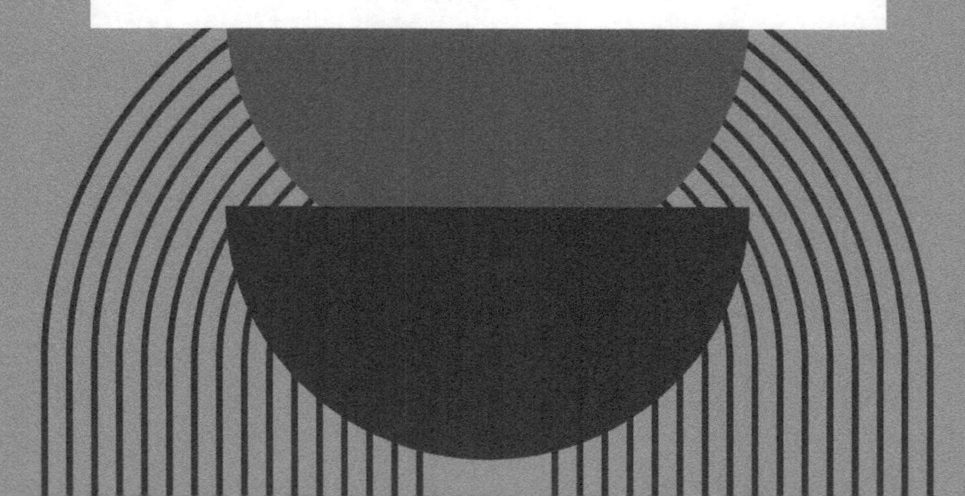

Quando comecei a escrever sobre o reiki, o maior desafio foi definir o início desta conversa. Como sintetizar, no primeiro parágrafo, o conceito e a energia principal que o reiki carrega, de maneira a concretizar ou até mesmo exemplificar o tema exposto?

Ao conversar com inúmeros praticantes e professores de reiki que compõem o meu círculo de relações, encontrei um ponto em comum entre eles. A esse ponto em comum, identificado por mim, denomino "um chamado especial".

Esse "chamado" pode ser traduzido como uma profunda atração pela prática, mesmo que não se consiga explicar as reais necessidades ou objetivos que levam esses praticantes ao caminho do reiki. É como se houvesse um grande campo de atração que vai agregando aos poucos pessoas que se interessam pelo tema.

Ao observarmos o reiki, precisamos entender que essa prática faz parte de um paradigma de pensamento totalmente distinto do pensamento linear que conhecemos em nossa cultura ocidental. Temos de entender, também, que ela emerge dentro de uma cultura oriental e que nos remete a uma tradição totalmente distinta daquela na qual estamos ambientados.

Para tanto, durante nossa aproximação e contato com o reiki, devemos exercitar o pensamento sistêmico e energético, promovido pelas culturas orientais, principalmente de origem hinduísta e chinesa.

A prática e a aplicação do reiki atuam como um processo de meditação e em bases energéticas, não somente do corpo humano, mas de todas as estruturas de bases vitais, como plantas e animais, propiciando um reequilíbrio desse campo estrutural, o que se refletirá mais tarde em bem-estar para o corpo físico, mental, emocional e, até mesmo, no caso de algumas pessoas, espiritual.

É preciso compreender que o reiki atua em um campo de percepção e de fenomenologia, em que cada um dos seres que

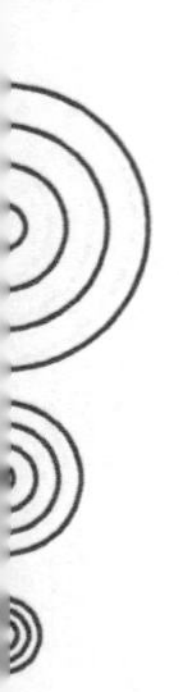

passam pelo processo pode experienciá-lo de maneira totalmente única, sem se preocupar com o certo e o errado, com o verdadeiro ou não.

Reiki é uma experiência única e individual para cada um de nós.

1.1 Conhecendo o reiki

O reiki é transmitido, desde Mikao Usui até os dias atuais, pela forma oral, de mestre a discípulo, sendo considerada, exclusivamente, a **iniciação de forma presencial**, para garantir sua essência. Após a iniciação do reiki nível I, o praticante seguirá para os níveis II, III e mestrado, sucessivamente, respeitando os devidos prazos.

Atualmente, o reiki desperta a curiosidade do mundo acadêmico, sendo amplamente estudado pela ciência por seus benefícios de cura e autocura por meio de método não invasivo. No Brasil, integra as Práticas Integrativas e Complementares em Saúde (Pics) no Sistema Único de Saúde (SUS) (Brasil, 2022). Apesar de as Pics terem sido homologadas no ano de 2006, foi somente no ano de 2017 que o método reiki passou a integrar o grupo (Brasil, 2017).

Mais que uma técnica eficaz, o reiki é uma **filosofia de vida aplicada**. Atualmente, ele é disseminado por sua história, que envolve a vida pessoal de Mikao Usui. O ressurgimento do reiki, a prática da filosofia de um reikiano, as graduações dos níveis de iniciação, as orientações para um praticante de reiki de nível são amplamente divulgados e atribuídos à figura pessoal de Usui.

O reiki propagado por Mikao Usui tem quatro níveis: 1, 2, 3A e 3B (este último também conhecido como *mestrado*). Consegue-se atingir esses níveis e evoluir de acordo com o envolvimento e estudo de cada um com relação à técnica.

Sou mestre reiki pelo Sistema Tradicional Mikao Usui. Isso significa que passei por todos os níveis de iniciação e, hoje, sou autorizada a compartilhar meus conhecimentos e a fazer iniciações em pessoas que desejam trilhar pelo caminho de amor do reiki.

As informações aqui compartilhadas foram extraídas dos conteúdos e ensinamentos repassados pela minha mestra, bem como de materiais e livros de apoio que adquiri em minha caminhada.

O objetivo aqui é despertar sua atenção e curiosidade para que você dê início aos seus estudos, e de modo algum o conteúdo abordado esgotará o tema ou será suficiente em sua caminhada.

Se, ao longo de seus estudos, você porventura encontrar informações que não estejam de acordo com este material, saiba que isso é totalmente aceito e esperado, tendo em vista que o reiki, para nós ocidentais, ainda é um tema que contempla um caminho de descobertas.

1.2 Quem foi Mikao Usui

Sempre que nos dedicamos a alguma forma de estudo para a compreensão de determinado conceito, é necessário, inicialmente, conhecer sua história. Muito se falou sobre a pessoa de Mikao Usui, mas foi apenas mais recentemente que informações mais profundas e verdadeiras sobre ele se tornaram acessíveis.

Mikao Usui nasceu no Japão, em 15 de agosto de 1865. Era um estudante talentoso e esforçado, com grande capacidade de aprendizagem. Estudou diversas línguas antigas, entre elas o sânscrito, que é a língua ancestral do Nepal e da Índia. No início

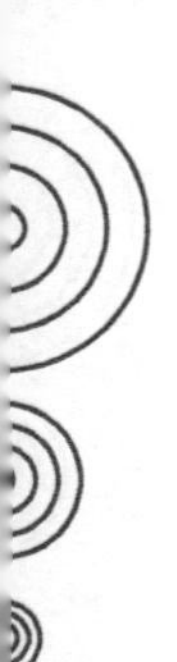

da idade adulta, viajou pela Europa, pela América e pela China com o objetivo de estudar. Casou-se e teve dois filhos, um menino e uma menina. Faleceu no Japão, em 9 de março de 1926.

Todas as direções apontam que ele tenha seguido a corrente do Budismo Tendai. Após uma longa caminhada entre estudos e questionamentos sobre espiritualidade e curas, decidiu realizar um retiro no Monte Sagrado Kurama, perto de Quioto, para iniciar-se no ascetismo. Esse processo é denominado *Shyou Go*, um rigoroso treino espiritual com base na meditação e no jejum.

No início do 21° dia, sentiu uma energia repentina em torno da cabeça. Foi quando recebeu todos os símbolos dessa energia denominada *reiki ryoho* (remédio/terapia).

1.3 Desenvolvimento histórico do reiki

Depois de descer do Monte Sagrado Kurama, o mestre Mikao Usui iniciou uma profunda experiência com a prática do reiki, inicialmente nele mesmo, em sua família e em seus amigos e vizinhos próximos, obtendo satisfatórios resultados de cura e de conexão espiritual.

Dedicou-se anos a curar pessoas pelas ruas, porém observou que as mesmas pessoas que haviam alcançado a cura física voltaram a apresentar novos sintomas, adoecendo anos mais tarde. Por fim, entendeu que a prática do reiki deveria ser passada apenas àqueles que estivessem realmente interessados em alcançar uma nova forma de viver, que era necessário que o praticante também passasse por uma transformação profunda nos âmbitos espiritual, mental e emocional.

Chujiro Hayashi, um oficial reformado da marinha, aproximou-se do mestre Mikao Usui e prontificou-se a se dedicar aos ensinamentos do reiki, recebendo a iniciação de mestre reiki em 1925. Hayashi fundou uma clínica em Tóquio, onde as pessoas recebiam o tratamento com o reiki, havendo também um grupo que se deslocava até a casa das pessoas que não tinham condição de ir até a clínica, o que manteve vivos os ensinamentos de Mikao Usui.

Em 1935, Hawayo Takata, vinda do Havaí, chegou a Tóquio para fazer uma cirurgia para a retirada de um tumor e, já na clínica, percebeu que a cirurgia não era mais necessária. Conduzida por um funcionário da própria clínica, tomou conhecimento do tratamento com o reiki realizado por Hayashi. Nessa clínica, seguiu seu tratamento de saúde, alcançando a harmonização de seu corpo apenas com as sessões de reiki.

Dali em diante, ela dedicou sua vida a evoluir na aprendizagem dessa prática e a disseminá-la. Tornou-se mestre reiki em 1938, já no Havaí, local onde o reiki rapidamente foi difundido. Ela se tornou uma importante reikiana, sendo responsável pela introdução e propagação da prática no mundo ocidental.

Hawayo Takata iniciou sua neta Phyllis Furumoto ainda pequena no reiki, mas, ao longo do tempo, Phyllis foi se afastando dos caminhos da prática, tendo ocupado uma importante parte de sua vida com a carreira e com os estudos. Mais tarde, foi ascendendo à energia reiki e, em 1979, aceitou sua missão como mestre reiki, sendo conduzida pela própria avó, que veio a falecer em 1980.

Na atualidade, o método reiki é praticado em todo o mundo, sendo, até mesmo, objeto de grandes pesquisas científicas na área acadêmica. A partir de agora, você também faz parte dessa história e terá o importante papel de compartilhar os ensinamentos reiki por onde for.

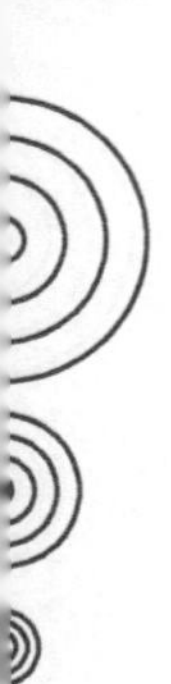

1.3.1 Linhagem de mestres

Como é possível perceber, o reiki tem um histórico de iniciações de mestre a discípulo, conforme orientado pelo mestre Mikao Usui. Os mestres comprometidos seguem seus ensinamentos até hoje.

Acreditamos que é possível buscar os conhecimentos sobre o reiki em diversos meios, porém são consideradas apenas a orientação e a iniciação realizadas de modo presencial, seguindo-se a tradição e respeitando-se toda a linhagem de mestres em escala hierárquica.

Devemos honrar mestres, professores e antepassados!

1.4 O que é reiki?

A palavra *reiki* é formada por duas sílabas que são a transliteração de um ideograma japonês composto.

Rei: energia vital do universo – é a manifestação divina em toda a criação.
Ki: energia universal da vida – é a energia física que anima todas as coisas.

A energia reiki é a energia vital, o alimento essencial que corresponde a este planeta. Em diversas culturas e crenças, essa energia pode receber diferentes nomes: na China, chama-se *chi*; na Índia, denomina-se *prana*; o pesquisador Wilhelm Reich a nomeou como *energia orgônica*. Ainda, pesquisadores da parapsicologia utilizam a denominação *energia bioplasmática* e, mais recentemente, fala-se também em *deeksha* e *cura prânica*.

Podemos afirmar que todo sistema que permita canalizar a energia de alguma forma e transferi-la para outro ser é uma canalização da energia vital do universo. Portanto, a própria vida é reiki.

O reiki é um sistema de cura energético que atua como tratamento **complementar**, não devendo, em qualquer hipótese, ser substituído por qualquer método convencional de tratamento.

É a arte de cura que traz em sua estrutura a energia amorosa cósmica da Divindade Pura, conectando-se com o amor dos homens na Terra. É uma energia que é mais bem sentida do que explicada, pois sua verdadeira essência é o amor incondicional a todos os seres.

O reiki é um processo de encontro dessas duas energias, a energia universal com nossa porção física, que ocorre depois de a pessoa ser submetida a um processo de **sintonização** ou **iniciação** do método feito por um mestre habilitado **de modo presencial**.

Como ondas radiofônicas, o reiki é uma energia que pode ser aplicada, com sucesso, no local ou a distância (a partir do nível 2). Não é como eletricidade, não produz curtos, não destrói nervos ou tecidos mais frágeis; trata-se de uma energia inofensiva, compatível com qualquer tipo de terapia ou tratamento. É uma prática segura e eficiente que, por meio da técnica, equilibra os sete chacras ou centros de força sutil de energia, localizados entre a base da coluna e o alto da cabeça.

Quando fazemos uso da energia reiki, estamos aplicando energia-luz, visando recuperar e manter a saúde física, a mental, a emocional e a espiritual. **É um método natural para equilibrar, restaurar, aperfeiçoar e curar os corpos, proporcionando para o ser um estado de harmonia.**

Vejamos algumas considerações fundamentais sobre a energia reiki:

- Não tem polaridade (positivo/negativo).
- Não tem qualidade (bom/ruim).
- Não é manipulada pelo praticante/doador; é uma energia inteligente (ela simplesmente flui através do ser), porém o estado do praticante/doador pode influenciar as condições do tratamento, tanto para ele quanto para o receptor.
- Não deve ser aplicada quando o praticante/doador não está em harmonia.
- Não está ligada a religiões.
- Não utiliza a energia do praticante/doador (**por isso, após a aplicação da terapia, a sensação é de disposição e revigoração**).
- Atua nos níveis físico, mental, emocional e espiritual.
- Promove a transformação interior.
- Não é invasiva, pode ser aplicada a distância (nível 2) e sobre a roupa, sem qualquer contato físico.
- Não tem efeito colateral.
- Pode ser aplicada em todos os seres do planeta Terra.
- Pode ser aplicada em gestantes, bebês e crianças.
- Pode ser aplicada em plantas e animais.
- Pode ser enviada para eventos diversos da vida (nível 2).
- Pode ser aplicada na água e em alimentos para consumo.
- Pode ser aplicada em medicamentos.
- Pode ser aplicada em objetos pessoais.
- Desbloqueia canais de energia sutis e harmoniza os chacras.
- **Não prioriza a cura, e sim a conscientização do ser acerca do processo pelo qual está passando e seus possíveis aprendizados e desenvolvimentos**.

- Quando a cura acontece, pode ser considerada uma elevação vibracional ou um discernimento maior da pessoa que recebe o reiki sobre seu momento atual; de modo algum é sobre quem está aplicando o reiki.
- Uma vez iniciada, a energia reiki fica disponível para o praticante por toda a sua vida, mesmo não sendo mais praticada.
- Promove transformações no praticante no decorrer de sua vida.

1.5 Contraindicações da terapia reiki

Pelo fato de o reiki ser considerado uma grande concentração de energia, existem algumas contraindicações para sua aplicação, que tendem a ser pontuais e transitórias, mas devem ser respeitadas por seus praticantes e terapeutas. São elas:

- Fraturas: no momento do acontecimento, não é permitido, somente depois.
- Acidentes: no momento do acontecimento, não é permitido, somente depois.
- Amputações: no momento do acontecimento, não é permitido, somente depois.
- Cirurgias: no momento do acontecimento, não é permitido, somente depois.
- Indivíduos com marca-passo ou equipamentos eletrônicos terapêuticos implantados no corpo: não podem receber a energia.
- Indivíduos em unidade de terapia intensiva (UTI), localizada dentro de hospitais: devem ser atendidos somente por um mestre reiki, de forma presencial, com autorização expressa da família do paciente, por escrito, em carta simples.

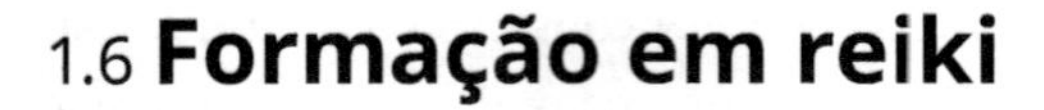

1.6 Formação em reiki

Atualmente, no Brasil, a formação em reiki acontece de modo livre, não sendo necessária a autorização do Ministério da Educação (MEC). É imprescindível que o ministrante dessa formação tenha concluído mestrado em reiki e que, de preferência, tenha recebido os ensinamentos de algum professor habilitado pela formação tradicional Mikao Usui.

Mestres em reiki são indivíduos que já passaram pelo processo de formação completa. No Sistema Tradicional Mikao Usui, é levada em conta a hierarquia de sintonização. Cada nível deve ser ministrado separadamente, respeitando-se o tempo de intervalo.

Caso o chamado seja para ser um mestre em reiki e iniciar outros praticantes, bem como difundir os ensinamentos da prática e trabalhar a serviço da humanidade, o interessado deve passar por todos os níveis até o mestrado, com muito amor e respeito.

Uma vez iniciado em reiki, essa informação ficará sempre disponível para ser um canal da energia, que é vivo e ativo somente em indivíduos que praticam a energia diariamente. É recomendado que se faça sempre uma reciclagem por nível com o decorrer do tempo ou quando se está há muito tempo sem praticar a energia. Nessa reciclagem, não é feita uma nova iniciação.

O reiki é um ofício e uma dedicação do coração. Para se tornar um terapeuta em reiki, o praticante deve seguir com comprometimento e dedicação, passo a passo, com o foco integral em sua conscientização e despertar espiritual, respeitando sempre o processo.

A formação de um terapeuta é uma **construção diária**.

Preste atenção!

Para cuidar do outro, é necessário, primeiro, cuidar de si mesmo.

Com relação aos níveis, cada nível em si é perfeito e absoluto, não sendo os próximos complementares nem obrigatórios, mas outras escalas de consciência. No entanto, para a conclusão da formação, cada nível deve ser feito gradativamente, respeitando-se os processos.

O reiki é dividido em níveis, pois as cargas energéticas e as limpezas observadas acabaram sendo muito intensas para as primeiras pessoas que receberam a iniciação toda de uma vez só.

A cada nível, o praticante alcança **novos desafios** para sua transformação pessoal e **novos patamares de consciência**. É claro que, também, **o comprometimento, a disciplina e a responsabilidade de um reikiano aumentam a cada iniciação**.

A seguir, descrevemos os níveis para a formação em reiki.

Reiki 1 – O despertar

O aluno recebe a iniciação da sintonização da energia reiki, despertando todos os sentidos para a conscientização da energia e filosofia reiki. Nesse nível, o primeiro símbolo é selado nas mãos do aluno.

O praticante iniciará a autoaplicação diária em plantas, animais, amigos próximos ou familiares que, porventura, manifestarem o interesse em receber o tratamento, pois são relacionamentos próximos do campo de energia.

Não é recomendada atuação de atendimento terapêutico e profissional para reikianos de nível 1.

Após a sintonização, o aluno passará por um expurgo de 21 dias contínuos e terá de esperar, no mínimo, 30 dias após o último dia do expurgo para realizar a próxima sintonização no nível 2, se assim desejar continuar na caminhada.

Reiki 2 – A transformação

Após o expurgo e a prática constante do nível 1, respeitando as orientações iniciais, o aluno sentirá o chamado para a sintonização do nível 2 e, então, passará por uma entrevista com o mestre reiki escolhido, para contar sobre suas experiências com a prática. Não é necessário conduzir toda a formação com o mesmo mestre; somente o aluno pode considerar se isso é bom para ele ou não.

A iniciação no nível 2 permitirá a aplicação e o envio do tratamento em outras pessoas, inclusive a distância. Nesse nível, o praticante receberá três símbolos e estará apto ao atendimento terapêutico profissional após a realização de seu expurgo.

Depois da sintonização, o aluno passará por um expurgo de 21 dias e terá de esperar, no mínimo, 60 dias após o último dia do expurgo para a próxima sintonização.

Reiki 3A – A realização

Quem chega ao nível 3 está em preparação para o mestrado. O chamado para a caminhada do reiki é mais intenso, e o praticante estará preparado para o trabalho com o reiki em esferas muitos mais abrangentes, atuando em benefício da evolução da humanidade e pelo bem de todo o cosmos.

O compromisso aumenta exponencialmente nessa fase. Nesse nível, o praticante receberá um símbolo adicional. Após a sintonização, o aluno passará por um expurgo de 21 dias e terá de esperar, no mínimo, 180 dias após o último dia do expurgo para a próxima sintonização.

Reiki 3B – O mestre de si

Ao chegar a esse nível, o praticante se torna, efetivamente, mestre de si, estando apto a ensinar o reiki e a realizar as iniciações. Nessa fase, o comprometimento do praticante alcança seu patamar, bem como a responsabilidade para com todos os seres e os cosmos.

Aqui, o praticante receberá mais cinco símbolos, compondo o total de nove desde a sua iniciação no nível 1.

1.7 Ritual de iniciação

A iniciação ocorre quando o mestre reiki conecta o aluno ao canal do recebimento da energia cósmica reiki. Acontece por meio de um ritual característico que ativa o fluxo de recebimento interno do aluno. A partir de então, a frequência vibracional do aluno entra em um novo padrão, elevando sua percepção consciencial por meio da energia reiki.

Importante!

O ritual é representado simbolicamente pelo renascimento, um rito de passagem de uma morte – de padrões e de condicionamentos antigos – para o nascimento de novos padrões.

Essa nova frequência vibracional será sustentada – ou não – pelo próprio aluno que buscou o reiki. É um labor diário.

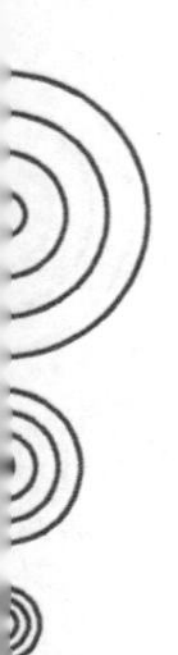

Qualquer pessoa que seja tocada pelo interesse em ser iniciado no reiki pode fazê-lo a partir dos **7 anos** de idade terrenos, desde que esteja em pleno uso de suas faculdades mentais para decidir.

1.8 Assentamento energético

Após o ritual de iniciação, o aluno deve passar por um processo de assentamento energético e purificação. É importante que o iniciado tenha tranquilidade e compreensão em face das transformações pelas quais seus corpos físicos e energéticos estão passando.

Esse processo dura 21 dias e, nesse período, o aluno deve praticar a autoaplicação diária e ininterruptamente. Se, porventura, falhar em algum dos dias, deve iniciar o próximo dia sempre no dia 1, até o fechamento do período de 21 dias consecutivos.

Preste atenção!

Agora, você é um reikiano, e o comprometimento e a responsabilidade aumentaram.

O aluno pode apresentar, durante a assentamento energético, sonhos muito ativos e vívidos; sintomas de desintoxicação, como diarreia, erupções cutâneas, suores e secreções diversas; e liberações hormonais e emocionais. Esses eventos adversos são muito particulares e dependem da condição de cada um.

A autoaplicação constante auxilia no alívio dos desconfortos.

Deve haver, também, a preocupação de alimentar-se saudavelmente, não consumir qualquer tipo de comida industrializada, drogas ou bebida alcóolica, dar preferência para alimentos frescos, frutas e legumes, além de tomar muita água e chás depurativos.

Preste atenção!

Para que algo novo possa fazer morada, é necessário limpar a casa.

O aluno pode aproveitar esse período para observar o próprio processo de depuração e fazer uma autoanálise, procurando meditar e praticar técnicas de respiração consciente.

Após o processo de expurgo e, para toda a vida, deve incluir a autoaplicação do reiki como uma rotina.

1.9 Sintonização e aplicação da energia reiki no dia a dia

Depois de vivenciar o curso de formação e iniciação, o praticante de reiki precisa realizar sua meditação diária, a fim de se preparar para entrar em sintonia com a energia reiki, deixando que ela flua.

Sem intenções ou direcionamentos, lembre-se de que é uma energia inteligente e não manipulável. O processo meditativo diário é imprescindível para o trabalho – estar em plena presença e disponível.

Gassho

A meditação *gassho* é a primeira etapa para a prática diária do reiki. Siga os passos:

- Sente-se de maneira confortável com os olhos fechados e as mãos unidas em frente ao peito.
- Concentre-se no calor que é gerado entre suas mãos.

- Pratique uma respiração consciente, ativando o ar que entra e o ar que sai dos pulmões.
- Inspire pelo nariz e solte o ar lentamente pela boca, mentalizando uma limpeza interna ao expelir o ar.
- Perceba as movimentações energéticas acontecendo em todo o corpo.
- Pratique essa meditação diariamente, iniciando com cinco minutos ao dia e progredindo até chegar a trinta minutos diários.

Reiji-ho

Após a meditação, inicia-se o processo de liberação da energia durante um tempo indeterminado. Siga os passos:

- Entre em sintonia com a energia reiki.
- Coloque-se como um canal de passagem para que a energia flua através de você.
- Repita mentalmente os princípios da filosofia reiki.
- Peça que o amor divino seja a orientação para o tratamento.
- Ative a energia reiki.
- Suba as mãos unidas em frente ao terceiro olho, ativando sua intuição.
- Neste momento, você está preparado para receber todas as informações intuitivas, então acolha cada uma delas.

Chiryo

Nessa fase, o praticante ou terapeuta reiki exercita sua intuição, deixando que os sentimentos e as sensações sejam seguidos para indicar e orientar os pontos que serão tratados durante aquela sessão de doação de reiki. Siga os passos:

- Desça as mãos à altura do peito e certifique-se de que estão quentes; caso não estejam, esfregue uma na outra para ativar o calor.
- Permita ser orientado quanto ao local de aplicação. Simplesmente fique atento às informações sutis que está recebendo – elas serão as coordenadas para o tratamento acontecer.
- Inicie o tratamento de acordo com a orientação intuitiva.
- Dê prioridade para os principais centros de energia: os chacras.
- Desative a energia reiki.
- Finalize e agradeça.

1.10 Autoaplicação de reiki: acolhimento

A autoaplicação de reiki constitui o pilar fundamental do reikiano iniciado, seja para sua autocura, seja para a obtenção do equilíbrio necessário para a aplicação de reiki em outras pessoas, animais, plantas, minerais etc.

O **ciclo completo de aplicação de reiki** forma uma pirâmide, que inclui a autoaplicação, a aplicação em outros (doação) e a recepção do reiki (Figura 1.1).

Figura 1.1 – Pirâmide de prioridade do ciclo de aplicação do reiki

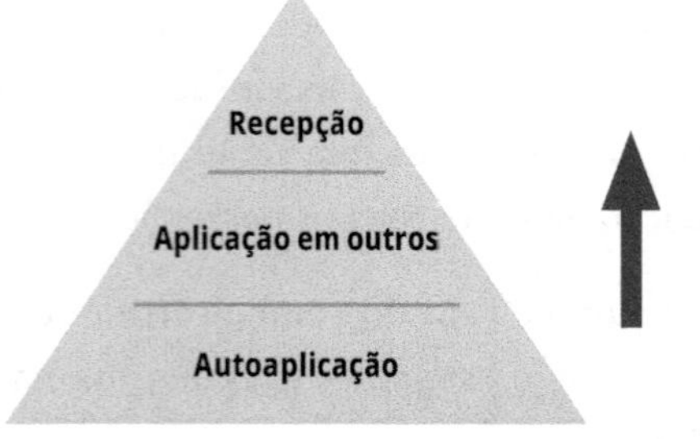

O principal foco da aplicação de reiki são os chacras, que são centros energéticos do corpo emocional do ser que estão em íntima relação com os centros de controle hormonal do corpo físico, as glândulas endócrinas.

A aplicação pode ocorrer de maneira sistemática por, no mínimo, 5 minutos e, no máximo, 10, nas posições relativas aos chacras, totalizando 35-70 minutos. Esse método proporciona um equilíbrio energético, atuando de modo a sustentar uma energia/consciência equilibrada no indivíduo.

Outro método de aplicação é o método intuitivo, que pode ser usado tanto na autoaplicação quanto na aplicação em outras pessoas. Nesse caso, a partir do desenvolvimento gradual do silêncio interno, a pessoa passa a perceber áreas prioritárias em seu próprio corpo físico, energético e emocional, direcionando a aplicação nessas áreas.

Pode-se, muitas vezes, deixar que as mãos deslizem pelo corpo livremente, como que guiadas pelo próprio ser interno, ou utilizar o esquema proposto para a sequência de aplicação. Recomenda-se, para esse método, que, inicialmente, se coloque uma mão no alto da cabeça, enquanto a outra fica sobre o coração, deixando-se, a partir disso, fluir a vontade interna.

O tempo recomendado para os iniciados em reiki nível 1 é de, no mínimo, 35 minutos diários. Para a aplicação intuitiva em outra pessoa (nível 2), sugere-se o mesmo procedimento, mas precedido da autoaplicação, que favorecerá o silêncio e a percepção do aplicador.

Ao se conectar cada vez mais com a energia reiki e com a visão interna, cada pessoa passa a perceber em si o chegar de um "ponto de mutação", em que a aplicação atinge um nível tal que o indivíduo começa a ter consciência de certa mudança no enfoque interno/externo. Vale a pena insistir na autoaplicação a fim de conhecer esses "pontos de mutação".

Alguns focos de aplicação arbitrários recomendados são o chacra do coração (*anahata chakra*), que fica entre os mamilos, e o do centro do corpo, o *hara*, que fica aproximadamente quatro dedos abaixo do umbigo. A aplicação no *anahata chakra* pinta a aura energética do indivíduo da cor do coração, fortalece a autoestima e favorece o sistema imunológico.

Em casos de incidentes emocionais que ocasionam tristeza, raiva, rancor ou quando não sabemos lidar com as situações de maneira amorosa, a recomendação é ficar 30 minutos focalizando a aplicação de reiki no coração, mudando o foco, o padrão interpretativo e interacional com as realidades interna e externa.

A aplicação de reiki no *hara*, ponto localizado entre o umbigo e a pelve, favorece a centralidade da pessoa, sendo usada principalmente em casos de vulnerabilidade danosa, de perda do centro, de certo sentimento de confusão do indivíduo com relação a questões como "quem sou" e "onde estou". Indica-se a aplicação na postura sentada, com a coluna ereta; colocam-se as duas mãos sobre o ponto e centra-se a atenção na respiração, com os olhos fechados ou não, permanecendo-se assim por 20 a 30 minutos.

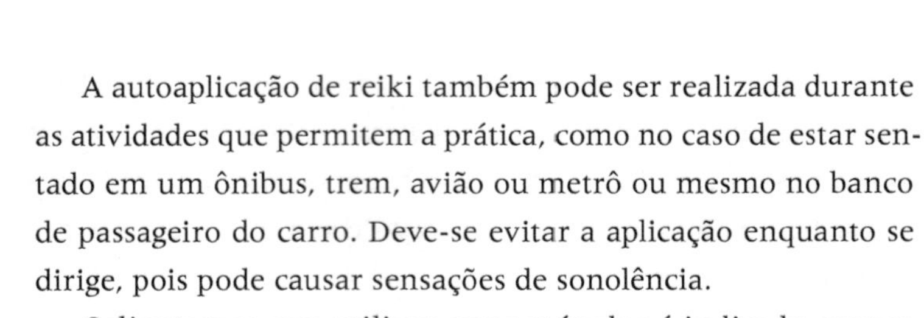

A autoaplicação de reiki também pode ser realizada durante as atividades que permitem a prática, como no caso de estar sentado em um ônibus, trem, avião ou metrô ou mesmo no banco de passageiro do carro. Deve-se evitar a aplicação enquanto se dirige, pois pode causar sensações de sonolência.

Salientamos que utilizar esses métodos é indicado apenas quando o método de meditação não for possível. Deve-se estar sempre presente na aplicação ou autoaplicação do reiki. Além disso, é possível aplicar em um amigo mesmo andando, de mãos dadas, com as mãos nos ombros etc., buscando-se preservar a individualidade de cada ser humano.

Importante!

Somente aplique o reiki em quem solicitar isso pessoalmente. Respeite a individualidade de cada ser.

Pode-se aplicar o reiki massageando-se ou massageando o outro e até mesmo fazendo carinho no animal de estimação. Tudo isso é possível. A energia reiki está aberta para caminhar ao lado de várias práticas energéticas.

Tornar o reiki um amigo, um aliado e não um estranho no dia a dia passa pelo desafio de não se envergonhar por estar se autoaplicando quando sentir necessidade, seja sozinho, seja na frente de outras pessoas. Fazer com que o reiki passe a ser algo natural é mudar de enfoque pessoal, voltando a priorizar o estado interno em vez dos papéis externos; ao mudar o enfoque para a visão interna, talvez toda a sociedade que está presa à visão externa possa ser um exemplo vivo da medicina interna.

Você pode focalizar a aplicação do reiki para curar situações internas e externas específicas, disciplinando a autoaplicação antes de situações com que tem de lidar, intensificando a prática em certos encontros com pessoas com quem deseja ter o relacionamento saneado; dessa forma, o reiki ajuda a limpar o carma e a passar positivamente pelo desafio que se apresenta.

A disciplina e o foco na autoaplicação podem curar, colaborar para dar saltos em situações de vida ou mesmo romper com relacionamentos e situações danosas. A sustentação de uma "nova consciência" também pode ser auxiliada pela aplicação ininterrupta de reiki. Aplicar ao acordar e antes de dormir favorece a cura e a manutenção dessa nova consciência.

1.11 Princípios do reiki: uma conduta para o reikiano

Concebidos por Mikao Usui, os princípios são um guia de conduta interna e externa que devem ter seus significados e sua mensagem estudados, bem como compartilhados com os outros. Você pode utilizar diariamente a meditação *gassho*, interiorizando o sentido desses princípios.

> Só por hoje não sinta raiva ou só por hoje seja calmo.

O sentimento de raiva é uma manifestação natural de nosso ego, que deseja estar no controle de todas as situações; por isso, quando somos contrariados, muitas vezes sentimos raiva. Assim, necessitamos dessa energia como fonte criadora.

Essa energia deve ser permitida de maneira equilibrada. Quando estamos nessa frequência, de modo intenso e desequilibrado, desperdiçamos uma quantidade enorme de energia, prejudicando nossa evolução.

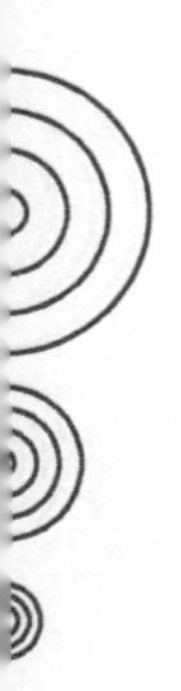

Vivemos, no entanto, em um mundo emocional, e embotar os sentimentos não é a forma adequada de lidar com a raiva. O objetivo de um reikiano é, então, reconhecer com brevidade a presença dessa emoção e trabalhar em favor de sua transmutação.

Nunca negue o sentimento de raiva.

Só por hoje não se preocupe ou só por hoje confie na ordem divina.

Estamos constantemente querendo antecipar e controlar os eventos cotidianos, e é claro que, assim, geramos mais frustrações. O reikiano pratica o exercício da entrega perfeita, entendendo que todas as coisas acontecem dentro de um acordo com o plano divino e universal.

Desse modo, esse princípio implica a capacidade de viver plenamente o momento presente, com entrega e confiança no universo, que é perfeito em essência.

Só por hoje trabalhe honestamente ou só por hoje avalie profundamente seus pontos de melhoria.

Ao honrarmos nosso trabalho, que nos dá o sustento cotidiano, e a vida que recebemos de nossos pais, estamos agindo de forma honesta, sem enganos ou especulações. Tornamo-nos fortes e conseguimos nos colocar a serviço da vida de maneira fluida.

Quando chegamos a esse estágio, não há como nos sujeitarmos aos trabalhos desonestos, que de algum modo prejudiquem outros seres. Além disso, cobramos pelos nossos serviços o valor devido, sem utilizá-los como meio de extorsão ou como uma maneira de fazer dinheiro fácil.

Entendemos que nosso trabalho é uma forma de servir neste mundo às outras pessoas. Está relacionado também com nosso trabalho interno, nosso modo de lidar com as próprias limitações e dificuldades de maneira genuína e comprometida. Reconheça suas limitações e seja transparente consigo mesmo no caminho em busca de mudanças positivas, para você e para todos os que o cercam no mundo.

Só por hoje seja gentil com todos os seres.

Cada um de nós é uma pequena parte deste grande milagre chamado *vida*! Cada ser existente neste planeta, animado ou inanimado, faz parte disso.

O reikiano começa a olhar para cada pessoa que encontra em sua caminhada, para cada animal, planta, pedras etc. como uma parte dele, compreendendo que tudo o que lhe desagrada em outra pessoa é uma parte do sentimento que está dentro dele mesmo.

Dessa forma, encontrará motivação para realizar as mudanças internas. Por exemplo, se não encontrar uma pessoa que lhe desagrade pela desonestidade, pode começar, então, a trabalhar a honestidade em si com mais afinco e verdade.

Só por hoje expresse gratidão.

Esse princípio amplia nosso interior. Ele nos convida a meditar sobre o sentido da vida e a ampliar nossa compreensão de que cada ser humano, cada animal, vegetal ou mineral tem um lugar e uma função a desempenhar em nosso planeta.

O princípio da gratidão é, em essência, entender que tudo o que existe está interconectado – não existe o melhor, o mais

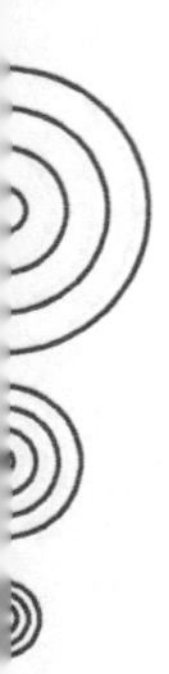

importante ou o mais abominável, tudo existe simplesmente porque faz parte. Quanto mais conseguirmos expressar e praticar o sentimento de gratidão, mais possibilidades de mudanças significativas em nossa condição de saúde e de relacionamentos poderemos experimentar.

Todos somos um!

Para saber mais

LUBECK, W.; HOSAK, M. **O grande livro dos símbolos do reiki**: a tradição espiritual dos símbolos e mantras do sistema Usui de cura natural. São Paulo: Pensamento, 2010.

Essa obra contempla um estudo aprofundado sobre os principais símbolos e mantras do reiki tradicional e, em especial, sobre a percepção de Mikao Usui. Os autores explicam, de modo objetivo, o desenvolvimento estrutural do reiki, as principais práticas individuais, o histórico do desenvolvimento do reiki percorrido por Mikao Usui, bem como todo o processo de formação de um terapeuta reikiano.

É importante observamos que o reiki consiste, em sua essência, no princípio filosófico de darmos um sentido à vida, de uma maneira mais conectada com nossa essência humana; portanto, é sempre bom pensarmos a vida de um modo mais sistêmico, ou seja, como uma grande teia de conexão. Assim, não é mais possível pensarmos em uma vida individual, já que todas as nossas ações influenciam cadenciadamente todas as estruturas presentes no planeta Terra. Dito isso, é fundamental considerarmos orientações básicas endereçadas a um reikiano:

- Procure manter hábitos de vida saudáveis.
- Tenha uma alimentação rica em alimentos naturais e livre de industrializados.
- Pratique atividade física.
- Mantenha a limpeza de seu corpo diariamente.
- Procure se hidratar, tomando basicamente água, pois em trabalhos energéticos o corpo consome mais esse líquido.
- Pratique a limpeza diária da mente com práticas meditativas.
- Sempre lave as mãos antes de iniciar o tratamento com o reiki.
- Sempre lave as mãos depois de finalizar o tratamento com o reiki.

Uma boa forma de começar a mudar o mundo é mudarmos nossa forma de pensar e de agir!

Síntese

O reiki é uma prática de entrega e de devoção ao amor incondicional. Quando sentimos o chamado para esse servir amoroso, a ansiedade toma conta para passarmos por todos os níveis o mais breve possível, o que é normal.

Quando iniciamos nosso estudo no reiki, é comum querermos avançar com rapidez, a fim de descobrir o que mais a prática tem a nos oferecer. Eu também fiquei muito ansiosa. Entretanto, para chegar ao mestrado em reiki, foram mais de dois anos de prática, enfrentando transformações profundas. Mesmo sem sabermos explicar com profundidade, durante o caminho, todo praticante passa por essas transformações, e esses relatos são muito comuns entre os praticantes de reiki.

Hoje, como mestre reiki, posso dizer, por experiência própria, que o caminho da prática pessoal é imprescindível para nossa transformação. Somente a prática diária, a disciplina e o comprometimento com relação à prática e à doação da energia é que poderão, verdadeiramente, fazer a diferença em sua vida e contribuir com sua evolução.

Desejo que seu caminho seja muito enriquecedor e que, em sua caminhada, você encontre mestres que auxiliem em sua evolução e que você siga com eles lado a lado, procurando não entregar seu poder pessoal na mão de ninguém. Por mais que os relacionamentos pessoais sejam essenciais para nossa evolução espiritual, ninguém melhor do que você mesmo para tomar decisões sobre sua própria vida. Lembre-se de que sua vida é a maior dádiva alcançada neste planeta.

Questões para revisão

1. Sobre as formações de um terapeuta em reiki, analise as afirmativas a seguir e assinale V para as verdadeiras e F para as falsas.
   ( ) São divididas em quatro níveis.
   ( ) A partir do nível 1, já é possível atuar como terapeuta em reiki.
   ( ) A partir do nível 2, é possível enviar reiki a distância.
   ( ) Cada nível necessita de 21 dias para o processo denominado *expurgo*.
   ( ) Qualquer pessoa, independentemente da idade, pode ser iniciada no reiki nível 1.

   Agora, marque a alternativa que corresponde à sequência correta:

   a) F, V, V, F, V.
   b) V, V, V, V, V.
   c) V, F, V, F, F.
   d) F, F, V, V, V.
   e) F, F, F, F, V.

2. Em qual fase um reikiano é considerado apto para ministrar curso de formação em reiki conforme as orientações do sistema de formação Mikao Usui?
   a) A partir do nível 1.
   b) Com os níveis 1 e 2.
   c) Qualquer pessoa a partir dos 7 anos de idade.
   d) Somente com a formação completa, atingida no nível 3B.
   e) Somente se já recebeu reiki de outro terapeuta.

3. Assinale a alternativa que expressa corretamente os princípios propostos pela filosofia reiki, de acordo com o sistema reiki de Mikao Usui:
   a) Sinto muito, me perdoe, eu te amo, sou grato.
   b) Amar e ser livre.
   c) Faça o bem que o resto vem.
   d) Praticar a bondade livremente, sem esperar nada em troca.
   e) Não sinta raiva; confie na ordem divina; trabalhe honestamente; seja gentil com todos os seres; expresse gratidão.

4. O que é o reiki?

5. Quais são as principais contraindicações da aplicação do reiki?

Questão para reflexão

1. O terapeuta em reiki tem um caminho extenso a trilhar, porém, mesmo que não se deseje seguir o caminho da formação, o reiki fornece contribuições para o terapeuta holístico. Reflita sobre as principais propostas do reiki que podem colaborar para o desenvolvimento de um terapeuta holístico.

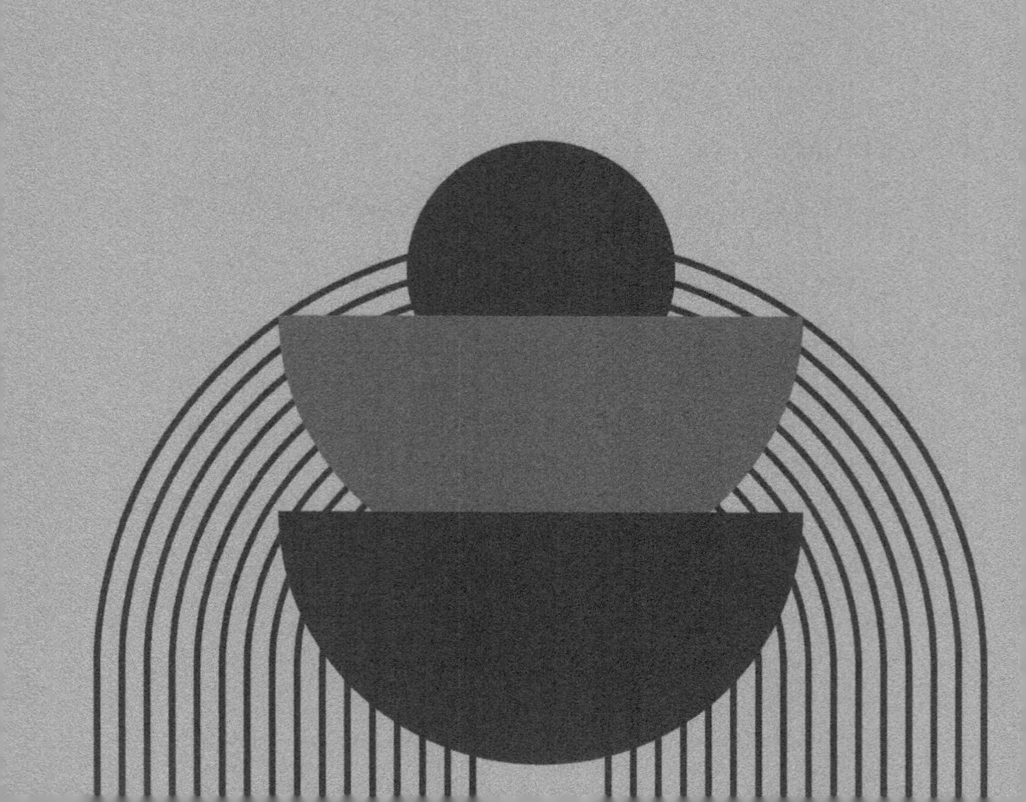

Capítulo 2

Homeopatia

Benilda Luiza Klingelfus

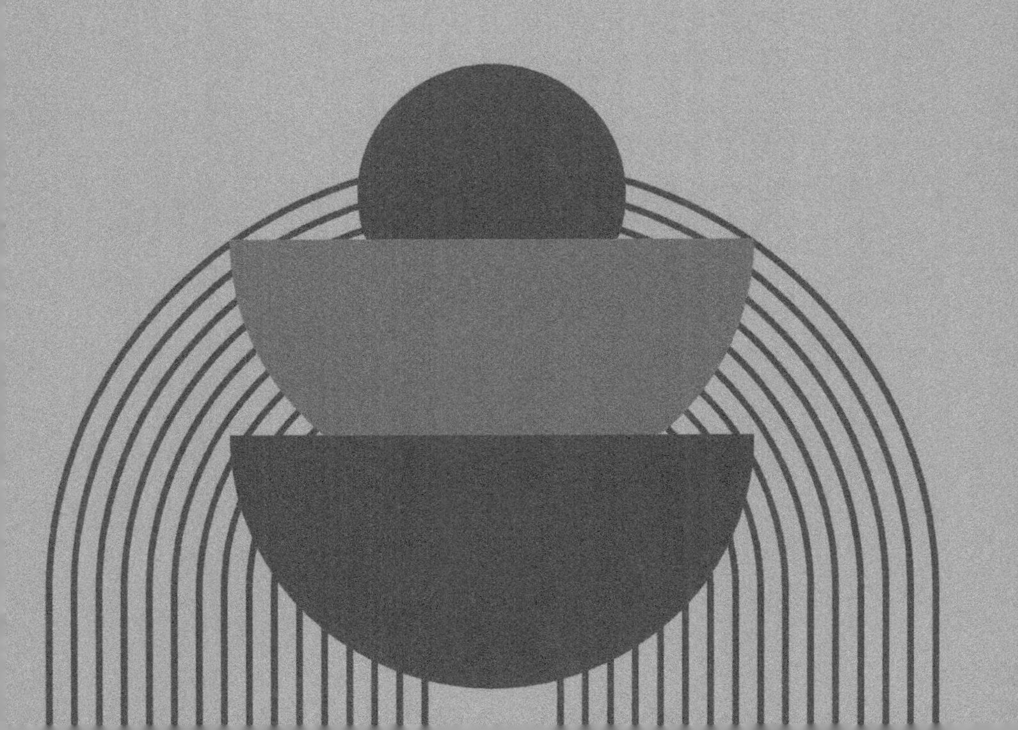

Conteúdos do capítulo:

- História da homeopatia.
- O que é homeopatia.
- Características dos medicamentos homeopáticos.
- Métodos de obtenção dos medicamentos homeopáticos.
- Propriedades dos medicamentos homeopáticos.
- Homeopatia na prática.

Após o estudo deste capítulo, você será capaz de:

1. reconhecer fatores históricos importantes sobre a homeopatia;
2. compreender os conceitos da homeopatia e seus princípios;
3. identificar a forma de atuação dos medicamentos homeopáticos;
4. reconhecer os métodos de obtenção e a origem dos medicamentos homeopáticos;
5. entender a promoção e a recuperação da saúde por meio da homeopatia;
6. identificar pontos importantes para a consulta homeopática.

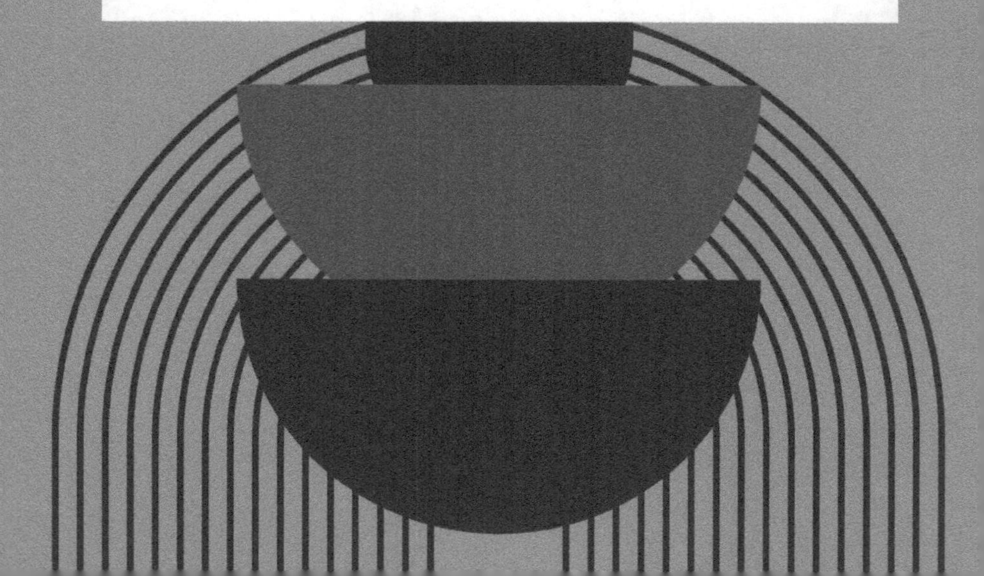

A busca por uma forma de cuidar do ser humano por meio de uma teoria racional sobre saúde e doença tem sua origem com Hipócrates (468 a.C.-377 a.C.), o pai da medicina, quando passa a estudar a natureza e seus efeitos, criando uma metodologia experimental, sem magia, sem influência da religião ou superstição, com o fim de estabelecer uma nova medicina. Para ele, as doenças deveriam ser interpretadas considerando-se o indivíduo como um ser único (Fontes et al., 2018).

A homeopatia, ciência médica, utiliza matéria-prima natural para o cuidado da saúde alicerçada no princípio de Hipócrates de que "a doença é produzida pelo semelhante e pelos semelhantes o paciente retornará à saúde", isto é, o agente causador da doença causará a recuperação da saúde (Fontes et al., 2018).

A *homeopatia*, palavra utilizada por Samuel Hahnemann, médico alemão, para definir uma forma de tratar uma doença (*homeos* = semelhante; *pathos* = doença), busca observar o indivíduo de maneira holística, em que o centro do cuidado é o ser, e não seu órgão, que está refletindo algum mal. O homeopata procura entender o indivíduo como sendo formado por corpo, mente e espírito, sujeito a sofrer com as influências do meio externo, social e ambiental. Cada ser apresenta um modo diferente de reagir, respondendo a alterações de variadas maneiras. Assim, a consulta homeopática é longa, pois é necessário compreender ao máximo o paciente, observar suas ações e reações, bem como ouvi-lo atentamente.

De acordo com a filosofia homeopática, não existe doença, e sim a pessoa doente. Embora seja importante a queixa física, esta não deve ser bombardeada como um grande inimigo, mas como um medicamento que pode restabelecer o equilíbrio, de modo natural e individual.

Cada pessoa tem características próprias, sintomas específicos, observados e identificados por Hahnemann nas plantas, nos minerais e em outras drogas, testadas e descritas por experiência em si mesmo. O médico alemão descreve, em seus estudos, que cada indivíduo tem um medicamento próprio, denominado *fundo* ou *constitucional*, o qual será capaz de tratar todos os seus sintomas.

Apesar de Hipócrates ter iniciado o estudo dos medicamentos naturais e do princípio da similitude para uma nova medicina, foi somente no século XVIII d.C. que surgiu um médico além de seu tempo e capaz de torná-la real.

2.1 História da homeopatia

A homeopatia deve sua fundação e seus princípios ao médico alemão Samuel Hahnemann. Nascido em 1755, na cidade de Meissen, Alemanha, Hahnemann iniciou seus estudos aos 12 anos e, aos 20, mudou-se para Leipzig, onde passou a frequentar a universidade. De origem humilde, para custear as despesas com sua formação, trabalhou como tradutor de livros para o alemão, procurando principalmente os de seu interesse médico.

Apesar de se tratar de uma renomada universidade, em todo o centro da Alemanha, os estudos em Leipzig eram fundamentados na teoria, movimento que tomou força no país a partir de 1790, segundo o qual a teoria domina a prática e o conhecimento do homem se efetua mais por meio de sínteses idealistas do que por pesquisas e análises críticas. Isso ensejou um atraso científico nas universidades alemãs, o que deixava Hahnemann profundamente insatisfeito (Carnilott, 2005).

Em 1777, Hahnemann se mudou para Viena e conheceu a escola médica de Gerard Van Swieten, baseada na observação e no ensino clínico junto ao leito do doente. Ali entrou em contato com o Dr. Von Quarin, médico que lhe permitiu acompanhá-lo em suas visitas e exercer a medicina como desejava, por meio da observação e dos exames dos doentes. Após seis meses e com pouco recurso financeiro, Hahnemann foi convidado a trabalhar para o governador da Transilvânia como bibliotecário e, como tinha conhecimentos de medicina, passou também a exercer a função de conselheiro médico. Dois anos depois, retomou os estudos de medicina na Universidade de Erlangen, onde defendeu sua tese de doutorado em 1779 (Carnilott, 2005).

Após dez anos de exercício da medicina, Hahnemann se sentia inconformado com a metodologia médica, com o uso de medicamentos muitas vezes agressivos aos pacientes, e parou de atuar como médico, passando a trabalhar como tradutor. Durante 20 anos, Hahnemann se dedicou aos estudos e às traduções de livros médicos, o que lhe possibilitou conhecer diversos autores franceses, ingleses e italianos, contribuindo com grande conhecimento científico. Nesse período, pesquisou e avaliou os efeitos das drogas em si mesmo, enunciando em seus escritos o primeiro pilar da homeopatia, a Lei do Simillimum (Carnillot, 2005).

Nos anos 1780 a 1790, Hahnemann se voltou ao estudo de química, quando conheceu o farmacêutico Haeseler e sua filha Henriette, com a qual se casou e viveu durante 48 anos, até sua morte em 1830. Nos estudos nos laboratórios de Haeseler, Hahnemann desenvolveu seus primeiros relatos de química e dedicou-se a inúmeras traduções, por meio das quais iniciou seus escritos e suas observações, que contribuíram para que se tornasse um médico conhecido na Alemanha.

Além das obras de química, também escreveu trabalhos médicos, nos quais ressalta a importância de atos simples para o cuidado da saúde, como higiene e hidroterapia, enfatizando sua vontade de colaborar para o bem-estar social e a adoção de uma vida higiênica, individual e coletiva. Até 1810, Hahnemann publicou várias obras, como *O amigo da saúde* (1792-1795), *Dicionário de farmácia* (1793-1799) e *Os efeitos do café* (1803). Todos os trabalhos escritos por ele lhe proporcionaram o título de Membro da Sociedade Econômica de Leipzig e da Academia de Ciências do Editorado de Meyence (Carnilott, 2005).

Em outubro de 1834, Hahnemann, já viúvo, conheceu Mélanie d'Hervilly, com quem se casou e passou a viver na França, onde exerceu a profissão de médico homeopata até seus últimos dias, vindo a falecer em 1843, aos 88 anos (Carnilott, 2005).

2.2 Origem dos princípios homeopáticos

A homeopatia encontra seu alicerce no aforismo de Hipócrates: "A doença é produzida por semelhantes e pelos semelhantes o paciente retorna à saúde" (Fontes et al., 2018, p. 1). Segundo Fontes et al. (2018, p. 1), "Hipócrates afirmou que as próprias substâncias que causavam tosse e diarreia, e provocavam vômito curavam doenças que apresentavam sintomas semelhantes, desde que utilizadas em doses menores."

Em 1790, ao traduzir e estudar a obra do médico escocês William Cullen intitulada *Lectures on the Materia Medica* (em português, *A matéria médica de Cullen*), Hahnemann inseriu várias observações, contrariando a opinião do autor, com base em experiências em si mesmo. Em seu artigo, Cullen defende, em relação aos tônicos amargos, que a quina para o paciente acometido de malária apresenta efeito farmacológico em razão de seu efeito tônico sobre o estômago. Hahnemann, porém, contraria a afirmação explicando que a quina apresenta ação curativa contra a febre intermitente, ao mesmo tempo que é capaz de produzir esses efeitos no paciente sadio.

Ele relata, ainda, ter experimentado em si mesmo todos os sintomas da febre intermitente depois de ingerir porções de quina, sintomas que desapareciam quando não havia a ingestão da droga. Hahnemann atesta as propriedades curativas da quina baseando-se nos estudos de Hipócrates (450 a.C.), que definiu o princípio da semelhança, ou *Similia similibus curantur* (os semelhantes curam os semelhantes), considerado o primeiro enunciado da doutrina homeopática (Fontes et al., 2018).

No período de 1790 a 1796, Hahnemann passou a estudar diversas substâncias, experimentando-as em pessoas sem sintomas de qualquer doença e registrando todas as suas observações. O médico e sua doutrina se tornaram conhecidos em 1796, quando publicou, no jornal de Hufeland, o artigo "Ensaio sobre um novo princípio para a descoberta das atividades curativas das substâncias medicinais". Estabeleceu, então, o primeiro princípio da homeopatia – *Similia similibus curantur* – e o transformou em teoria geral e em doutrina médica, sendo esse o marco do início da homeopatia (Corrêa; Siqueira-Batista; Quintas, 1997).

Em 1810, Samuel Hahnemann publicou sua principal obra: *Organon da medicina racional* (*Organon der Rationellen Heilkunde*), também denominada *Organon da arte de curar*, livro utilizado até os dias atuais pela medicina homeopática, no qual se encontram a doutrina homeopática, seus ensinamentos e suas regras para o exame, a entrevista e o tratamento do paciente. Em vida, publicou ainda novas versões do *Organon*: *Organon der Heilkunst* de 1819, 1824, 1829 e 1833, havendo uma edição póstuma em 1921, publicada por Haehl, de acordo com os documentos originais de Hahnemann (Carnilott, 2005).

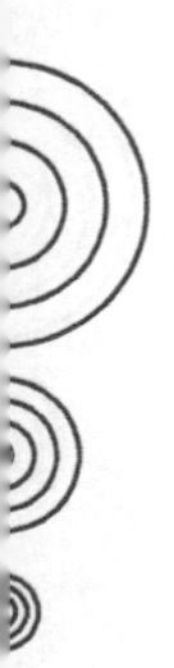

Em 1811, Hahnemann publicou o primeiro volume de *Matéria médica homeopática*, que relaciona patogenesias, quadros clínicos experimentais das substâncias medicinais ativas sobre o homem sadio, com o uso de 12 remédios.

2.3 Estudos de Hahnemann

Samuel Hahnemann acrescentou a seus escritos a ação de plantas que causam febre, como a arnica, a fava-de-santo-inácio e o arsênico, e observou sua ação de cura pela lei dos semelhantes. Relatou, ainda, o que experimentou em si mesmo, registrando todos os efeitos da febre intermitente, os quais durariam de duas a três horas, repetindo-se a cada dose. O médico analisou o uso de diversas substâncias em si mesmo e em outras pessoas sadias e, ao observar a ação tóxica de algumas drogas, adotou o método de diluição, que resultou no conceito de *doses infinitesimais* e foi descrito em seu trabalho *Ensaio sobre um novo princípio*. Nesse texto, Hahnemann transforma suas hipóteses em um princípio universal e enuncia o princípio da similitude: "Para curar radicalmente algumas afecções crônicas, devemos buscar os remédios que provocam comumente no organismo humano uma doença análoga e o mais análogo possível" (Carnilott, 2005, p. 29-30).

Em 1812, Hahnemann já contava com adeptos, por meio de suas aulas sobre a nova doutrina homeopática, na Universidade de Leipzig. Seus alunos difundiram a homeopatia. Staff, um dos discípulos de Hahnemann, médico homeopata, criou, em 1822, o primeiro periódico sobre o tema, intitulado *Archiv fur die Homöopathische*, e, em 1829, Haubold, também médico homeopata, fundou a primeira Sociedade de Médicos Homeopatas de Leipzig. Em 1833, Muller e Hartmann fundaram o primeiro hospital homeopático em Leipzig e, a partir desse marco, a doutrina de Hahnemann passou a ser difundida em toda a Europa (Rapou, 1847, citado por Carnillot, 2005).

Hahnemann encontrou tratamentos homeopáticos para a maioria das doenças, porém sua intervenção encontrava dificuldades nos pacientes acometidos de doenças crônicas, que reapareciam com novos sintomas. Dedicou-se, então, aos estudos de casos crônicos reincidentes, até que identificou um fator desencadeador, o qual chamou de *miasma* (Fontes et al., 2018).

Publicou, em 1828, o primeiro volume de *As doenças crônicas, sua natureza particular e seu tratamento homeopático*, no qual apresenta a noção de miasma para explicar as recidivas e descreve três diástases de origem miasmática: psora, sicose e a lues, mais tarde denominada *sífilis*. A segunda edição dessa obra foi publicada em 1839, contendo 25 novos medicamentos (Carnilott, 2005).

Atualmente, a homeopatia é empregada em diversos países, tendo maior representatividade na Alemanha, na Argentina, na Bélgica, na França, na Índia, na Inglaterra e no Brasil (Fontes et al., 2018).

2.4 Homeopatia no Brasil

O início da homeopatia no Brasil conta com a chegada do médico francês Benoit Jules Mure, em 1840, no Rio de Janeiro. Bento Mure, assim chamado no Brasil, trouxe da França sua experiência e o propósito social de tratar, com a homeopatia, os excluídos da sociedade na época do Império. Em 1843, fundou, no Rio de Janeiro, o Instituto Homeopático do Brasil e o curso de Homeopatia com certificado reconhecido pelo governo.

Por meio de Mure e de seus discípulos, houve um grande movimento da homeopatia no Brasil no século XIX. Contudo, os adeptos da prática, como o Dr. João Vicente Martins e o Dr. Benoit Mure, fundadores da escola, sofreram perseguição e deixaram o país. O Instituto Homeopático do Brasil passou a ser chamado de Instituto Hahnemanniano Brasileiro e foram fundados a Faculdade Hahnemanniana (pelo Dr. Licínio Cardoso) e o Hospital Homeopático, com curso reconhecido pelo governo (Barollo, 1996).

Na década de 1930, houve uma regressão da importância da homeopatia no Brasil, observando-se a retomada de seu espaço somente na década de 1970 (Brasil, 2015). No final dos anos 1970, a Organização Mundial da Saúde (OMS) instituiu o Programa de Medicina Tradicional com vistas à criação de novas políticas de saúde, desenvolvendo o compromisso de incentivar os estados-membros à implementação de políticas públicas para o uso racional e integrado da medicina tradicional e da medicina complementar alternativa (MT/MCA) no serviço de saúde, com o objetivo de garantir à população a promoção da saúde.

Após a criação do Sistema Único de Saúde (SUS), em 1988, foram publicadas as Resoluções da Comissão Interministerial de Planejamento e Coordenação (Ciplan) n. 4, 5, 6, 7 e 8, de 8 de março de 1988, em que foram criadas normas para o atendimento em homeopatia. Nesse contexto, o Ministério da Saúde desenvolveu uma estratégia para a compreensão e o desenvolvimento de cinco terapias – homeopatia, fitoterapia, acupuntura, medicina antroposófica e termalismo. Por fim, foi instituída a Política Nacional de Práticas Integrativas, publicada por meio da Portaria n. 971, de 3 de maio de 2006 (Brasil, 2006a), e da Portaria n. 1.600, de 17 julho de 2006 (Brasil, 2006b).

No ano de 1988, durante o Congresso Brasileiro de Homeopatia, em Gramado (RS), houve um movimento que resultou na publicação do *Manual de Normas Técnicas para Farmácia Homeopática*, editado pela Associação Brasileira de Farmacêuticos Homeopatas (ABFH) em 1992, sendo a terceira e a quarta edições publicadas em 2003 e em 2007, respectivamente. O Brasil conta também com a *Farmacopeia homeopática brasileira*, atualmente na terceira edição, aprovada pela Agência Nacional de Vigilância Sanitária (Anvisa) e publicada em 6 de outubro de 2011 (Fontes et al., 2018).

2.4.1 Homeopatia como prática integrativa e complementar

Em 3 de maio de 2006, por meio da Portaria n. 971, o Ministério da Saúde aprovou a Política Nacional de Práticas Integrativas no SUS e, assim, a homeopatia passou a fazer parte do grupo de Práticas Integrativas e Complementares em Saúde (Pics):

> Considerando que a homeopatia é um sistema médico complexo de abordagem integral e dinâmica do processo saúde-doença, com ações no campo da prevenção de agravos, promoção e recuperação da saúde;
>
> [...]
>
> Art. 1º [...]
>
> Parágrafo único. Esta política, de caráter nacional, recomenda a adoção pelas secretarias de Saúde dos Estados, do Distrito Federal e dos Municípios, da implantação e implementação das ações e serviços relativos às Práticas Integrativas e Complementares. (Brasil, 2006a)

De acordo com a Portaria n. 1.988, de 20 de dezembro de 2018, estão habilitados a exercer a homeopatia: médicos, médicos clínicos, médicos em medicina diagnóstica e terapêutica, enfermeiros, cirurgiões dentistas, farmacêuticos, fisioterapeutas, biomédicos, nutricionistas e terapeutas ocupacionais (Brasil, 2018c, Anexo I).

A homeopatia não pretende ser a única forma de tratar a doença; sua ação representa um sentido limitado na presença da falência de um órgão, no estágio avançado de um câncer ou na presença de fatores genéticos. No entanto, em todo o processo, a ação da homeopatia pode ser inserida como saúde pública para a promoção e a prevenção de doenças (Carnillott, 2005).

2.5 O que é homeopatia?

A homeopatia é definida como a especialidade médica e farmacêutica que utiliza medicamentos provenientes da natureza, de acordo com a lei dos semelhantes e em doses mínimas e com o objetivo de promover a reação do organismo sem provocar o agravamento da doença. A palavra *homeopatia* vem do grego *homoios* (semelhante) e *pathos* (sofrimento), isto é, o semelhante à doença curará a doença. A homeopatia é uma ciência com uma metodologia de pesquisa própria, que se baseia na experimentação na pessoa sadia, no registro dos sintomas e no cuidado da pessoa doente. Atualmente, conta-se com protocolos de pesquisa que garantem a reprodutibilidade desses experimentos (Fontes et al., 2018).

O preparo do medicamento homeopático compete ao farmacêutico especialista em homeopatia. O processo é feito por meio de sucessivas diluições e dinamizações em conformidade com os métodos da terceira edição da *Farmacopeia homeopática brasileira*, aprovada pela Anvisa em setembro de 2011 (Fontes et al., 2018).

2.6 Princípios da homeopatia

A homeopatia se apoia em quatro pilares ou princípios, como veremos a seguir com base em Fontes et al. (2018).

Lei dos semelhantes ou princípio da similitude

Após suas pesquisas com a quina, Hahnemann enunciou o primeiro princípio, *Similia similibus curantur*, isto é, os semelhantes serão curados pelos semelhantes. A doença será curada por um agente altamente diluído, que produzirá no corpo os mesmos sintomas da doença. O sintoma causado no indivíduo sadio por uma substância será capaz de promover sua cura ou a cura de um organismo doente.

Exemplo prático

Se uma pessoa sadia ingerir doses tóxicas de *Arsenicun album*, ela apresentará sintomas como diarreia, vômitos e dores gástricas. Se, no entanto, o paciente com esses sintomas for tratado com *Arsenicum album* em doses homeopáticas, a cura do paciente será alcançada (Barollo, 1996).

Nesse caso, o medicamento *Arsenicum album* é o *simillimum* do paciente. Segundo Fontes et al. (2018), é chamado de *simillimum* o remédio que abrange a totalidade dos sintomas de um homem doente, ou seja, aquele medicamento cuja patogenesia melhor coincidir com os sintomas apresentados pelo doente.

Fontes et al. (2018) destacam que qualquer substância capaz de provocar determinados sintomas em seres humanos sadios e sensíveis, em doses adequadas, especialmente preparadas, pode curar um enfermo que apresente quadro mórbido semelhante, com exceção das lesões irreversíveis.

Nesse contexto, constatamos que o medicamento homeopático depende das características pessoais e comportamentais do indivíduo em tratamento, cabendo ao clínico ou ao terapeuta homeopata observar as características físicas, emocionais e mentais do paciente e orientá-lo quanto ao seu *simillimum*, tratando-o como um todo, corpo e mente.

Ao receber o medicamento, o paciente pode apresentar um agravamento dos sintomas, porém, com a eliminação da droga e sua ação medicamentosa, o paciente passa a perceber uma melhora e/ou cura. Por esse motivo, os medicamentos homeopáticos são dinamizados, a fim de provocar a reação orgânica do paciente sem, no entanto, causar toxicidade (Fontes et al., 2018).

Experimentação no homem sadio

De acordo com Hahnemann, a forma de identificar os efeitos farmacológicos do medicamento homeopático é a experimentação no indivíduo sadio, pois as observações dos efeitos seriam mascaradas ou interpretadas erroneamente pelos sintomas preexistentes. A experimentação, também denominada *experimentação patogenética* ou *experimentação pura*, é o método de elucidar os sintomas que refletirão sua ação, atentando-se não somente para os aspectos físicos, mas também para os aspectos mentais e emocionais, pois a homeopatia busca o medicamento que contempla o ser humano como um todo. Não são realizados testes em animais, visto que cada espécie apresenta uma reação diferente, além de isso representar a observação apenas dos sintomas físicos (Fontes et al., 2018).

Para relatar e atestar a ação farmacodinâmica das substâncias e dos medicamentos obtidos, hoje os institutos de pesquisa utilizam protocolos de experimentação patogenética. São ensaios clínicos, chamados de *duplos-cegos*, nos quais um grupo de voluntários recebe o medicamento e outro recebe placebo, sem que, contudo, os pesquisadores e os voluntários identifiquem quem recebeu placebo. São observados e registrados os sintomas, para cada uma das doses empregadas, nas seguintes esferas: física, emocional e mental. Ao final dos testes, os dados obtidos são avaliados por uma equipe de pesquisadores, e as patogenesias são registradas na *Matéria médica homeopática*, para a orientação de médicos, clínicos e terapeutas (Fontes et al., 2018).

Doses mínimas

No início de suas pesquisas, Hahnemann não utilizava as drogas diluídas, e sim na forma de tintura, o que ocasionava a agravação inicial dos sintomas, muitas vezes provocando o abandono dos experimentos por parte de seus voluntários. No intuito de reduzir tais efeitos, o médico passou a diluir os fármacos em água ou álcool, observando os sintomas. Além disso, ele descobriu que, ao agitar vigorosamente a solução diluída, os resultados eram mais eficazes. Esse método passou a ser chamado de *sucussão*, percebendo-se que, além da redução da agravação dos sintomas e dos efeitos tóxicos, havia um aumento da reação orgânica. O médico, então, passou a se valer dessas diluições, denominadas *diluições infinitesimais e potencializadas*.

Desse modo, é importante compreender que os medicamentos homeopáticos são preparados por diluições seguidas de sucussões, promovendo-se a cura e evitando-se a ação tóxica da droga ativa (Fontes et al., 2018).

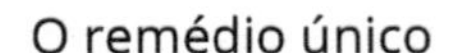

O remédio único

Hahnemann empregava os medicamentos isoladamente, pois de outra forma não seria possível observar as características farmacodinâmicas da droga e evitar a interação medicamentosa entre os fármacos. Em suas prescrições, só usava outro medicamento nos casos em que o primeiro não apresentava resultados satisfatórios; nesse sentido, pesquisava a matéria médica homeopática e a patogenesia capaz de cobrir a totalidade dos sintomas do momento.

O remédio único constitui o principal fundamento da homeopatia, ou seja, o *simillimum*, e o mais difícil de ser realizado, por exigir um conhecimento profundo da matéria médica homeopática (Fontes et al., 2018).

2.6 Escolas médicas homeopáticas

À medida que a homeopatia se expandiu e se desenvolveu pelo mundo, novas escolas médicas foram surgindo, pois a complexidade das doenças, a imprecisão dos sintomas, o desconhecimento dos princípios homeopáticos e a necessidade de cobrir a totalidade dos sintomas do paciente levaram ao desenvolvimento do pluralismo, do complexismo e do organicismo (CRF-SP, 2019):

- **Unicista**: é prescrito um único medicamento, baseando-se na totalidade dos sintomas do doente.

  Ex.: *Apis mellifica* CH30 – gotas, 1 frasco
  Tomar 10 gotas duas vezes ao dia.

- **Pluralista ou alternismo**: são prescritos dois ou mais medicamentos, que devem ser administrados em horários alternados, com o objetivo de complementar a ação do outro, abrangendo a totalidade dos sintomas.

Hepar sulfuris CH12 – gotas, 1 frasco
Aconitum napellus CH30 – gotas, 1 frasco
Pingar 5 gotas de cada medicamento diretamente na boca ou em um pouco de água, alternadamente, de duas em duas horas.

- **Complexista**: são prescritos dois ou mais medicamentos, que devem ser tomados simultaneamente.

Clematis erecta CH12 gotas – 1 frasco
Berberis vulgaris CH12 gotas – 1 frasco
Calcarea carbonica CH12 gotas – 1 frasco
Pingar 5 gotas de cada medicamento diretamente na boca ou em um copo com água e tomar a cada duas horas.
A mesma formulação pode ser prescrita assim:
Clematis erecta CH12 gotas
Berberis vulgaris CH12 gotas
Calcarea carbonica CH12 gotas
{ãã 30 mL – os medicamentos são preparados em quantidades iguais, no mesmo frasco.
Pingar 5 gotas do medicamento diretamente na boca ou em um copo com água e tomar a cada duas horas.
Essa forma de preparar os medicamentos homeopáticos é bastante comum na indústria farmacêutica homeopática, que produz, em grande escala, a associação de medicamentos afins direcionados para determinado sintoma.

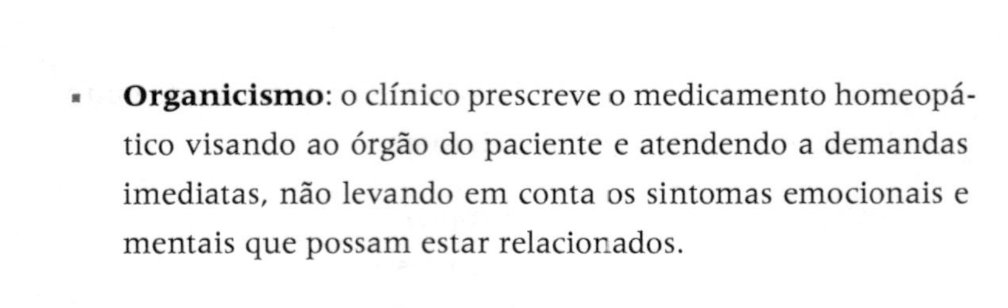

- **Organicismo**: o clínico prescreve o medicamento homeopático visando ao órgão do paciente e atendendo a demandas imediatas, não levando em conta os sintomas emocionais e mentais que possam estar relacionados.

2.7 Energia vital

Força vital ou princípio vital é uma forma de energia imaterial que interliga e coordena o funcionamento do corpo psicofísico. Quando estamos vibrando harmonicamente, podemos dizer que o corpo e a mente estão em equilíbrio, em perfeito estado de saúde. Quando algum fator desequilibra essa energia, inicia-se um processo inicialmente de alteração emocional, que, não tratada, será percebida no corpo físico por meio de sinais e sintomas do corpo, que está em busca do reequilíbrio. Um exemplo clássico é o surgimento de uma verruga no dedo – não é a pele que está doente, e sim sua energia vital (Barollo, 1996).

Roberts (1936, citado por Barollo, 1996, p. 41) afirma:

> A EV do ser humano é parte da energia que permeia todos os seres vivos e se encontra em tudo que existe no Universo; onde existe EV existe movimento e esta nada mais é do que a manifestação da força vital [...]. Em algum momento futuro seremos capazes de formular definitivamente aquelas leis que governam a força vital e sua ação na economia humana.

A diferença entre os medicamentos homeopáticos e os convencionais consiste no processo de obtenção, que se fundamenta, no caso dos homeopáticos, em seus princípios e na dinamização a cada diluição. Assim, a homeopatia atua como catalisador no mecanismo de cura, o que nos permite concluir que o ser humano é composto de energia, a qual, se estimulada corretamente, promove a saúde, sem afetar aspectos bioquímicos do organismo (Kaminski; Katz, 1997).

Para Fontes et al. (2018, p. 22), "vitalismo é uma doutrina filosófica segundo a qual os seres vivos possuem uma força particular que os mantém atuantes – o princípio ou força vital – distinta das propriedades físico-químicas do corpo". O autor complementa:

> Segundo o modelo filosófico homeopático, a condição do organismo depende da saúde da vida que o anima. Assim, conclui-se que a doença consiste em uma condição alterada originalmente nas sensibilidades e funções vitais, independemente de toda consideração química ou mecânica, ou seja, a origem primária das doenças está na perturbação da força vital. (Fontes et al., 2018, p. 22)

2.8 Medicamento homeopático

A homeopatia conta com matéria-prima dos reinos animal, vegetal e mineral, deve haver um rigoroso critério no preparo dos medicamentos homeopáticos, pois a eficácia do tratamento depende da qualidade do medicamento preparado. A preparação dos medicamentos homeopáticos segue a regulamentação da oitava e da décima edições da *Farmacopeia francesa*, de 1983 e de 1985, respectivamente, bem como da portaria publicada em 20 de janeiro de 1992 sobre as práticas adequadas de fabricação (Carnillot, 2005).

No Brasil, o Ministério da Saúde publicou a terceira edição da *Farmacopeia homeopática brasileira* com a regulamentação quanto à produção e ao controle de fármacos, insumos e especialidade farmacêuticas (Fontes et al., 2018).

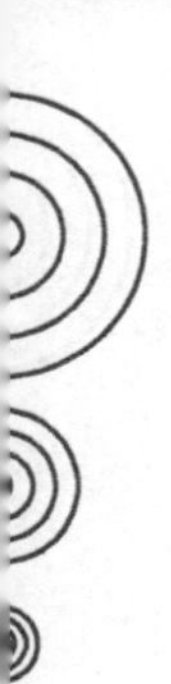

2.8.1 Nomenclatura

De modo geral, os medicamentos homeopáticos são identificados por seu nome científico ou por sua denominação já consagrada pela homeopatia, como no caso dos exemplos a seguir (Brasil, 1997):

Apis mellifica – abelha
Bryonia alba – vegetal
Digitalis purpurea – vegetal

Alguns nomes consagrados:

Belladona – Atropa belladona
Nux vomica – Strychnos nux vomica

Em alguns casos, para a correta prescrição e manipulação dos medicamentos homeopáticos, é necessária a nomenclatura completa, de maneira a distinguir espécies diferentes. Para maior segurança, hoje contamos com dicionário de sinônimos em homeopatia (Brasil, 1997):

Aconitum napellus, para diferenciar de *Aconitum ferox*
Clematis vitalba, para diferenciar de *Clematis erecta*

2.8.2 Origem dos medicamentos homeopáticos

A homeopatia conta com um grande número de substâncias de origem animal, vegetal e mineral e, ainda, com elementos patológicos que podem ser do próprio paciente, produtos estes que constituem a origem da homeopatia e a base da farmacopeia homeopática. Desde o início, os medicamentos homeopáticos são designados em latim, o que permite sua distinção da substância de origem: *sulfur* não é mais enxofre, o que permite a universalidade do medicamento homeopático. O medicamento corresponde à pessoa, ao seu estado comportamental e patológico como um todo.

A seguir, listamos exemplos de alguns medicamentos homeopáticos, considerando os reinos da natureza e sua nomenclatura:

- **Produtos minerais e substâncias químicas**: *Sulfur, Calcarea carbonica, Natrum sulfuricom, Silícea, Aurum, Zincum, Plumbum, Arsenicum album, Arsenicum iodatum, Antimonium crudum, Antimonium tartaricum, Antimonium arsenicosum, Antimonium sulphuratum auratum*. Em geral, são produtos naturais, e não sintéticos. O *Natrum muriaticum* se origina do sal marinho, e não do cloreto de sódio puro, o que não é indiferente, já que ele contém pequenas quantidades de cloretos de potássio e de magnésio, com traços de cálcio, alumínio e diversos outros metais. A *Calcarea carbonica* é extraída do calcário da concha de ostra e contém pequenas quantidades de cloreto, fosfato e magnésio. Esses produtos impuros correspondem aos que foram utilizados por experimentação humana durante a patogenesia inicial. Algumas substâncias têm origem mais complexa, como é o caso do *Hepar sulphuris calcareum*, obtido pelo aquecimento até incandescer de uma mistura de enxofre sublimado lavado e partes iguais de calcário de ostra (Carnillot, 2005).
- **Produtos vegetais e substâncias ativas extraídas**: correspondem ao maior número de princípios ativos empregados na homeopatia, sendo utilizados frescos ou secos, a planta inteira ou suas partes, como: *Belladona, Pulsatilla, Thuya, Arnica, Nux vomica* e, ainda, *Ginkgo biloba, ginseng* e, recentemente, alguns fitoterápicos como *Vinca minor, Rauwolfia serpentina* e *Harpagophytum* (Carnillot, 2005).

- **Produtos animais**: a homeopatia utiliza-se de animais vivos ou não inteiros ou partes, como *Apis mellifica*; venenos, como *Lachesis*; secreções, excreções e concreções, como *Ambra grisea*; sépia e ainda órgãos como glândulas endócrinas, como *thyroidea*; produtos animais modificados, como *Pyrogenium* (autolisado de carne de porco, de boi e de placenta humana) (Carnillot, 2005).
- **Produtos biológicos, patológicos humanos**: são produtos provenientes de organismos vivos ou não, fisiológicos ou patológicos, chamados *opoterápicos* ou *bioterápicos*: *Psorinum*, serosidade de lesões de sarna; *Medorrhinum*, secreção uretral blenorrágica; *Luesinum*, serosidade treponêmica de cancro primitivo sifilítico. Nos casos de materiais patológicos, a homeopatia utiliza, em sua maioria, produto patológico complexo, usando ainda culturas microbianas, como *Staphylococcinum*, *Streptococcinum* e *Influenzinum*, e também vacinas e soros, como BCG; soro anticolibacilar (Carnillot, 2005).
- **Produtos derivados do próprio doente**: são os isoterápicos: sangue, urina e todas as secreções, excreções e supurações, escamosidades, lágrimas, produtos de biópsia profunda. A homeopatia originada desses produtos é preparada para o próprio paciente, em doses não tóxicas nem alérgicas e durante um período de conservação limitado (Carnillot, 2005).

2.8.3 Formas farmacêuticas homeopáticas

As preparações homeopáticas podem ser obtidas em diferentes formas farmacêuticas:

- **Forma farmacêutica básica**:
  - **Tintura-mãe**: trata-se da forma farmacêutica inicial para o preparo dos medicamentos homeopáticos, obtida por processo de extração ou dissolução do princípio ativo.

- **Formas farmacêuticas derivadas**: são as preparações obtidas a partir da preparação básica, ou ainda a partir da própria droga, pelo processo de diluição seguida por sucussões ou triturações quando a droga for insolúvel.
  - **Formas líquidas**: gotas ou dose única líquida.
  - **Formas sólidas**: comprimidos, glóbulos, pós e tabletes.
  - **Formas farmacêuticas com um ou mais insumos ativos**: líquidas ou sólidas.
  - **Formas farmacêuticas de uso externo**: linimentos, soluções nasais, oftálmicas, otológicas, pós, supositórios, pastas, pomadas, géis, cremes.

Para saber mais

BRASIL. Ministério da Saúde. **Farmacopeia homeopática brasileira**. Parte I – Métodos Gerais. 2. ed. São Paulo: Atheneu, 1997.

A *Farmacopeia homeopática brasileira* apresenta a descrição das formas farmacêuticas e dos métodos de preparo.

2.8.4 Veículos e excipientes

Para a obtenção dos medicamentos homeopáticos, são empregados materiais denominados *inertes* que permitem a diluição e a dinamização. Para a extração do princípio ativo, relacionamos a seguir alguns excipientes (Machado, 2021b):

- **Água**: para diluições, deve ser obtida por destilação.
- **Álcool**: deve ser grau farmacêutico e preparado em diferentes graduações, de acordo com a utilização e a descrição na *Farmacopeia brasileira*.

- **Glicerina**: é empregada para as preparações com artes de animais.
- **Lactose**: pó branco, cristalino e inodoro, deve ser livre de impurezas como amido.
- **Glóbulos inertes**: são classificados, de acordo com o tamanho, em n. 3 (30 mg), n. 5 (50 mg) e n. 7 (70 mg) e são utilizados para obtenção da forma farmacêutica em glóbulos, preparados por impregnação.
- **Microglóbulos inertes**: utilizados para a obtenção da escala cinquenta milésima, são padronizados em 63 mg/100 microglóbulos.
- **Comprimidos e tabletes inertes**: são obtidos de lactose, para a preparação da forma farmacêutica em tabletes, por impregnação.

2.8.5 Métodos de obtenção dos medicamentos homeopáticos

Os medicamentos homeopáticos são obtidos de todos os reinos da natureza. Para o preparo das formulações farmacêuticas, há a necessidade de preparar, em primeiro lugar, a tintura-mãe para drogas de origem vegetais ou a solução-mãe para drogas solúveis. Para a obtenção de medicamentos a partir de drogas insolúveis, é necessário transformá-las em drogas solúveis, de acordo com a *Farmacopeia homeopática brasileira*, como veremos a seguir.

Tintura-mãe

Os medicamentos homeopáticos provenientes de drogas solúveis são obtidos a partir da tintura-mãe (Brasil, 1997).

Símbolo: TM ou Ø.

Tintura-mãe de origem vegetal

Nesse processo, é utilizado o vegetal inteiro ou partes, em insumo inerte ao álcool, preparado na graduação necessária para a obtenção do ativo e sempre na proporção peso/peso.

O processo pode ainda ser classificado em maceração ou percolação.

- **Maceração**: consiste em deixar o vegetal em contato com o líquido extrator durante 20 dias. Após esse período, o material é filtrado e acondicionado ao abrigo da luz.
- **Percolação**: nesse processo, coloca-se a droga vegetal dessecada em contato, durante 4 horas, com 20% do líquido extrator. Após esse período, transfere-se o produto obtido para um percolador, adiciona-se uma quantidade de líquido extrator e percola-se por 24 horas. Depois, o material obtido é filtrado e armazenado ao abrigo da luz (Brasil, 1997).

Tintura-mãe de origem animal

O material utilizado pode ser o animal vivo, recém-sacrificado ou dessecado em partes ou inteiro, ou ainda uma secreção. Pode-se fazer a maceração, caso em que a droga animal fica em contato com o líquido extrator por 20 dias, protegido da ação da luz e do calor. O filtrado deve ficar em repouso por 48 horas antes de seu acondicionamento (Brasil, 1997). A tintura-mãe sempre deve ser acondicionada em frasco âmbar e armazenada em lugar seco, com temperatura controlada e protegida da ação da luz.

Formas derivadas ou diluições

Materiais solúveis são obtidos por meio de diluições sucessivas denominadas *escalas centesimal, decimal* e *cinquenta milesimal*.

- **Método hahnemanniano – Centesimal**

  Divide-se a cepa em um solvente hidrossolúvel a 1/100. O número de operações assim efetuadas define a altura da desconcentração. Essa diluição é denominada *concentração de hemoglobina* (CH), sendo precedida de um número que corresponde à altura de desconcentração. Geralmente, utiliza-se como veículo o álcool 70° GL, podendo-se usar também água purificada – volumes iguais de água e água para substâncias pouco solúveis no álcool, mas solúveis em água, e também para dissolver produtos preparados por trituração. Usa-se álcool 90° GL ou 95° GL para substâncias praticamente insolúveis em álcool. O ambiente deve ser estéril, com fluxo laminar e pressão para evitar contaminação cruzada. O início do processo consiste na utilização de diferentes frascos, organizados em sequência para cada diluição, da seguinte forma (Brasil, 1997):

  - **Frasco 1**: 99 partes de veículo e 1 parte da matéria homeopática; aplicam-se 100 sucussões, obtendo-se, assim, a chamada *primeira centesimal* ou *CH1*.
  - **Frasco 2**: retira-se 1 parte da CH1 e adiciona-se no segundo frasco com 99 partes de veículo. Aplicam-se 100 sucussões, obtendo-se a CH2, e assim sucessivamente, até atingir a dinamização desejada (Carnillot, 2005).

- **Método hahnemanniano – Decimal**

  Prepara-se pela mesma técnica, porém utiliza-se da seguinte forma:

  - **Frasco 1**: 9 partes do solvente e 1 parte do princípio ativo; aplicam-se 100 sucussões, obtendo-se, assim, a D1, denominada *DH1* ou *1X* (Carnillot, 2005).

- **Método de Korsakov ou método do frasco único**

  Usam-se frascos separados, de modo a simplificar o método de Hahnemann, para atingir escalas muito altas. Trata-se da utilização de um único frasco, no qual é adicionada uma parte da tintura-mãe em 99 partes do solvente; depois, agita-se o frasco vigorosamente 100 vezes e, a seguir, despreza-se o conteúdo do frasco, obtendo-se na primeira dinamização o resíduo que fica no frasco, a qual é denominada *1K* ou *1ªK*. O frasco é novamente completado com 99 partes de solvente e agitado vigorosamente, obtendo-se a 2K ou 2ªK; assim, sucessivamente as microgotas que se aderem às paredes são diluídas pelo solvente (Carnillot, 2005).

- **Método decimal e centesimal a partir de drogas insolúveis**

  Para drogas insolúveis, o primeiro passo é o processo de trituração em lactose, que consiste em passos sucessivos de trituração que tornarão a droga solúvel:

> Num gral contendo já a lactose, pulveriza-se em partículas finas de 1/3 do ativo homeopático, de acordo com a escala decimal (1:10) ou centesimal (1:100), triturando-se por 6 minutos e raspando-se o gral por 4 minutos, repetindo-se o processo de triturar e pulverizar, perfazendo um total de 20 minutos, quando acrescenta-se a segunda parte da droga ativa e novamente inicia-se o processo tritura, raspa por 20 minutos, após o qual acrescenta-se a última parte da droga ativa. Ao término da técnica obtém-se a CH1 ou DH1, o qual é armazenado também em frasco âmbar, protegido da luz e calor. Para obtenção dos demais dinamizados, segue-se cada passo inteiro novamente, até alcançar a dinamização necessária. Para chegar na forma solúvel

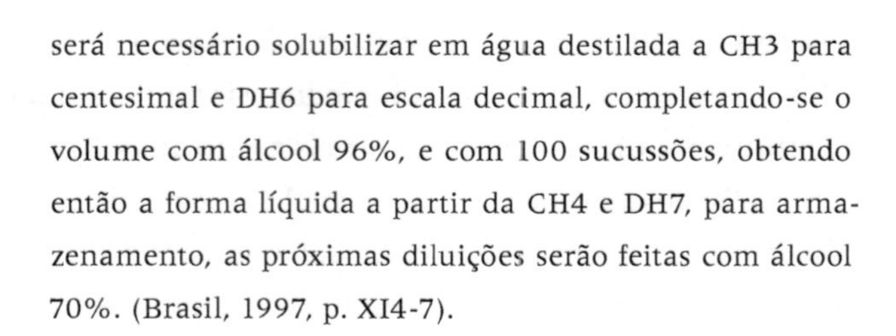

será necessário solubilizar em água destilada a CH3 para centesimal e DH6 para escala decimal, completando-se o volume com álcool 96%, e com 100 sucussões, obtendo então a forma líquida a partir da CH4 e DH7, para armazenamento, as próximas diluições serão feitas com álcool 70%. (Brasil, 1997, p. XI4-7).

- **Método para obtenção da escala cinquenta milesimal**
  Pode-se fazer o preparo a partir da droga vegetal, mineral ou biológica, ou animal, se possível no estado fresco. O processo consiste na trituração a partir do CH3 triturado, pesando-se 63 mg, o que corresponde a 1/1.000.000, dissolvido em 500 gotas de solução alcoólica 96% (v/v) e água 1:4 – essa diluição corresponderá a 1 LM (Brasil, 1997).

Outras técnicas

Existem, ainda, outras técnicas de preparo do medicamento homeopático, como a técnica do fluxo contínuo, que utiliza um único frasco com vazão contínua de água (Carnillot, 2005).

2.8.6 Propriedades dos medicamentos homeopáticos

A homeopatia, em essência, é uma medicina preventiva que tem por objetivo promover a resistência do organismo. Dessa forma, ela age:

- espaçando, amenizando e prevenindo os quadros agudos;
- modificando o modo de reação do organismo, tornando-o menos disposto à doença.

Nesse contexto, o tratamento homeopático deve ser aplicado como um atendimento integral ao paciente, observando-se pontos básicos necessários à saúde (Barollo, 1996).

2.9 Homeopatia na prática

Para a correta orientação quanto ao medicamento homeopático, cabe ao homeopata realizar a anamnese por meio de perguntas, avaliando tanto aspectos físicos quanto comportamentais e emocionais do cliente, com vistas a recuperar não só sua saúde, mas também seu equilíbrio emocional. Ao realizar a anamnese, o homeopata deve trabalhar com o repertório e a matéria médica homeopática, os quais, como vimos anteriormente, auxiliam no reconhecimento dos sintomas e do *simillimum* correspondente (Fontes et al., 2018).

2.9.1 Consulta homeopática

Na consulta homeopática, deve-se avaliar o indivíduo de maneira holística, isto é, a anamnese realizada por meio de perguntas deve servir para identificar diversos aspectos além do corpo físico. Esse tipo de abordagem faz da homeopatia uma terapêutica especializada, visando não só suprir a necessidade de saúde orgânica do indivíduo, mas também recuperar seu estado de equilíbrio emocional (CRF-SP, 2019).

Para que se realize o *simillimum* com segurança, é importante conhecer o **repertório** e a **matéria médica**, para fazer as perguntas adequadas, de modo a identificar, por exemplo, o grau de uma dor (pulsátil, ardente, lancinante), bem como o horário e o período de origem de tal sintoma. Após o levantamento dos sinais e sintomas, passa-se à identificação do *simillimum*, isto é, o medicamento que se identifica com o relatado. A matéria médica homeopática reúne as patogenesias desenvolvidas pelas drogas e medicamentos homeopáticos administrados, em suas diferentes doses, a indivíduos sadios e sensíveis (Fontes et al., 2018).

Segundo Fontes et al. (2018, p. 30),

> A totalidade dos sintomas traduz o modo como cada doente se manifesta diante das agressões, independentemente do diagnóstico patológico. Todavia este é importante para o homeopata elaborar o prognóstico, estabelecer medidas de higiene e, se necessário, encaminhar o paciente para outras especialidades.

A auto-observação consiste no principal instrumento para a avaliação de todos os fenômenos que acontecem entre uma consulta e outra, assim como na forma mais adequada para que o paciente possa avaliar-se e para que o clínico ou terapeuta possa fazer sua avaliação. Para tanto, existem alguns procedimentos que devem ser observados, os quais estão relacionados a seguir (Barollo, 1996).

Como orientar o paciente para fazer a auto-observação?

Tudo o que a pessoa vier a perceber, intuir, sentir, imaginar, nos âmbitos físico, mental e espiritual, isto é, tudo o que se refere à vida do paciente, é importante. Nem sempre essas percepções são claras; muitas vezes, a imagem que temos de nós mesmos se apresenta de modo subjetivo e torna-se difícil falar sobre ela e descrevê-la. Durante a consulta, o terapeuta deve efetuar uma conversa que facilite a organização do pensamento, por isso são fundamentais as anotações feitas durante o processo, as quais permitem o registro fiel das emoções, das ações e dos sentimentos observados ao longo do tratamento.

O que anotar?

- Sensações, sintomas, mesmo um sintoma já relatado na consulta.
- Sono, insônia, horários.
- Transpiração, sede, preferências ou aversões alimentares.
- Ritmo intestinal (horário, dias, dificuldade ou não).
- Sonhos: representam um caráter muito importante, pois refletem o inconsciente e promovem uma visão maior no sentido de definir o medicamento necessário. O paciente deve procurar descrevê-los logo ao despertar para garantir mais assertividade quanto aos detalhes.
- Desejos e aspirações, impressões e experiências em relação ao mundo.

Como fazer?

Pode-se fazer relato livre, não precisa ser diário. De todo modo, todas as emoções e todos os sentimentos devem ser descritos de maneira natural e simples.

As anotações permitem que se estabeleça um maior conhecimento entre o homeopata e o paciente, então é preciso registrar observações mais precisas quanto às ações do medicamento, favorecendo o autoconhecimento e o cuidado mais assertivo a cada consulta (Barollo, 1996).

Como esses dados são analisados?

Os dados registrados são analisados e observados pelo homeopata com o auxílio do repertório e da matéria médica, cuja função é orientar quanto ao medicamento indicado para cada sintoma.

A terapêutica homeopática não provoca efeitos adversos ou interações medicamentosas no paciente. Eventualmente, pode ocorrer a piora dos sintomas da doença, porém não se trata de efeito adverso, mas de uma agravação. Tal fato deve relatado ao homeopata prescritor, para verificar a alteração das doses diárias ou mesmo a interrupção do medicamento. A homeopatia como prática integrativa e complementar pode ser empregada em consonância com outros tratamentos, para o restabelecimento e a manutenção da saúde (CRF-SP, 2019).

2.9.2 Repertório

O repertório foi escrito com a finalidade de classificar os medicamentos conforme os sintomas produzidos pela experimentação e pela padronização para fins de consulta, tendo sua utilização se espalhado por toda a Europa rapidamente no século XIX. Trata-se de uma ferramenta pedagógica que facilita o acesso aos inúmeros medicamentos e sintomas descritos na matéria médica.

O primeiro repertório foi descrito por Hahnemann em 1805, em Leipzig, na Alemanha. Gottlieb H. G. Jahr, discípulo de Samuel Hahnemann, publicou seu repertório em 1835: *Repertório terapêutico e sintomatológico*, com 208 remédios classificados do grau 1 ao 3, divididos em "Pareceres clínicos" e "Sintomas". O terceiro repertório, intitulado *Manual de terapêutica homeopática para servir de guia ao leito dos doentes e ao estudo da matéria médica pura*, foi escrito em 1845 por Boenninghausen, também discípulo de Hahnemann, e reeditado em 1976 pelos laboratórios homeopáticos da França, relacionando 126 medicamentos com valores de 1 a 5, sendo o grau 5 dificilmente utilizado (Carnillot, 2005).

O primeiro repertório do século XX, *Repertory of the Homeopathic Materia Medica*, foi descrito por James Tyler Kent e é datado de 1900 (Carnillot, 2005). O repertório de Kent contava com 12 fascículos separados, sendo atualizados em 1988. Nesse trabalho, os remédios têm valor de 1 a 3, sendo assim classificados (Carnillot, 2005):

- O primeiro grau corresponde a um sintoma comprovado por curas clínicas.
- O segundo grau indica que o sintoma sobreveio em alguns experimentadores, foi confirmado por uma re-experimentação e comprovado clinicamente por curas.
- O terceiro grau indica que o sintoma sobreveio na maior parte dos experimentadores, foi confirmado por re-experimentação e comprovado clinicamente.

Fontes et al. (2018, p. 31) explicam a diferença entre matéria médica e repertório: "A matéria médica é a obra que reúne as patogenesias desenvolvidas pelas drogas e pelos medicamentos homeopáticos quando administrados, em suas diferentes doses e potências, a indivíduos sadios e sensíveis"; por sua vez, "Repertório é a obra que reúne os sinais e sintomas, seguidos pelas drogas e pelos medicamentos, em cuja experimentação no homem sadio eles se manifestaram" (Fontes et al., 2018, p. 31).

Nesse contexto, a matéria médica homeopática se caracteriza pela ação farmacodinâmica das drogas, descrita pela experimentação fisiológica, observada no homem sadio, e o repertório é a compilação de todos os sintomas, sendo os medicamentos agrupados de acordo com o sintoma. A fim de facilitar a observação e a identificação do *simillimum*, a matéria médica é organizada de modo que permita ao terapeuta observar as drogas adequadas a determinados sintomas. Atualmente, podemos contar com os repertórios de Boenninghausen, Kent, Boericke e Barthel (Fontes et al., 2018).

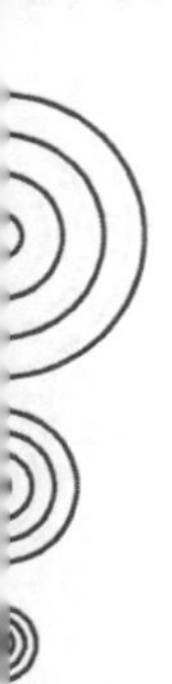

Para saber mais

TEIXEIRA, M. Z. Repertório homeopático dos fármacos modernos. 2. ed. rev. e atual. In: TEIXEIRA, M. Z. **Novos medicamentos homeopáticos**: uso dos fármacos modernos segundo o princípio da similitude. São Paulo: Marcus Zulian Teixeira, 2021. v. III. Disponível em: <https://pesquisa.bvsalud.org/portal/resource/pt/biblio-1148263>. Acesso em: 22 set. 2022.

Nessa obra, o autor relaciona os medicamentos homeopáticos segundo os princípios da homeopatia clássica, com vistas à utilização de fármacos modernos.

2.10 Classificação das doenças

A homeopatia define a doença por estados agudos, que, na maioria das vezes, são consequência de estados crônicos invisíveis ou ocultos. Nesse sentido, é necessário avaliar o doente em seu estado agudo atual, bem como suas predisposições mórbidas, para que o tratamento encontre sucesso. A intervenção homeopática requer um conhecimento de todos os sintomas do indivíduo relacionados aos aspectos emocional e mental. Os homeopatas diferenciam também, na classificação das doenças agudas, as doenças epidêmicas e as infecciosas específicas.

Hahnemann criou a teoria dos miasmas para explicar a existência das doenças crônicas ao verificar que doentes crônicos não respondiam ao *simillimum* e que a cura do estado agudo dificilmente era alcançada. Hahnemann identificou três miasmas responsáveis pela eclosão de doenças crônicas: sífilis, sicose e psora (Fontes et al., 2018).

Conforme Fontes et al. (2018), miasmas não são propriamente doenças, mas estados diatésicos que condicionam o organismo a apresentar certas enfermidades. Um paciente pode ter um miasma ou uma combinação deles. Modernamente, o termo *miasma* vem sendo substituído por *diátese crônica*.

Miasmas constituem etapas fisiopatológicas do mesmo problema inicial que progride em decorrência da persistência dos agentes causadores internos e externos. Cabe considerar as seguintes definições:

> Psora: quando o organismo esgota suas possibilidades defensivas, buscando alívio através da descarga de toxinas, provocando: alergias e manifestações cutâneas serosas e mucosas, quando o organismo expõe seu estado.
>
> Sicose: quando o organismo altera a quantidade ou qualidade das eliminações ou bloqueia as toxinas em órgãos ou regiões circunscritas, originando neoformações, são as verrugas, que são exteriorizadas.
>
> Sífilis: quando o organismo tenta livrar-se das toxinas ou adaptar-se ao estresse persistente, sacrificando os próprios tecidos são as fístulas, úlceras e furúnculos. (Fontes et al., 2018, p. 33)

Existem também alterações da saúde decorrentes de alimentação e cuidados higiênicos inadequados, afecções traumáticas e, ainda, fatores causados por alterações cirúrgicas (Fontes et al., 2018).

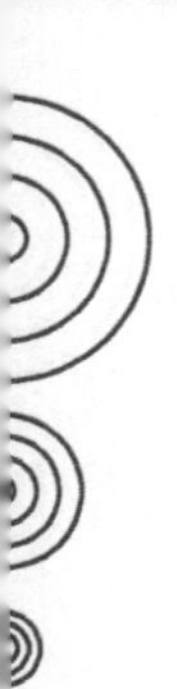

2.11 Orientações quanto ao uso da homeopatia

Para a correta utilização dos medicamentos homeopáticos, é importante observar as seguintes orientações (Schmukler, 2010, p. 1-5):

> À medida que é observada a melhora do paciente, a frequência de administração do medicamento pode ser reduzida.
>
> Deixe o glóbulo ou tablete dissolver na boca.
>
> Evite ingerir alimentos até 10 minutos após a administração do medicamento.
>
> Algumas substâncias podem neutralizar o efeito do medicamento homeopático como: café, cânfora, perfumes, óleos essenciais.
>
> Não se aconselha utilizar aromaterapia, ao mesmo tempo que os medicamentos homeopáticos.
>
> Dosagem do medicamento deve ser observada de acordo com o estado clínico do paciente, em estados agudos o paciente poderá ingerir o medicamento a cada 15 minutos.
>
> A potência deve ser observada com muita cautela, pois quanto maior a dinamização, maior a potência do medicamento. Quanto maior a diluição mais forte será o medicamento e mais forte quer dizer, ação mais profunda e prolongada. Para os iniciantes o melhor será utilizar entre a CH3 a CH30 para casos mais agudos pode-se utilizar até a CH200. Se o caso for mais grave, aconselhamos recomendar o paciente ao atendimento médico.

2.12 Limitações da homeopatia

Segundo Barollo (1996, p. 111), Hahnemann, no parágrafo 67 do *Organon*, descreve os limites da homeopatia da seguinte maneira: "Só nos casos de maior urgência, em que perigo de vida e morte iminente não dão tempo para a ação de um medicamento homeopático, em acidentes repentinos com indivíduos até então sãos". Isto é, em casos específicos em que possa ter ocorrido um acidente ou uma emergência, não é possível utilizar somente a homeopatia para tratar o paciente.

Outros fatores também devem ser levados em consideração, os quais podem influenciar o efeito dos medicamentos homeopáticos. Para Barollo (1996, p. 112),

> Devido ao grande número de espécies que poderiam ser utilizadas na homeopatia e o número reduzido de patogenesias, descritas, o medicamento semelhante para determinados sintomas pode ainda não ter sido estudado;
>
> A seleção do medicamento semelhante depende do homeopata, que busca o maior número de sintomas e semelhança com determinada droga, e do paciente, que deverá descrever com a maior veracidade possível seus sintomas;
>
> Observação da utilização de outros medicamentos, anteriores à homeopatia, os quais poderão mascarar os sintomas;
>
> A necessidade do paciente de alcançar a cura imediatamente sem paciência para esperar o resultado a longo prazo, lançando mão de outros medicamentos, que poderão mascarar ou retardar o efeito do medicamento homeopático.

Nesse sentido, ressaltamos a importância da compreensão, por parte do paciente, acerca da eficácia da homeopatia como fator que restaurará o equilíbrio de sua energia vital, agindo de maneira contrária aos medicamentos alopáticos, que atuam na bioquímica de nosso organismo, bem como acerca da assertividade do homeopata no momento da consulta (Barollo, 1996).

Síntese

A homeopatia é uma das práticas empregadas no serviço público de saúde desde o início da Política Nacional de Práticas Integrativas, sendo reconhecida também em vários países além do Brasil, como Alemanha, Suíça, França, Inglaterra e Índia.

Trata-se de uma prática desenvolvida pelo médico alemão Samuel Hahnemann, que, descontente com a medicina empírica de sua época, buscou nos estudos de Hipócrates o princípio da similitude e experimentou, inicialmente em si mesmo, as mais diversas drogas dos reinos vegetal, mineral e animal. Seu objetivo era propor uma nova forma de tratar o indivíduo, observando-o de maneira holística, em que todos os sintomas, independentemente de quais sejam, são importantes para a definição de seu remédio único que seja capaz de promover a saúde.

A medicina homeopática é uma ciência que atua por aspectos filosóficos, quando descreve a energia vital, e também científicos, por meio da experimentação no indivíduo sadio, de estudos acerca da patogenética e da clínica e da elaboração de criteriosos protocolos de estudo de novos medicamentos.

No Brasil, a homeopatia contou com a chegada do médico francês Benoit Jules Mure, em 1840, ao Rio de Janeiro. Conhecido como Bento Mure, o médico trouxe da França sua experiência e o propósito social de tratar com a homeopatia os excluídos da sociedade, na época do Império, por serem medicamentos com custo inferior ao dos tradicionais alopáticos.

Por intermédio de Mure e de seus discípulos, houve um grande movimento da homeopatia no Brasil no século XIX, porém os adeptos da homeopatia, como o próprio Mure, sofreram perseguição e se obrigaram a deixar o país. Houve, então, uma importante regressão da homeopatia no Brasil na década de 1930, sendo seu espaço retomado somente na década de 1970 (Brasil, 2015).

Após a criação do SUS em 1988, incentivando a integralidade da saúde, o Ministério da Saúde desenvolveu uma estratégia para compreender e reconhecer as Pics como forma de promover a saúde. Inicialmente, eram somente cinco – homeopatia, fitoterapia, acupuntura, medicina antroposófica e termalismo –, criando-se, por fim, a Política Nacional de Práticas Integrativas, publicada em maio de 2006, por meio da Portaria n. 971/2006 (Brasil, 2006a).

Destacamos, ainda, que a Portaria n. 1.988/2018 define os profissionais de saúde habilitados a exercer a homeopatia, a saber: médicos, médicos clínicos, médicos em medicina diagnóstica e terapêutica, enfermeiros, cirurgiões dentistas, farmacêuticos, fisioterapeutas, biomédicos, nutricionistas e terapeutas ocupacionais (Brasil, 2018c, Anexo I).

Por definição, homeopatia é a especialidade médica e farmacêutica que utiliza medicamentos da natureza ou do próprio paciente, com o objetivo de provocar a reação do organismo pela ação do semelhante. Desenvolvida por Samuel Hahnemann, enfatiza o cuidado com a pessoa e não com a doença, levando em consideração fatores mentais, emocionais e físicos (Kaminski; Katz, 1997).

A homeopatia se fundamenta em quatro pilares ou princípios, definidos por Hahnemann: (1) lei dos semelhantes; (2)

experimentação no homem sadio; (3) medicamento único; e (4) doses mínimas e dinamizadas.

Com a expansão e o desenvolvimento da homeopatia, várias escolas são hoje identificadas: o unicismo ou remédio único de Hahnemann, o pluralismo, o complexismo e o organicismo. Para a correta prescrição, faz-se necessário que o homeopata avalie os relatos do cliente, bem como suas ações, e observe o *simillimum* no órganon e na matéria médica, que reúne as patogenesias desenvolvidas pelas drogas e medicamentos homeopáticos.

Além disso, os medicamentos homeopáticos são preparados em escalas e dinamizações, e a cada diluição e dinamização, denominada *sucussão*, eleva-se a potência do medicamento e, com isso, reforça-se sua ação. O homeopata deve assegurar-se da correta prescrição e aumentar a potência do medicamento gradativamente (CH3, CH12, CH30), considerando sempre o *simillimum* e a matéria médica, podendo ainda recorrer ao atendimento clínico alopata quando considerar mais indicado.

É importante também o homeopata estabelecer um questionário para observar melhor o cliente e determinar o plano de tratamento. É preciso orientar o cliente para que organize um relatório simples de sua rotina, pois, muitas vezes, aspectos sem significância para o paciente podem fazer grande diferença quanto ao seu *simillimum*.

A terapêutica homeopática não provoca efeitos adversos ou interações medicamentosas no paciente e não tem a pretensão de ser uma forma única de tratamento, e sim uma terapia complementar, com o objetivo de promover a saúde e prevenir doenças, podendo ser empregada ao lado de outras práticas integrativas.

Questões para revisão

1. Explique quais são os pilares da homeopatia.

2. Relacione os medicamentos homeopáticos quanto à sua origem.

3. Hahnemann trabalhou 20 anos como tradutor, estudando e fazendo comentários em várias obras. Assinale a alternativa que indica o artigo traduzido que deu origem aos estudos homeopáticos:
   a) *A matéria médica de Cullen*.
   b) *O amigo da saúde*.
   c) *Os efeitos do café*.
   d) *Ensaio sobre um novo princípio*.
   e) *Órganon da arte de curar*.

4. Analise as afirmativas a seguir e assinale V para as verdadeiras e F para as falsas.
   ( ) A homeopatia no Brasil foi incentivada com a chegada do Dr. Benoit Mure.
   ( ) O Instituto Homeopático do Brasil passou a se chamar Instituto Hahnemanniano do Brasil em 1914.
   ( ) A homeopatia no Brasil sofreu perseguição e regressão na década de 1930.
   ( ) A Política Nacional de Práticas Integrativas, que incluiu a homeopatia no SUS, foi publicada em 2006.
   ( ) Atualmente, o preparo dos medicamentos homeopáticos no Brasil segue as regras descritas na terceira edição da *Farmacopeia homeopática brasileira*.

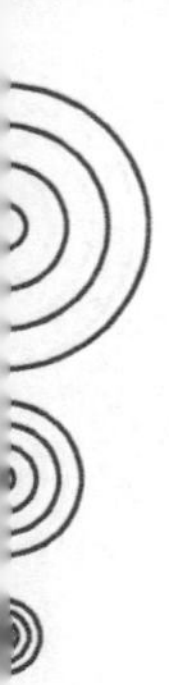

Agora, marque a alternativa que corresponde à sequência correta:

a) F, V, V, F, V.
b) V, V, V, V, V.
c) V, F, F, F, V.
d) F, F, V, V, V.
e) F, F, F, F, V.

5. Quanto aos cuidados ao utilizar o medicamento homeopático, assinale a alternativa **incorreta**:
   a) À medida que é observada a melhora do paciente, a frequência de administração do medicamento pode ser reduzida.
   b) Oriente o paciente a deixar os glóbulos dissolverem na boca.
   c) É importante evitar café e perfumes fortes quando for tomar o medicamento homeopático.
   d) A aromaterapia está relacionada à homeopatia, podendo-se utilizar as duas terapias ao mesmo tempo.
   e) A potência do medicamento homeopático deve ser observada com muita cautela, pois, quanto maior a dinamização, maior a potência do medicamento, o que significa ação mais profunda e prolongada.

Questões para reflexão

1. Tendo em mente que força vital ou princípio vital é uma forma de energia imaterial que interliga e coordena o funcionamento do corpo psicofísico, como é possível auxiliar o paciente nesse reequilíbrio?

2. Considere uma paciente do sexo feminino de 40 anos. Na primeira consulta, ela descreve que está se sentindo cansada e desanimada, com vontade de chorar várias vezes ao dia. Descreva o correto procedimento do terapeuta na primeira consulta e a orientação para a próxima.

3. De acordo com os conhecimentos adquiridos, desenvolva um formulário para sua orientação durante a consulta homeopática. Considerando a evolução da medicina, contemple o reconhecimento das práticas integrativas, que deixaram no passado o conceito de terapia alternativa, adotando-se o conceito de terapia integrativa, a qual atua em conjunto com a medicina e outras práticas naturais, com o objetivo de colocar o indivíduo no centro do cuidado, tendo o foco direcionado para a atenção primária e a prevenção de doenças.

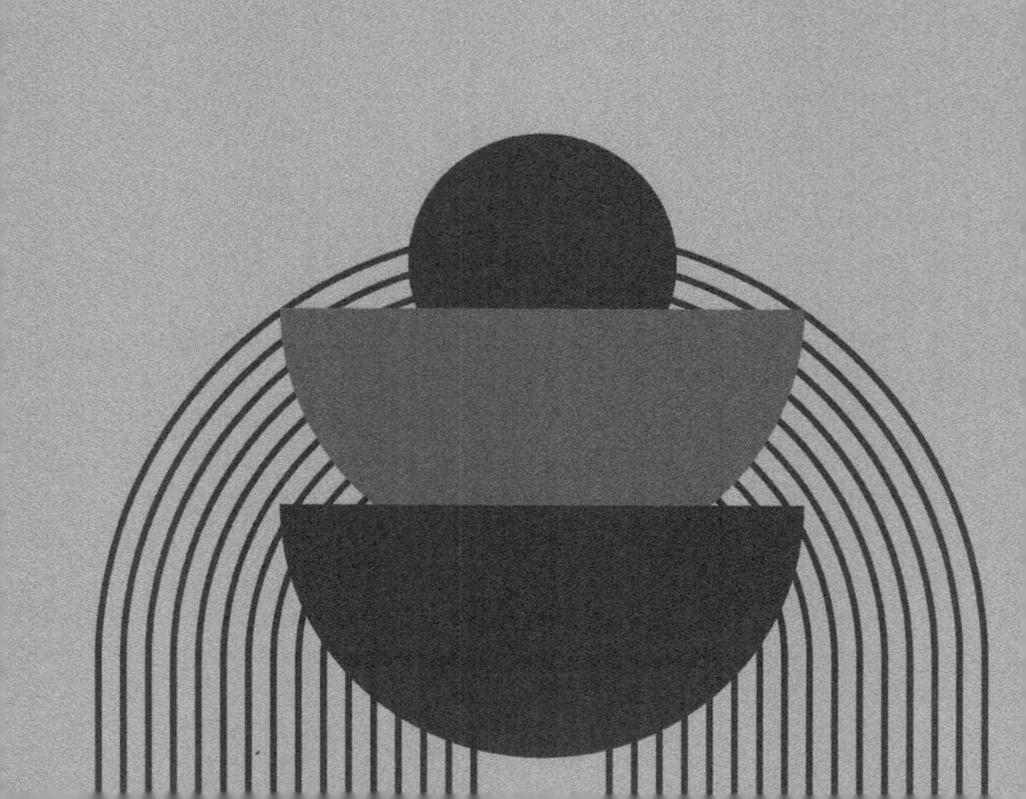

Capítulo 3

Antroposofia

Javier Salvador Gamarra Junior

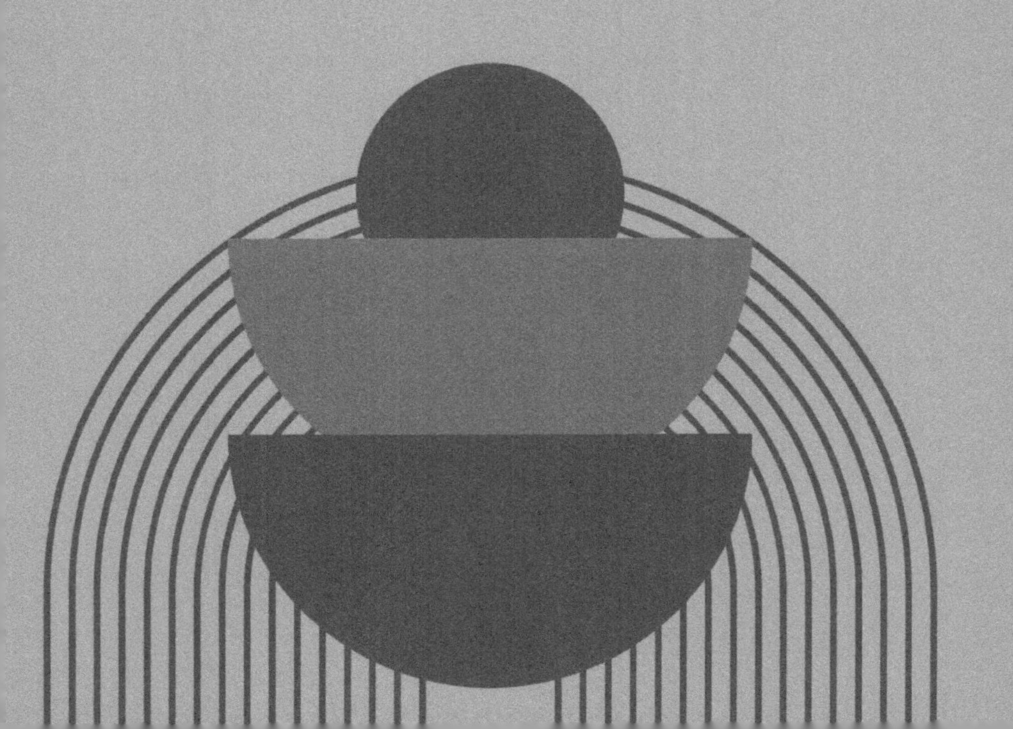

Conteúdos do capítulo:

- Definições e conceitos da antroposofia: medicina antroposófica; antroposofia aplicada à saúde; histórico da antroposofia.
- Antroposofia nos sistemas de saúde.
- Antroposofia no Brasil (Sistema Único de Saúde – SUS).
- Antroposofia e as abordagens terapêuticas.
- Usos da antroposofia.

Após o estudo deste capítulo, você será capaz de:

1. contextualizar os aspectos históricos e sociais da antroposofia;
2. compreender os pressupostos e os fundamentos da antroposofia e suas interfaces setoriais;
3. entender as bases da antroposofia aplicada à saúde e da medicina antroposófica;
4. identificar características da abordagem terapêutica considerando os marcos antroposóficos para a promoção e a recuperação da saúde;
5. reconhecer aspectos relativos às intervenções e ferramentas terapêuticas da antroposofia.

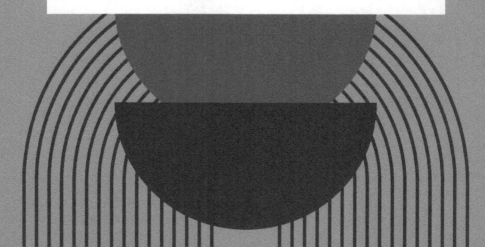

3.1 Conceito de antroposofia

Antroposofia é um termo de origem grega que significa "sabedoria sobre o ser humano" (Benevides, 2020). Trata-se de uma abordagem filosófica desenvolvida por Rudolf Steiner, filósofo austríaco (Kraljevec, Áustria, 1861 – Dornach, Suíça, 1925) (Britannica, 2021), cuja biografia será abordada neste capítulo. A filosofia proposta por Steiner influenciou diversos campos, entre eles agricultura, arquitetura, artes, educação e pedagogia, meio ambiente e saúde (SAB, 2022).

Primeiramente, devemos considerar o que é a antroposofia conforme o pensamento de Steiner. Nesse sentido, Kienle et al. (2018) conceituam *antroposofia* como uma visão sobre o ser humano e a natureza, que é espiritual e que, ao mesmo tempo, é considerada profundamente científica. Os autores acrescentam que, segundo Steiner, a antroposofia seria um passo evolutivo e consequente no desenvolvimento do pensamento ocidental.

Benevides (2020) comenta que, para Steiner, buscou-se integrar ciência, arte e espiritualidade. A intenção era desenvolver um novo olhar para as ciências, propondo um novo paradigma que pudesse revitalizar o pensamento racionalista europeu inaugurado no século XVI. Uma boa síntese dessa percepção encontramos com Girotto (2018), para quem a antroposofia é uma ciência espiritual, uma filosofia e uma prática que apresenta um caminho em busca da verdade. Ele almejava que as pessoas fossem preparadas para superar o mundo material e entender o mundo espiritual, por meio do eu espiritual, de nível superior.

Na antroposofia, três tradições foram integradas e ampliadas: a tradição empírica da ciência moderna, a tradição cognitiva da filosofia e a tradição esotérica da espiritualidade cristã (Kienle et al., 2018). Steiner rejeitou e criticou o reducionismo materialista e, assim, integrou e consolidou as três tradições no pensamento antroposófico.

Wenceslau (2011) nos leva a refletir sobre a importância de Johann Wolfgang von Goethe para o desenvolvimento da filosofia proposta por Steiner, uma vez que o austríaco embasou sua visão inovadora sobre o homem, a espiritualidade e a ciência nos escritos do poeta e cientista alemão. Benevides (2020) indica que a fenomenologia de Goethe acompanhou e acompanha até o presente a estruturação da filosofia antroposófica, já que Goethe era um cientista natural, e sua observação da natureza com os estudos sobre as metamorfoses em animais e vegetais exerceu importante influência sobre Steiner e seu delineamento filosófico e metodológico em termos antroposóficos.

De acordo com Steiner, a ciência poderia ser traduzida como a busca humana por um conhecimento verdadeiro de si mesmo e do mundo, tarefa da qual não poderíamos nos furtar, visto que seria o desdobramento de um elemento constituinte de nossa própria natureza humana (Wenceslau, 2011). Para o filósofo, essa natureza teria três faces ou formas básicas de expressão: corpo, alma e espírito, que seriam modos de o ser humano perceber a si e ao mundo.

Considerando-se a base da visão de Steiner e o período em que ele desenvolveu seu trabalho organizando a matriz que fundamentou a antroposofia, cabe observar que o cenário acadêmico de seu tempo foi marcado por um forte debate entre posições materialistas e idealistas. Os materialistas eram aqueles que defendiam que o conhecimento deveria advir da pesquisa direcionada aos fenômenos capturados pelos sentidos físicos (Wenceslau; Rhor; Tesser, 2014). Já os idealistas eram os defensores da ideia de que conhecimento e realidade são experiências do espírito humano e que sua compreensão autêntica somente seria possível mediante um estudo não empírico, reflexivo e filosófico desse universo subjetivo humano, não verificável pelos sentidos físicos (Wenceslau; Rhor; Tesser, 2014).

Quatro são os elementos principais da antroposofia, conforme Wenceslau (2011): **ciência goetheana**, **imaginação**, **inspiração** e **intuição**. Steiner denominou a antroposofia de *ciência espiritual*, voltada para um conhecimento ampliado da realidade, e almejava que ela fosse reconhecida como ciência.

Na cosmovisão antroposófica, toda realidade material expressa uma realidade espiritual (Wenceslau; Rhor; Tesser, 2014).

3.2 Conceito de antroposofia médica

Follador (2013) define *medicina antroposófica* (MA) como um sistema de tratamento que faz uso dos recursos diagnósticos e terapêuticos da medicina convencional, mas com a ampliação de sua atuação a partir das bases filosóficas da antroposofia. Trata-se, portanto, de uma visão humanista de medicina, alicerçada em uma imagem mais completa do ser humano na saúde e na doença (Follador, 2013).

Follador (2013) reforça os preceitos de Steiner ao afirmar que a MA como método de diagnóstico e terapia concebe o homem como um ser que tem uma unidade de corpo, alma e espírito dentro do meio social em que vive.

Carvalho et al. (2020) comentam que a visão de saúde da antroposofia aponta para uma compreensão do humano não somente como um ser biológico, mas também como um ser psíquico, cultural, social e espiritual, ideia derivada do pensamento de Steiner, que, desde 1924, direcionava os conhecimentos sobre saúde para diversos campos, como já citado, elaborando uma abordagem própria, a antroposofia. E foi assim, ao aplicar esses princípios a questões de saúde e doença no ser humano, que fundou a MA.

Nesse contexto, Steiner desenvolveu dois conjuntos de elementos que explicariam o funcionamento do organismo. O primeiro é a trimembração, e o segundo considera que o ser humano seria composto por quatro corpos (Carvalho et al., 2020). Os dois conjuntos serão analisados em detalhes neste capítulo.

Para Ghelman et al. (2020), a MA é um sistema médico amplamente utilizado na Europa que inclui abordagens integrativas e intervenções convencionais, com numerosos tratamentos terapêuticos específicos envolvendo equipes multiprofissionais e produtos de origem natural.

Ainda sobre a MA, Follador (2013) comenta que ela enxerga cada ser humano como único, devendo ser tratado individualmente, com foco no doente, e não na doença. O objetivo da MA é compreender e endereçar a multidimensionalidade do ser humano, bem como apoiar seu processo de desenvolvimento.

3.3 Conceito de antroposofia aplicada à saúde

A antroposofia aplicada à saúde (AS) é um sistema médico-terapêutico complexo, originado na Europa no período contemporâneo, que apresenta uma abordagem ampliada dos problemas de saúde a partir de uma concepção integrada da relação do ser humano com a natureza, com aspectos biográficos, psicossociais, constitucionais, entre outros (Benevides; Casarin; Lima, 2017). A AS integra as Práticas Integrativas e Complementares em Saúde (Pics).

Os autores acrescentam que, na literatura internacional, o termo *medicina antroposófica* (MA) é empregado de modo amplo, referindo-se ao sistema de cuidados, conforme a filosofia antroposófica, e que contempla a ampliação das práticas em saúde adotadas em campos como medicina, enfermagem, odontologia, nutrição e psicologia.

Entre as principais características da AS está o modelo de atuação multiprofissional, em que os diversos profissionais de saúde que atuam no cuidado buscam a convergência e a integração dos recursos terapêuticos com base em uma visão comum (Benevides; Casarin; Lima, 2017).

3.4 Conceitos básicos sobre antroposofia

Nesta seção, examinaremos a visão etiológica/patogenética em antroposofia, assim como a estruturação do ser humano segundo os fundamentos da filosofia de Steiner. Essa análise possibilita entender como as desarmonias nos níveis do ser humano levam à doença.

3.4.1 Perspectivas básicas de saúde em antroposofia

De acordo com Kienle et al. (2018), a etiologia e a patogênese no contexto antroposófico são entendidas como o resultado de interações anormais entre os diferentes níveis do organismo humano e os três subsistemas estabelecidos pelo fundador do sistema terapêutico.

O primeiro aspecto a ser observado é o **conceito quadrimembrado das forças formativas**. O conceito antroposófico de *organismo humano* considera que este não é apenas formado por forças físicas (celulares, moleculares), mas por um total de quatro níveis de forças formativas, os quais estão detalhados no Quadro 3.1, a seguir.

Quadro 3.1 – Forças formativas e interações de acordo com o conceito quadrimembrado

	Forças	**Interações**
Conceito quadrimembrado das forças formativas	Forças formativas físicas	--
	Forças formativas de crescimento	Interagem com as forças físicas, produzem e mantêm a forma viva
	Classe adicional de forças formativas (*anima*, alma)	Interage com as forças de crescimento e com as forças físicas, criando a dualidade do interno-externo e dos sistemas sensitivos, motores, nervosos e circulatórios, como é visto nos animais
	Classe adicional de forças formativas (*Geist*, espírito)	Interage com as três outras e apoia a expressão da mente individual e a capacidade de pensamento reflexivo, que é exclusiva dos seres humanos

Fonte: Elaborado com base em Kienle et al., 2018.

O segundo aspecto é o **modelo trimembrado da constituição humana**. Quando os quatro níveis de forças formativas são integrados com a polaridade humana do movimento motor ativo e da percepção sensória passiva, entra em vigor a trimembração do ser humano (Kienle et al., 2018).

São três sistemas principais: dois polares um ao outro (sistema neurossensorial e sistema metabólico-motor) e um intermediário (sistema rítmico). Esses subsistemas estão distribuídos por todo o organismo, mas há algumas predominâncias, como indica o Quadro 3.2.

Quadro 3.2 – Subsistemas e região de predominância no organismo humano

Subsistema	Região de predominância
Neurossensorial	Cabeça
Metabólico-motor	Membros
Rítmico	Órgãos respiratórios e circulatórios (região do "meio")

Fonte: Elaborado com base em Kienle et al., 2018.

A antroposofia amplia a visão do ser humano, libertando-se do ponto de vista meramente físico e direcionando-se a uma perspectiva que inclui os elementos vitais, anímicos e espirituais e que leva em conta as interações entre os quatro elementos formativos citados (Follador, 2013).

Considera-se que os quatro níveis de forças formativas se inter-relacionam diferentemente nesses três subsistemas, conforme relatam os autores. No sistema neurossensorial, os dois níveis superiores de forças (alma, espírito) estão relativamente separados dos dois outros níveis inferiores, e isso provê as condições que originam os processos de autoconsciência, de percepções conscientes e de pensamento consciente. No sistema metabólico-motor, a interpenetração é mais próxima, provendo, assim, as condições para a execução dos movimentos corpóreos intencionais. No sistema rítmico, as inter-relações entre os níveis superior e inferior flutuam em relação ao aumento ou à diminuição da conexão, e isso se associa com a origem das emoções; a interpenetração aumenta durante os processos rítmicos pulmonares da inspiração e diminui durante a expiração.

Há elementos inclusos nos subsistemas da trimembração, de acordo com Follador (2013), que detalha esses elementos integrados a cada um dos três subsistemas:

- **Sistema neurossensorial**: estão incluídos os órgãos provenientes da camada embrionária ectodérmica, sistema nervoso, pele, órgãos dos sentidos. Penetra todo o corpo por meio dos nervos periféricos e vegetativos.
- **Sistema metabólico-motor**: contempla as funções de assimilação e nutrição, metabolismo, atividades dos membros e dos órgãos reprodutivos.
- **Sistema rítmico**: contempla as funções do coração e do pulmão.

Cumpre observar que existe um equilíbrio delicado entre os processos que produzem consciência e que têm um efeito destrutivo, catabólico, e os processos regenerativos de construção, do elemento de vida (Follador, 2013).

Outro aspecto fundamental é que se considera que o elemento anímico do homem se expressa pelas qualidades do pensamento, do sentimento e da vontade, que estão embasados, respectivamente, nos nervos, nas atividades rítmicas e no metabolismo (Follador, 2013).

Entende-se, completa Follador (2013), que a manutenção da saúde é uma questão de manter os processos nervosos e metabólicos – polares – em equilíbrio, o que é feito por intermediação do sistema rítmico. Além disso, no decorrer da vida, o equilíbrio é dinâmico, com mudanças – na fase inicial da vida, há o domínio dos processos metabólicos; já na fase final, durante a velhice, predominam os processos neurossensoriais.

Finalmente, ressaltamos, conforme Wenceslau, Rhor e Tesser (2014), que os sistemas de modo algum estabelecem uma fragmentação na presente concepção, pelo contrário. Os autores comentam que é possível observar as três qualidades em todas as células e tecidos humanos, mas que existem predominâncias, havendo órgãos e regiões mais neurossensoriais, rítmicos ou metabólicos.

3.4.2 Entendimento antroposófico do homem

Para entender como a antroposofia vislumbra o ser humano, é preciso recorrer ao pensamento norteador dessa filosofia. Gardin (2015) apresenta o homem sob essa percepção, com base em Rudolf Steiner e Ita Wegman, afirmando que ele é o que ele é por meio do corpo físico, do corpo etérico ou vital, do corpo astral (alma) e do eu (espírito). Segundo essa reflexão, deve ser visto como sadio a partir desses elementos e deve ser percebido como doente pela perturbação do equilíbrio entre eles. Nesse contexto, para recuperar a saúde, devem ser identificados medicamentos que possam restaurar o equilíbrio que foi perturbado.

Essa percepção de quadruplicidade aliada à trimembração do ser humano constitui os fundamentos da antroposofia na saúde, de acordo com o autor. Outro elemento fundamental apontado por Gardin (2015) é que a vida é o fundamento da existência física e da consciência, pelo fato de constantemente impedir a desintegração, a qual, na percepção de Steiner, ocorre quando a vida se retira da substância viva.

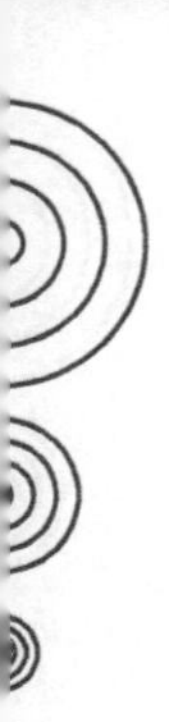

3.4.3 Comentários sobre os diferentes níveis de organização

Gardin (2015) apresenta uma análise bastante esclarecedora sobre os níveis de organização na concepção antroposófica, como veremos a seguir.

Organização física

É o corpo físico, substrato material para as demais organizações. Para Steiner, tem a mesma natureza do mundo mineral. É determinado pela hereditariedade, o que se denomina *sistema morfogenético*. Quanto à influência da hereditariedade, Steiner aponta que o físico é determinado por ela, por isso é também designado *sistema morfogenético*. A organização física está sujeita às leis físicas e químicas, como gravidade e deterioração. Tudo o que tem massa ocupa lugar no espaço; portanto, a dimensão da organização física é o espaço.

Organização vital (ou corpo etérico)

Dentro dos seres vivos imperam as leis vitais, que afastam os processos de deterioração, os quais imperariam na matéria se esta estivesse fora do domínio do âmbito vital. Vitalidade é a principal característica dessa organização. A organização vital domina as substâncias inorgânicas para o desenvolvimento da vida, que é o que o ser humano tem em comum com o reino vegetal. Estão associados a essa organização: o crescimento, a reprodução celular, o anabolismo e a regeneração – características notadamente vegetativas. A água está vinculada à organização vital e é no meio líquido que se desenvolvem as atividades da organização vital, como no caso do líquido intersticial que banha as células.

Nesse contexto, compreende-se a conexão com o termo *forças plasmadoras*, presente na MA, com relação à organização vital.

A organização é formada por um conjunto de funções ou processos funcionais e organizada em ritmos. Steiner caracterizou sete processos vitais: respiração, aquecimento, nutrição, secreção, manutenção, crescimento e geração. A organização vital pode ser avaliada por meio desses sete processos, dos ritmos fisiológicos, da memória, da sensação de bem-estar, da disposição, do sono, da distribuição adequada dos líquidos, da capacidade de recuperação e de boa cicatrização, da adaptação.

Organização anímica (corpo astral)

O ser humano tem esse elemento em comum com o reino animal. É responsável pelos instintos, pela sensibilidade (dor, prazer), pela simpatia e antipatia, pelo catabolismo e pelas excreções. Essa organização se manifesta em polaridades, tensão-distensão, vigília-sono, dor-prazer. A organização anímica, em equilíbrio, deve dominar a organização vital. Se ocorrer o oposto, as forças de crescimento não serão contidas adequadamente e haverá proliferações, como ocorre em neoplasias, hipertrofias (de amídalas, por exemplo). Quando o anímico desgasta o vital, surgem quadros de ansiedade, hipersensibilidade, hipertensão arterial, hiperacidez gástrica. O elemento ligado à anímica é o ar.

Organização do eu

Na antroposofia, o ser humano não é um animal racional; faz parte de um reino à parte, o "reino humano". Isso seria decorrente de três habilidades que ele manifesta: andar ereto, falar e pensar. Isso permitiria, na visão antroposófica, que o ser humano tenha autoconsciência, possa fazer autorreflexão e possa buscar modelar seu destino individual. Por isso, a quarta organização é a do eu – individualidade ou espírito.

Steiner e Wegman (citados por Gardin, 2015) diferenciam o eu da organização do eu. Analisemos o que segue: "o corpo astral precisa construir sua organização dentro das organizações física e etérica; o mesmo o eu deve fazer em relação à organização do eu. [...] O eu edifica sua 'organização do eu'; ele a desgasta quando a atividade volitiva se torna atuante na autoconsciência" (Steiner; Wegman, citados por Gardin, 2015, p. 105-106). A organização do eu deve dominar os princípios anímicos, isto é, os instintos, para desenvolver a consciência. A biografia do ser humano é uma imagem do desenvolvimento do indivíduo e carrega a assinatura do eu. Considerando-se os elementos, o fogo é aquele associado à organização do eu. É no calor que se vive o eu. É por meio do sangue que o calor se propaga pelo organismo, ou seja, o sangue é o veículo da organização do eu. A temperatura orgânica – regulação, distribuição e fisiologia – está nesse âmbito.

3.4.4 Aspectos da biografia humana na visão antroposófica

O que fundamenta a compreensão da biografia humana, aspecto fundamental da antroposofia, é a afirmação de Steiner de que a alma humana é norteada por um eu que não nasce pronto ou maduro, mas que precisa ser cuidado no decorrer de suas etapas de desenvolvimento (Wenceslau; Rhor, 2011).

A biografia, segundo os autores, envolveria o estudo das particularidades de cada etapa do amadurecimento humano, considerando-se ciclos de sete anos, os chamados *setênios*. O estudo desse tema foi impulsionado no Brasil pela médica Gudrun Burkhard a partir de 1976 (Martinez, 2014). O método, conforme

Martinez (2014), permite resgatar de forma apurada o histórico clínico de pacientes.

O sistema biográfico conta com três fases (Martinez, 2014):

1. **De 0 a 21 anos**: é quando ocorre o desenvolvimento corporal, em suas etapas física, emocional e mental.
2. **Dos 21 aos 42 anos**: é a fase do desenvolvimento da alma; refere-se ao período em que o ser humano atingiria sua maturidade – ele busca seu lugar no mundo, para lançar suas sementes (físicas, emocionais ou intelectuais).
3. **Dos 42 aos 63 anos**: chamada de *setênio do espírito*, é uma época de realização da vida. Martinez (2014) comenta que, nessa etapa, a maioria das pessoas vivencia uma crise existencial, a qual pode perdurar ou ser superada.

Outro dado relevante é que, **a partir dos 63 anos**, inaugura-se uma fase completamente distinta – é um momento de encerramento do período dedicado à família e ao trabalho, que poderia ser uma oportunidade para novas ideias, vivências e aprendizados.

Para Gudrun Burkhard (citada por Martinez, 2014), depois, **a partir dos 70-77 anos**, deveria haver uma maior fluidez, como no caso dos avós que se eximem das responsabilidades quotidianas, só intervindo em situações pontuais. A última etapa referida seria a fase de perdas, **dos 77 aos 84 anos**, em que a vida poderia tornar-se uma alternância de dias temperados com lembranças do passado.

3.4.5 Trimembração social na antroposofia

Nessa concepção antroposófica, Steiner considera que a trimembração social abrange os aspectos cultural/espiritual, sócio/político

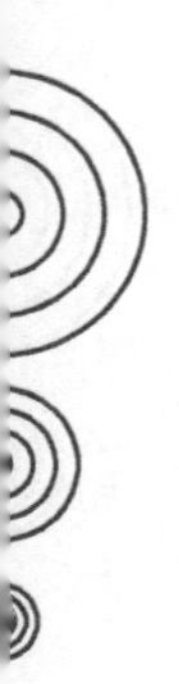

e econômico (Romanelli, 2008). Barreto, Nunes, Aroucha (2014) analisam a trimembração social e afirmam que três aspectos do ser humano são correlacionados a três aspectos do contexto social: de um lado, o pensar, o sentir e o querer e, de outro, a vida espiritual, jurídica e econômica, permitindo que se ampliem a análise e as correlações das dimensões de cuidado individual, de grupo terapêutico e de grupo de trabalho da iniciativa social.

Para os autores, Steiner apontou a limitação de se tentar separar o pensamento da natureza. Para ele, o pensar flui por uma força natural, seu movimento incessante é impulsionado por inspiração; é um fenômeno natural, não podendo ser apartado da própria investigação do mundo (Barreto; Nunes; Aroucha, 2014). Romanelli (2008) explica que, para Steiner, a trimembração social seria uma importante ajuda para a humanidade, podendo sanar os males e as angústias de seu tempo, que perduram.

Ainda conforme a autora, Steiner se apoiava nos ideais da Revolução Francesa. Assim, a liberdade seria exercida nas áreas cultural e espiritual, a igualdade deveria ser aplicada na área político-jurídica, e a fraternidade seria necessária na área econômica. Para Steiner, somente a vivência social possibilitaria que as leis espirituais encontrassem uma aplicação plena de sentido, e a eliminação do egoísmo permitiria um maior bem-estar para a humanidade. Ele defendia a ética na vida pessoal e na convivência social, e a trimembração seria um desdobramento da autonomia sem precisar da força ou da coação (Romanelli, 2008).

Barreto, Nunes e Aroucha (2014) acrescentam que, na pedagogia social de Steiner, é fundamental que os grupos sociais permitam e incentivem a liberdade no pensar, para que haja conexão com a inspiração e o sadio desenvolvimento do ser humano naquilo que há de mais humano. Os autores afirmam que esse olhar antroposófico significa que cada pessoa precisa ter liberdade para propor, discordar e criar em seu trabalho e estimular os demais a ter a mesma conduta, além de atribuir papéis sistêmicos (quem pertence ou não a grupos, quem é colega ou não).

3.4.6 Salutogênese na antroposofia

Grines (2014) contribui para uma análise sobre um aspecto relevante da antroposofia, a *salutogênese*. O termo foi cunhado em 1979 por Aaron Antonovsky (1923-1994), que questionava a origem da saúde. Para o criador do termo, a origem da saúde deveria ser encontrada no senso de coerência (Vinje et al., 2017). Grines (2013) afirma que Antonovsky queria encontrar uma palavra que representasse a origem da saúde, com o sentido urgente de inverter o foco de uma medicina que cada vez mais estava ancorada nas profundidades da matéria.

Observemos que a salutogênese se tornou um modo filosófico de ponderar a vida pelo olhar da saúde. Grines (2014, p. 148) propõe um modelo denominado *dinamismo salutogênico*, no qual ele destaca "as três fases nas quais se resume a ligação do ser humano com sua origem (a partir do pensar), com o sentido de sua existência (a partir do sentir) e com seu destino (a partir da vontade)".

Grines (2013) entende que a salutogênese é um impulso para que se repense e se reposicione a pessoa humana em face de todos os conceitos que têm levado não só a medicina, mas todas as esferas da sociedade ocidental, incluindo a ciência, a arte, a educação, a religião, a economia etc., a uma situação extrema de ruptura e afastamento daquilo que faz o verdadeiramente humano.

Gardin (2015), em sua análise, ademais, pondera que a salutogênese tem como objeto de estudo a saúde humana e os fatores de resistência que impedem as doenças, ou que favorecem a recuperação, ou que, ainda, ajudam o ser humano a viver melhor durante a doença ou um revés. O autor comenta que a salutogênese considera alguns conceitos relevantes, que são atributos da organização do eu: (a) autorregulação, com capacidade de reestruturação, equilíbrio interno, autoestímulo e competência para lidar com o estresse; (b) senso de coerência, com três capacidades: compreensibilidade, significabilidade e manuseabilidade.

Em síntese, finaliza Gardin (2015), o importante é reforçar os fatores de resistência, buscar forças no eu para suplantar reveses, obstáculos. Isso, no entendimento do autor, vai ao encontro dos preceitos antroposóficos, segundo os quais a organização do eu nunca adoece; essa organização, aliás, poderia proporcionar força sanadoras, forças de superação, para, por meio das vivências, ocorrer o aprendizado. Em ambas as filosofias, o ser humano é um ser em evolução.

3.5 Conceitos históricos da antroposofia

O trabalho de Steiner foi grandemente influenciado pela obra de Johann Wolfgang von Goethe (Alemanha, 1749-1832), que foi poeta, cientista, crítico, novelista, estadista alemão de renome, um dos maiores da modernidade clássica (Boyle, 2021). Steiner se identificou com esse pensamento e com a metodologia científica de Goethe e, a partir dessa catarse, sistematizou um método que lhe permitisse se certificar de que suas experiências suprassensoriais eram reais e que mais pessoas poderiam aproximar-se delas (Wenceslau, 2011). Com esse contexto, passemos à análise da trajetória do filósofo criador da antroposofia.

Rudolph Joseph Lorenz Steiner (1861-1925) nasceu em Donji-Kraljevec, atual Croácia, em uma família humilde e aprendeu as primeiras letras com o pai. De infância simples, em contato com a natureza, também vivenciou um intenso processo autodidático e foi tutor de crianças desde os 14 anos (Wenceslau, 2011). Aos 22 anos, depois de cursar ciências empíricas, matemática e filosofia em Viena, Steiner participou da publicação dos textos científicos de Goethe na *Kürschners Deutscher Nationalliteratur* (Literatura Nacional Alemã) e colaborou na Edição Sofia dos trabalhos de Goethe em Weimar (Kienle et al., 2018). Além disso, obteve título de doutor em filosofia em 1891 (Rostock) (Wenceslau, 2011).

Destacamos, ainda, sua intensa relação com o mundo suprassensível desde a infância, o que começou a revelar ao publicar, em 1899, um texto em que abordou sua faceta esotérica, chamando a atenção de membros da Sociedade Teosófica na Alemanha, que o convidou para proferir palestras sobre filosofia e mística cristã (Wenceslau, 2011). Ainda sobre essa fase teosófica, Steiner tornou-se secretário-geral quando se organizava a seção alemã da Sociedade.

Kienle et al. (2018) situam em 1901 o início da obra de Steiner para o desenvolvimento da antroposofia. Em 1914, foi fundada a Sociedade Antroposófica. Wenceslau (2011) comenta que, entre 1900 e 1925, Steiner proferiu nada menos que 6 mil conferências, publicou textos, bem como incentivou e impulsionou iniciativas de pares da Sociedade nas áreas de educação, arquitetura, artes, agricultura e medicina. No contexto da saúde, Follador (2013) informa que, em 1920, a pedido de um grupo de médicos e estudantes de medicina, Steiner proferiu palestras sobre doença, saúde e a arte de curar sob a visão holística, abrangendo a existência física, emocional e espiritual sob a ótica da antroposofia; inaugurou-se, assim, essa vertente da filosofia antroposófica.

Wenceslau (2011) esclarece que Steiner coordenou a construção de uma sede para a Sociedade, em Dornach, Suíça, batizada de Goetheanum, inicialmente em madeira – perdida, em 1922, em um incêndio – e depois em cimento – iniciada em 1924, mas que ele não viu concluída. Justamente a partir do final daquele ano, ele deixou as atividades e saiu do cenário público, com a saúde agravada – um possível transtorno abdominal –, falecendo em Dornach, Suíça, em 30 de março de 1925 (Wenceslau, 2011).

3.5.1 Antroposofia no Brasil

Considera-se como marco de início da antroposofia no Brasil o ano de 1956, quando a médica generalista Gudrun Burkhard iniciou suas atividades nessa prática integrativa em São Paulo (SP), depois de adquirir formação na Europa (Abma, 2022). Os primeiros cursos para médicos foram instaurados em 1976. Ainda nos anos 1970, a antroposofia ganhou espaço como serviço de saúde em contexto social, com atendimento em nível de atenção básica à saúde (ABS) na favela Monte Azul, em São Paulo (SP). Seu ambulatório médico terapêutico contribuiu para a formação antroposófica, sobretudo, de médicos e enfermeiros (Benevides; Casarin; Lima, 2017).

Nos anos 1990, começaram a ser ministrados cursos livres de capacitação/formação, com carga horária correspondente à de cursos de pós-graduação *lato sensu* (Benevides; Casarin; Lima, 2017). Desde essa década, houve gestões junto ao Conselho Federal de Medicina (CFM) para o reconhecimento dessa prática integrativa perante o médico, o que resultou no parecer do CFM. Já perante o Conselho Federal de Farmácia (CFF), a antroposofia está integrada à profissão farmacêutica desde a Resolução n. 465, de 24 de julho de 2007 (CFF, 2007).

Cumpre destacar o papel das entidades associativas de profissionais de saúde antroposóficos na ampliação da presença social e política da antroposofia em saúde. Na área médica, a Sociedade Brasileira de Medicina Antroposófica (SBMA), fundada em 1982, começou a oferecer cursos em 1994 e iniciou a expansão regional em 1998 (Gardin; Hosomi, 2012).

Por sua vez, na área farmacêutica, foi fundada em 2005 a Associação Brasileira de Farmácia Antroposófica (Farmantropo), que está filiada à entidade farmacêutica internacional – International Association of Anthroposophic Pharmacists (IAAP), sediada na Suíça – e promove a integração dos farmacêuticos na antroposofia, representando socialmente o coletivo e a agenda de ensino, pesquisa, atuação profissional e representatividade social e política (Farmantropo, 2022b).

Outra área de atuação que se organizou foi a psicologia, com a fundação da Associação Brasileira de Psicólogos Antroposóficos (ABPA), em 2011, o que fortaleceu a representatividade desse segmento (Hioki et al., 2015).

Com relação à inclusão da antroposofia no Sistema Único de Saúde (SUS) brasileiro, isso foi oficializado com a publicação da Portaria n. 1.600, de 17 de julho de 2006, que será detalhada mais adiante neste capítulo (Brasil, 2006b).

3.6 Antroposofia nos sistemas de saúde

Nesta seção, descreveremos como se estruturou a antroposofia, no sistema de saúde, em diversos países. Destacaremos a organização de entidades antroposóficas internacionais em diversas profissões de saúde.

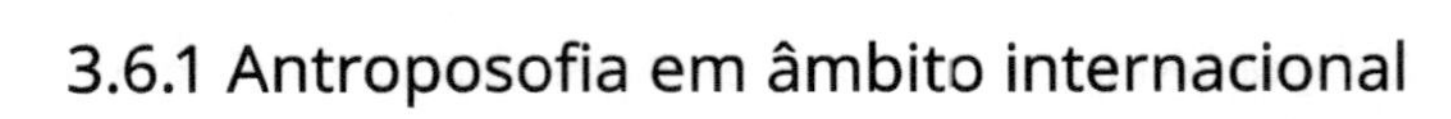

3.6.1 Antroposofia em âmbito internacional

Steiner fez parceria, inicialmente, com Ita Wegman (1876-1943), médica holandesa que fundou a primeira clínica antroposófica (ainda em atividade) em Arlesheim, Suíça, no ano de 1921 (Follador, 2013). Além disso, na mesma época, foram criados os primeiros laboratórios farmacêuticos antroposóficos, Weleda e Wala. Para a autora, esse impulso inicial projetou a expansão da prática antroposófica em saúde primeiramente na Europa Central, para depois se ampliar mundialmente.

Kienle et al. (2018) explicam que a MA é exercida em hospitais, ambulatórios e consultórios, por médicos treinados, observando que há cerca de 24 instituições médicas antroposóficas entre hospitais, departamentos, centros de reabilitação e internação médica na Alemanha, na Suíça, na Suécia e nos Estados Unidos. Os autores destacam que, na Alemanha, há três grandes hospitais com serviços de emergência, sendo dois hospitais-escola ligados a universidades.

Kienle et al. (2018) informam, ainda, que há cerca de 180 clínicas ambulatoriais ao redor do mundo. Desde 1976, ao lado da homeopatia e da fitoterapia, a antroposofia compõe o sistema terapêutico especial na Lei de Medicamentos alemã. Suíça e Letônia reconhecem a antroposofia como um sistema terapêutico distinto (Kienle et al., 2018).

Sobre o cenário da antroposofia, a Federação Internacional de Associações Médicas Antroposóficas (em inglês, International Federation of Anthroposophic Medical Associations – IVAA) revela que a antroposofia é exercida em 65 países (IVAA, 2022). Em documento de 2017, a IVAA considera que a presença institucional da antroposofia é mais forte na Alemanha, no Brasil e na Suíça (IVAA, 2017). No referido documento, que analisa o *status* legal da antroposofia, menciona-se que há países que regulamentam os produtos medicinais antroposóficos, mas não regulamentaram os profissionais de saúde da área, como a Austrália (IVAA, 2017). Ainda conforme o documento da IVAA (2017), na União Europeia, o acesso aos medicamentos antroposóficos está sob a vigência da European Union Directive 2001/83/EC, em que eles estão equiparados aos medicamentos homeopáticos.

A IVAA (2017) destaca que os produtos antroposóficos estão presentes em algumas farmacopeias, frequentemente como produtos homeopáticos ou por métodos de produção. No caso da medicina, na maioria dos países, os médicos generalistas exercem a antroposofia como um atributo da condição de médico legalizado. A IVAA congrega associações antroposóficas ou representantes de 37 países, inclusive Brasil, Argentina, Chile, Colômbia, Equador, Peru e Uruguai, na América Latina. Em termos numéricos, Ghelman (2017) informa que são mais de 30 mil médicos em 65 países que atuam em antroposofia, integrados em 30 entidades associativas nacionais.

Na área farmacêutica, a farmácia antroposófica conta com a Associação Internacional de Farmacêuticos Antroposóficos (International Association of Anthroposophic Pharmacists – IAAP), que reúne sete entidades nacionais (Alemanha, Áustria, Brasil, França, Itália, Japão e Suíça) e cuja finalidade é congregar farmacêuticos antroposóficos e estabelecer padrões de qualidade para medicamentos antroposóficos e para a formação/capacitação de profissionais em nível internacional (IAAP, 2022). Cabe destacar que a IAAP publicou o *Códex farmacêutico antroposófico* (*Anthroposophic Pharmaceutical Codex*), referência técnica para o setor, que está na edição 4.2, de 2020 (IAAP, 2020).

Na enfermagem, o cuidado ampliado da antroposofia também existe, conforme Ribeiro (2013), desde o início das atividades na clínica de Ita Wegman, com presença importante na Europa, em 25 hospitais – Alemanha, Suíça, Holanda, Suécia, Reino Unido. A autora inclui outros países com atividades nesse campo: Dinamarca, Filipinas, Noruega e Romênia. Há entidades de enfermagem antroposófica importantes no exterior, como a Anthroposophical Nurses Association of America (ANAA), além das presentes na Alemanha e na Nova Zelândia. Ainda conforme a autora, em 2009, o Fórum Internacional de Enfermagem Antroposófica da Seção Médica da Escola de Ciência Espiritual do Goetheanum autorizou a certificação de Especialista em Enfermagem Antroposófica.

3.6.2 Antroposofia no Brasil (SUS)

No Brasil, o Sistema Nacional de Saúde é constituído por três subsistemas principais:

1. subsistema público, hegemônico, universal e gratuito, o Sistema Único de Saúde (SUS);
2. subsistema de saúde supletiva, que integra planos, cooperativas e seguros privados de saúde;
3. subsistema de desembolso direto, em que o cidadão custeia diretamente a prestação de serviço de saúde ou provimento de produto de saúde (Santos; Ugá; Porto, 2008).

Portanto, trata-se de um sistema misto, no qual os setores público e privado estão disponíveis para a oferta de serviços de saúde, sendo o SUS responsável pelas atividades de regulamentação, fiscalização e controle. Nesse contexto, o SUS é o subsistema hegemônico em nosso Sistema Nacional de Saúde.

No Brasil, a antroposofia está integrada no âmbito das Pics, ofertada no setor privado de saúde e também no setor público, incorporada ao SUS por meio da Portaria GM/MS n. 1.600/2006, que aprovou a constituição do Observatório de Experiências de Medicina Antroposófica no SUS. Isso possibilitou que a antroposofia em saúde se organizasse melhor no país, sendo ofertada nos municípios (Brasil, 2006b).

Diversas profissões de saúde estão atuantes na antroposofia no Brasil, conforme Ghelman (2017): medicina (pioneira), enfermagem, farmácia, fisioterapia, fonoaudiologia, nutrição, odontologia e psicologia. Na medicina, conforme visto, a antroposofia está organizada de modo associativo (SBMA), e a prática é reconhecida pelo CFM (Ghelman, 2017). Em alguns casos, a prática é regulamentada, como já comentado; em outros, ainda não. Na enfermagem, não há regulamentação específica no Brasil e são poucos os enfermeiros atuantes. O Conselho Federal de Enfermagem (Cofen) regulamentou as Pics na Resolução n. 581, de 11 de julho de 2018, em que consta na ementa: "Atualiza, no âmbito do Sistema Cofen/Conselhos Regionais de Enfermagem, os procedimentos para Registro de Títulos de Pós-Graduação Lato e Stricto Sensu concedido a Enfermeiros e aprova a lista das especialidades" (Cofen, 2018). No Anexo dessa resolução, contemplam-se as Pics entre as especialidades da enfermagem, mas não se incluiu a antroposofia (Cofen, 2018).

Em termos de institucionalização, o maior realce ocorre na farmácia e na odontologia. Na odontologia, o Conselho Federal de Odontologia (CFO) regulamentou a atuação do cirurgião-dentista na área, por meio da Resolução n. 165, de 24 de novembro de 2015, que "Reconhece e regulamenta o uso pelo cirurgião-dentista da prática integrativa e complementar à saúde bucal: Odontologia Antroposófica" (CFO, 2015). Os cirurgiões-dentistas atuantes têm ampliado a comunicação aos pares para fortalecer a prática.

Na farmácia, além da organização profissional (Farmantropo) e do reconhecimento da atuação, regulamentada pelo CFF, por meio da Resolução n. 465/2007, que dispõe sobre as atribuições do farmacêutico no âmbito da farmácia antroposófica (CFF, 2007), os farmacêuticos antroposóficos têm se esmerado em aprimorar a prática e a oferta de produtos farmacêuticos antroposóficos de qualidade, industrializados ou manipulados em todo o país (Farmantropo, 2022a).

A entidade nacional produziu um texto técnico para servir de referência aos profissionais que atuam nesse segmento da profissão farmacêutica, denominado *farmácia antroposófica*, disponível gratuitamente no sítio *web* da entidade associativa. É importante frisar que os medicamentos antroposóficos são dinamizados como os medicamentos homeopáticos, mas que a farmacotécnica empregada não é a mesma, o que está bem descrito no texto técnico (Farmantropo, 2022a), sendo frequente o caso de clínicos homeopatas prescreverem medicamentos antroposóficos.

Em termos regulatórios, a Agência Nacional de Vigilância Sanitária (Anvisa) publicou a Resolução RDC n. 26/2007, que tratava do registro de medicamentos dinamizados industrializados homeopáticos, antroposóficos e anti-homotóxicos (Benevides; Casarin; Lima, 2017). Embora revogada, substituída pela atual Resolução n. 238, de 25 de julho de 2018, que "Dispõe sobre o registro, a renovação de registro, as mudanças pós-registro e a notificação de medicamentos dinamizados industrializados" (Brasil, 2018a), a Resolução RDC n. 26/2007 foi um marco no reconhecimento dos medicamentos antroposóficos, sendo importante mencionar que a atual manteve esse *status*. Essa visão regulatória contribui para fortalecer a institucionalização da antroposofia nos campos farmacêutico e da saúde.

Quanto à oferta da antroposofia nos serviços de saúde no âmbito do SUS, além do pioneirismo do serviço prestado na Associação Comunitária Monte Azul, em São Paulo (SP), destaca-se a atuação em Belo Horizonte (MG), como relatam Benevides, Casarin e Lima (2017), que indicam que a primeira aproximação formal da antroposofia com o SUS foi por meio da criação do programa de medicinas não convencionais da Secretaria Municipal de Saúde de Belo Horizonte. A antroposofia foi incluída, junto com a homeopatia e a medicina tradicional chinesa/acupuntura (MTC/A), no Programa de Homeopatia, Acupuntura e Medicina Antroposófica (Prhoama).

Houve concursos públicos em 1994 e 1996 nessa prefeitura, o que consolidou essa fase de institucionalização, além de experiências importantes também em São João Del Rey (MG), complementam os autores, e em Ribeirão Preto (SP). Nesse município paulista, há a Lei Complementar n. 2.924, de 7 de dezembro de 2018, que inclui a MA (Ribeirão Preto, 2018).

Considerando o trabalho desenvolvido pelo Observatório de Antroposofia estabelecido pela Portaria n. 1.600/2006, Benevides, Casarin e Lima (2017) relataram que, após a publicação, 18 serviços foram identificados no país, sendo um privado (Monte Azul) e os demais públicos ou conveniados. Destes, 10 serviços estão presentes em Minas Gerais – além dos já citados, nos municípios de Betim, Juiz de Fora, Oliveira, Matias Barbosa e Santo Antônio do Amparo. Depois da portaria, 10 novos serviços foram criados, inclusive um núcleo de MA e um ambulatório de AS/Neurologia na Universidade Federal de São Paulo (Unifesp) (Benevides; Casarin; Lima, 2017).

É importante salientar outro dado relevante citado por Benevides, Casarin e Lima (2017), obtido via Ministério da Saúde (final de 2016) e relativo a informações colhidas durante o segundo ciclo de avaliação do Programa de Melhoria do Acesso e da Qualidade na Atenção Básica (PMAQ-AB) no ano de 2015. Do total de equipes de Estratégia Saúde da Família (ESF), 5.666 relataram atuar em Pics e, destas, 242 reportaram atividades em antroposofia aplicada à saúde (AS). No mesmo informe, dos 393 Núcleos de Apoio à Estratégia Saúde da Família (Nasfs) analisados, 16 relataram atividades com PICS. Além disso, os autores obtiveram números sobre atendimentos em AS, dados do e-SUS/MS de 2015: de 527.953 atendimentos individuais, 96.703 foram em AS.

3.7 Antroposofia e as abordagens terapêuticas

Follador (2013) aborda o diagnóstico e a terapêutica no contexto da MA. Para a atuação médica, a antroposofia contempla as habilidades da medicina convencional e os aspectos e modalidades terapêuticas desenvolvidos no campo da antroposofia em saúde. Em MA, Follador (2013) considera na avaliação do paciente o equilíbrio entre o corpo e as dimensões psicológicas, mentais, espirituais, para compreender o todo e atuar terapeuticamente – emocional, mental, social. Assim, a anamnese deve incluir os eventos significativos do paciente, a biografia, a idade, a constituição e o estilo de vida (Follador, 2013).

Sobre as abordagens terapêuticas, recorremos a Kienle et al. (2018) para elencar as principais. Na medicina, os médicos a exercem com seu treinamento geral e com treinamento específico em antroposofia. Várias terapias antroposóficas também são empregadas por outros médicos com níveis variáveis de treinamento. A maior parte dos serviços é de atenção básica em saúde, mas estes não são restritos a esse nível; como já comentado, há serviços especializados em hospitais em vários países. Os autores citam o exemplo da Alemanha, onde o médico tem três anos de prática médica, um ano de estudo antroposófico e dois anos de práticas supervisionadas. Ademais, mencionam o programa internacional de treinamento em medicina antroposófica, o International Postgraduate Medical Training (IPMT), com treinamentos periódicos de uma semana durante três anos, ofertado em 32 países, incluindo o Brasil, tendo o padrão técnico estandardizado pela IVAA.

A AS atua como um sistema de tratamento que enfatiza medidas para promover a saúde e prevenir doenças, com a promoção da educação para o autocuidado, estimulando a autonomia do paciente (Follador, 2013). Sobre isso, Ghelman (2017) argumenta, em uma análise sobre a pediatria, que o sistema terapêutico antroposófico deve abranger todas as dimensões do indivíduo, com a atuação de equipe multiprofissional orientada pela antroposofia. Ghelman (2017) pondera que se deve atuar com o aconselhamento biográfico considerando-se doenças no meio familiar do paciente; já no âmbito psíquico, desenvolve-se um trabalho com a psicologia antroposófica e a terapia artística. O autor destaca que a arte tem potencial para influenciar a psique – pela forma (desenho, modelagem, escultura), pela cor (pintura), pelo som e pelo movimento (musicoterapia, cantoterapia e euritmia) –, devendo-se também contar com os recursos da educação terapêutica.

Kienle et al. (2018) afirmam que, além dos tratamentos convencionais, a antroposofia atua usando medicamentos antroposóficos – de origem vegetal, mineral ou animal – e diversos procedimentos terapêuticos especiais. São citados a euritmia terapêutica, a massagem rítmica (inspirada na massagem sueca), a terapia artística antroposófica (arteterapia) e o aconselhamento. Sobre a euritmia terapêutica – que vem do grego ***ευρυθμία*** – *evrythmía*, que significa "ritmo harmonioso" –, explicam que é um exercício terapêutico que envolve elementos cognitivos, emocionais e volitivos, com movimentos das mãos, dos pés ou do corpo todo, executados de maneira individualizada, com acompanhamento de euritmistas terapêuticos. Ressaltam, ainda, que também há vários procedimentos na enfermagem antroposófica. Cabe observar aqui que as práticas podem ser adotadas em conjunto ou isoladamente.

Ghelman (2017) comenta que, além de cuidar do corpo com os medicamentos antroposóficos, várias outras atividades terapêuticas são adotadas, como intervenções de fonoaudiologia – Método Padovan de Reorganização Neurofuncional (RNF), nutrição antroposófica, procedimentos odontológicos, banhos, massagens rítmicas e quirofonética. Procedimentos externos, segundo o autor, são escalda-pés, enfaixamentos, emplastros com pomadas, óleos e chás.

No campo de procedimentos externos, Kienle et al. (2018) destacam as aplicações externas, por meio de fricções, compressas, hidroterapia e banhos medicinais, que são adotados para estimular, fortalecer ou regular os processos higiogênicos. Para essa finalidade, utilizam-se óleos essenciais, tinturas, unguentos, ácidos graxos e dióxido de carbono.

Quanto à massagem rítmica, Kienle et al. (2018) esclarecem que ela foi desenvolvida por Ita Wegman, é baseada na massagem sueca, ampliando os movimentos, com levantamentos, ondulações suaves, lemniscatas, entre outros, e aparenta ter resultados sobre a condição geral de saúde do paciente – aumento da vitalidade geral. Os autores frisam que deve ser executada por fisioterapeuta treinado (de um ano e meio a três de capacitação).

Com relação ao Método Padovan, Ghelman (2017) explica que é um procedimento funcional (RNF), uma abordagem terapêutica da fonoaudiologia que recapitula as fases do neurodesenvolvimento infantil. Visa habilitar ou reabilitar o sistema neuromuscular como um todo, incluindo fala, linguagem, atenção e controle motor grosseiro e fino, com variadas indicações, como distúrbios articulatórios em geral, atraso de linguagem, gagueira, dislexia, déficit de atenção e concentração e deglutição atípica.

A psicologia antroposófica e o aconselhamento estão integrados nos procedimentos terapêuticos e crescem em relevância. A antroposofia amplia as possibilidades da psicoterapia e está em uso em vários países, como Alemanha, Holanda, Itália e Grã-Bretanha (Kienle et al., 2018). Já o aconselhamento biográfico existencial, que considera estilo de vida, nutrição, aspectos sociais, mentais, espirituais e familiares, é elemento fundamental da AS (Kienle et al., 2018).

3.8 Resultados de evidências relativas à antroposofia

Diversos estudos indicam que a produção de evidências científicas na antroposofia e suas variadas dimensões estão em incremento. Depoimento de Iracema de Almeida Benevides, médica antroposófica vice-presidente da IVAA, aponta que existem cerca de 20 instituições de pesquisa – inclusive no Brasil – desenvolvendo investigações nos diversos campos da antroposofia no mundo, contribuindo, dessa forma, para a produção de dados sobre esse campo social e de saúde (Machado, 2021a).

A revisão de Baars et al. (2018) indica isso. Entre os dados levantados, há um relatório de avaliação de tecnologias em saúde que identificou 265 estudos clínicos sobre a eficácia e efetividade da MA, cobrindo um amplo espectro de transtornos e apresentando resultados predominantemente bons, com poucos efeitos colaterais, na maioria leves a moderados, e uma alta medida de satisfação do cliente e custo-efetividade favorável em relação ao tratamento convencional.

Chama a atenção, conforme apontado por Baars et al. (2018) e Kaliks (2017), a indicação do *Viscum album* para tratar neoplasias, já previsto nos primeiros tempos da antroposofia. De fato, vem sendo confirmado por recentes estudos o potencial oncológico do fármaco, como em neoplasia pancreática. Jeschke et al. (2011, citados por Ghelman, 2017) analisaram o espectro diagnóstico e terapêutico em antroposofia, com 38 médicos de atenção básica na Alemanha – de 57.893 prescrições. 41,8% foram de medicamentos antroposóficos.

Estudo sobre RNF, no caso de disfagia com síndrome pós-poliomielite, reabilitou a disfagia com melhoria dos sintomas (Ghelman, 2017). Sobre como a antroposofia lida com a dor, Albonico, Kiene e Kienle (2006, citados por Ghelman, 2013) apresentam dados referentes a intervenções da AS, citando 18 estudos clínicos conduzidos entre 1973 e 2005, com 2.308 pacientes, tratamentos bem tolerados e sem complicações, com nove condições dolorosas: cefaleia, lombalgia e ciatalgia, discopatia intervertebral dolorosa, dor em cuidados umbilicais neonatais, dor em síndrome do túnel do carpo, dor facial, osteoartrite, dor em queimadura e dor associada à cirurgia.

Estudo de Dezutter et al. (2010) evidenciou que pacientes com sentimento de felicidade e imagem de Deus apresentaram elevação do limiar de dor. Outro estudo importante nesse contexto foi já citado por Ghelman (2013), de Albonico, Kiene e Kienle (2006), que publicaram estudo detalhado, a pedido do governo suíço, como parte do Programa de Avaliação da Medicina Complementar, inserido no Serviço Federal Suíço de Saúde Pública. Foram avaliados efetividade, utilidade, custos e segurança da medicina antroposófica associada ou não a terapias relacionadas. Além disso, os autores incluíram a compilação de publicações, que compreendem desde relatos de casos a revisões sistemáticas (893 referências). A MA apresentou resultados favoráveis, constituindo-se em uma prática segura, tendo gerado satisfação nos pacientes e apresentado boa relação custo-efetividade.

Pesquisa mais recente de impacto foi a *Antrhoposophic Medicine Outcomes Study* (AMOS), um estudo prospectivo observacional multicêntrico com 1.631 pacientes ambulatoriais, com diversas queixas, transtornos de ansiedade, asma, TDAH, depressão, dor lombar, enxaqueca, entre outras indicações crônicas em condições rotineiras na Alemanha (Hamre et al., 2014). Trata-se de uma abordagem sobre o sistema terapêutico completo: uso, segurança, resultados, vantagens percebidas, mencionando-se a eficácia comparativa e contínua e contemplando-se os componentes principais do sistema antroposófico, assessoramento médico, medicamentos antroposóficos, arteterapia, euritmia, massagem rítmica. Os resultados indicaram que as intervenções multivariadas da AS nos transtornos crônicos foram seguras, clinicamente relevantes, com melhoria sustentada dos sintomas e na qualidade de vida, assim como na redução de custos.

3.9 Usos da antroposofia

A antroposofia, como filosofia, revelou-se útil em diversos setores das atividades humanas e mesmo da relação do homem com a natureza, contemplando, portanto, um importante viés ambiental. A seguir, comentamos brevemente esses setores.

Para melhor compreender o porte da obra iniciada por Steiner, cabe analisar o levantamento de Oliveira et al. (2020) sobre o trabalho do filósofo austríaco. A produção de Steiner, entre livros (cerca de 40), artigos e transcrições de conferências chega próximo a 1 milhão de páginas, e isso o colocou numa condição de referência e liderança de vários movimentos desencadeados a partir de obras marcantes de sua autoria, como *Verdade e ciência* (tese de doutorado) e *Filosofia da liberdade* (livro mais impactante). Com sua condução/inspiração, surgiram iniciativas de modelos para a solução dos desafios humanos em diversos setores: saúde, medicina, farmácia, pedagogia, economia, arquitetura, sociologia, psicologia (Oliveira et al., 2020), entre outros.

3.9.1 Agricultura biodinâmica

Na agricultura, o modelo proposto por Steiner foi iniciado em 1924 pelo movimento denominado *agricultura biodinâmica*, que exerceu e exerce poderosa influência na renovação e inovação da prática agrícola em um modelo sustentável nos séculos XX e XXI. Oliveira et al. (2020) mostram que a prática surgiu a partir de oito conferências proferidas por Steiner em Koberwitz, na Polônia.

Mascarenhas et al. (2020) acrescentam que o modelo faz parte das práticas sustentáveis de agricultura e que o conjunto de conferências denominadas *Curso Agrícola* foi organizado para agricultores e profissionais agrícolas ligados à Sociedade Antroposófica. A motivação era a preocupação com degeneração de sementes, culturas vegetais e doenças em animais.

Ferreira (2018) observa que o modelo agrícola antroposófico pertence ao moderno contexto da agroecologia, como uma modalidade da agricultura sustentável. A autora identifica a agroecologia como uma ciência que tem como papel fundamental a formação de opinião sobre a sustentabilidade agrária, considerando o ser humano como um personagem-interventor no agroecossistema, sendo este o agente de modificação do ambiente de acordo com as necessidades.

Para Ferreira (2018), um dos modelos sustentáveis mais complexos é a agricultura biodinâmica, proposta por Steiner como um modelo inovador que associa a questão agrária e o cosmos. Mascarenhas et al. (2020) ponderam que a agricultura biodinâmica é uma ciência espiritual ligada à antroposofia. Os autores pontuam que o modelo propõe que a propriedade deve ser entendida como um organismo, em que se respeitam as interações existentes entre animais e plantas, com vistas a revitalizar as forças da própria natureza, sendo, portanto, uma prática que busca a renovação da natureza, com o uso dos próprios recursos naturais, sem intervenções exógenas.

Considerando o impacto do modelo na agricultura internacional, Mascarenhas et al. (2020) revelam que a agricultura biodinâmica está desenvolvida e cresce em importância, com 200 mil hectares de terras cultivadas seguindo as diretrizes antroposóficas. Ferreira (2018) cita alguns exemplos de propriedades rurais brasileiras que adotam o modelo, em produção de gado de leite, lácteos, frutas e verduras, arroz, preparados biodinâmicos, farináceos, mel e queijos, nos estados da Paraíba, do Rio Grande do Sul e de São Paulo.

Leite e Polli (2020), com base em dados do Instituto Biodinâmico, de Botucatu, interior de São Paulo, mostram que importantes culturas exportam produtos oriundos da agricultura biodinâmica brasileira: café (Minas Gerais), cacau (Bahia), açúcar mascavo, café, erva-mate, soja (Paraná), açúcar mascavo, frutas secas, suco de laranja (São Paulo), castanha-de-caju, dendê, frutas tropicais (estados da Região Nordeste), palmito, óleo de

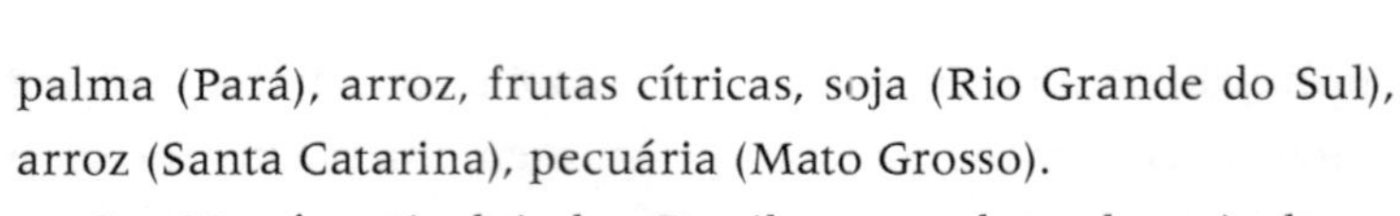

palma (Pará), arroz, frutas cítricas, soja (Rio Grande do Sul), arroz (Santa Catarina), pecuária (Mato Grosso).

Em 18 países – incluindo o Brasil –, os produtos da agricultura biodinâmica são comercializados conforme as normas da Demeter International (Oliveira et al., 2020), uma federação internacional que representa mais de 6.500 fazendeiros em 65 países, produzindo em 220.000 hectares (BFDI, 2022).

3.9.2 Arquitetura na antroposofia

Na arquitetura, destaca-se outra contribuição relevante de Steiner no contexto filosófico de integração da pessoa humana. O filósofo fez sugestões importantes para esse campo, que denominou *arquitetura antroposófica*, uma abordagem que se liberta dos ângulos retos como base do plano de construção, sendo recomendadas formas livres que valorizem o movimento (Oliveira; Imai, 2015). As construções devem ter ritmo, movimento, abundância de formas geométricas e muita luz natural, e os ambientes devem ser aconchegantes e flexíveis (Oliveira; Imai, 2015).

Steiner projetou 17 construções usando essa abordagem arquitetônica, sendo a primeira o Centro Antroposófico, o Goetheanum, em Dornach, Suíça, que teve dois projetos: o primeiro em alvenaria e com cúpulas em madeira (pronto em 1920, foi destruído por incêndio, conforme já mencionado) e o segundo em concreto (concluído em 1925, já após a morte de Steiner). É a sede mundial do movimento antroposófico.

3.9.3 Economia viva

A base do pensamento econômico antroposófico é inaugurada quando Steiner proferiu 14 conferências em Dornach, Suíça, no período de 24 de julho a 6 de agosto de 1924, a estudantes de economia, em que fez uma análise conjuntural histórico-global e apresentou perspectivas e caminhos possíveis para enfrentar os desafios contemporâneos (Ferreira Neto; Torunsky, 2014). A obra *Aufgaben einer neuen Wirtschaftswissenschaft, Bd.1, Nationalökonomischer Kurs* (*As tarefas da nova ciência econômica, v. 1: curso de economia nacional*, em tradução livre) compila essas conferências.

Essa obra, conforme Ferreira Neto e Torunsky (2014), traz a base do pensamento econômico de Steiner, em que ele defende que a ciência econômica deveria encarar o mundo como um organismo único, com uma leitura global da realidade. Steiner se posiciona contrariamente ao pensamento marxista, argumentando que os trabalhadores não poderiam vender sua força de trabalho, e sim os produtos que produzem a partir dela, e critica as duas correntes dominantes em seu tempo, o discurso liberal de autorregulação e mercado livre e o horizonte "estadocêntrico", com a economia regulada pelo Estado, perspectiva que rotula como tirânica.

Finalmente, concluem os autores, Steiner apresenta as associações como organismos com senso de comunidade e realça o papel da trimembração social no contexto socioeconômico – dinâmica relacional entre os domínios cultural, econômico e político da sociedade –, além de destacar tríades como "natureza-trabalho-espírito/capital".

3.9.4 Pedagogia Waldorf e a antroposofia

Steiner desenvolveu a pedagogia Waldorf, que é a aplicação da antroposofia à educação de crianças e de jovens (Romanelli, 2008). Esse modelo pedagógico propõe uma concepção sobre

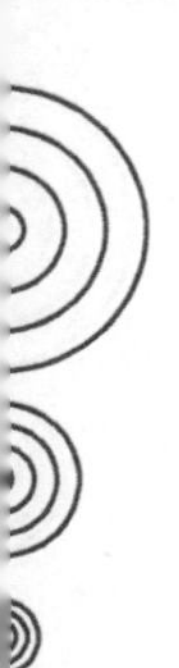

o homem que visa abranger todas as dimensões humanas em íntima relação com o mundo, estando alicerçada nos fundamentos antroposóficos (Santos et al., 2019).

A origem desse modelo foi a criação por Steiner, em 1919, de uma escola na fábrica de cigarros Waldorf-Astória, em Stuttgart, Alemanha, destinada aos filhos dos funcionários, em atendimento ao pedido de Emil Molt – conselheiro comercial da fábrica – para que se aplicassem à educação os conhecimentos de sua ciência espiritual (Oliveira et al., 2020). Depois da realização de uma palestra do filósofo austríaco, a escola foi batizada Escola Livre Waldorf e estava aberta a todas as crianças da comunidade, por determinação de Steiner (Oliveira; Imai, 2015).

O currículo das escolas que seguem o modelo pedagógico Waldorf é denominado *fio condutor*. Pretende-se oferecer aos alunos um alimento anímico compatível com o nível de maturidade de cada um na respectiva etapa de crescimento (Santos et al., 2019).

No modelo pedagógico antroposófico, busca-se integrar todas as áreas do conhecimento, como artes, ciências humanas, biológicas e exatas, de maneira teórica, prática e com envolvimento emocional, com vistas a desenvolver o ser integralmente, em vez de focar apenas seu intelecto. Isso possibilitaria, segundo Steiner, integrar pensamento, sentimento e vontade, forças básicas de trabalho do ser humano (Oliveira; Imai, 2015).

A antroposofia tem uma observação íntima do ser criança e das condições necessárias ao desenvolvimento infantil – eis a base da pedagogia Waldorf (Oliveira; Imai, 2015). Quanto à noção do "conteúdo adequado na idade certa", ela se justifica pela ideia de desenvolvimento da criança e contempla a adequação entre o método e o próprio conteúdo ministrado nas escolas Waldorf. São consideradas a maturidade cognitiva e emocional e a capacidade de realização da criança na elaboração de cada aula principal, para o desenvolvimento das propostas curriculares (Santos et al., 2019).

Atualmente, o cenário das escolas Waldorf mostra como se desenvolveram no mundo, inclusive no Brasil. Elas formam uma rede independente de educação que cresce significativamente, além de ter sido indicada pela Organização das Nações Unidas para a Educação, a Ciência e a Cultura (Unesco), em 1994, como uma pedagogia capaz de responder aos desafios educacionais, principalmente nas áreas de grandes diferenças culturais e conflitos sociais (FEWB, 2022a).

Em termos de números, as escolas Waldorf estão em expansão, como atesta Rawson (2021): em dezembro de 2020, havia 1.958 jardins de infância Waldorf em 70 países, e as escolas eram 1.187 em 64 países, ficando a Alemanha com a maior parcela – sendo Stuttgart o centro mundial –, atualmente com 5 escolas e 14 jardins de infância.

No Brasil, a primeira escola Waldorf foi fundada em 1956, em São Paulo (SP) (Oliveira et al., 2020). Os dados no Brasil são relevantes, com 95 escolas e jardins de infância no Distrito Federal e em mais dez estados, sendo a maior concentração no Estado de São Paulo (FEWB, 2022b).

Importante mencionar também que, em 2017, o Ministério da Educação (MEC) brasileiro autorizou a abertura do curso de graduação em Pedagogia (geral) pela Faculdade Rudolf Steiner (Oliveira et al., 2020).

3.9.5 Psicologia antroposófica

A psicologia é uma ciência constituída no começo do século XX, a partir dos laboratórios de estudos do comportamento humano

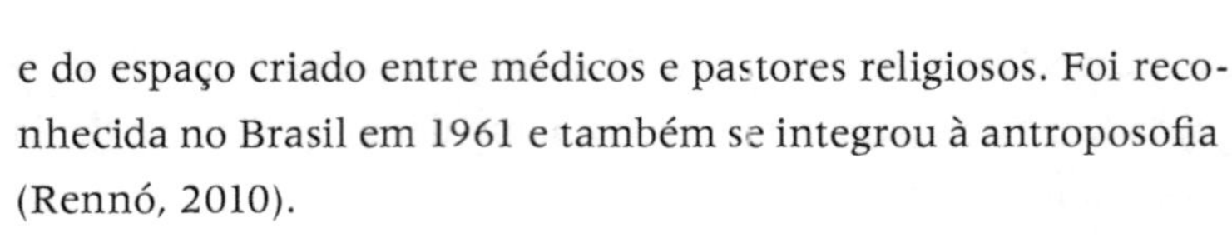

e do espaço criado entre médicos e pastores religiosos. Foi reconhecida no Brasil em 1961 e também se integrou à antroposofia (Rennó, 2010).

A psicologia antroposófica foi desenvolvida após a morte de Steiner, nos anos 1930, e organizou-se em vários países europeus, nos Estados Unidos e no Brasil (Hioki et al., 2015). Grupos independentes de psiquiatras e psicólogos em diversos países, como Holanda – por intermédio do forte impulso de B. Lievegoed –, estruturaram a prática (Rennó, 2010).

No campo da psicologia, complementa Rennó (2010), a antroposofia se distribui por várias atividades profissionais. A autora chama a atenção para a psicoterapia, que é área restrita ao psicólogo e ao psiquiatra, conforme os critérios estabelecidos pelo Departamento de Psicoterapia da Seção Médica do Goetheanum.

A psicoterapia está apoiada no conceito e na prática da salutogênese, já abordada neste capítulo (Hioki et al., 2015). No contexto da antroposofia, a psicologia se fundamenta nos dizeres do fundador, Steiner, que postulou o seguinte axioma: "o corpo deve ser objeto da higiene; à alma se aplica a educação; a individualidade deve ter o espaço da liberdade" (Hioki et al., 2015, p. 161).

Rennó (2010) elenca outros campos de atuação: aconselhamento e terapias breves que constituem o trabalho biográfico, psicologia escolar, psicopedagogia terapêutica, área organizacional e do trabalho, terapia artística, musicoterapia e terapias corporais.

A psicologia baseada na antroposofia visa promover o desenvolvimento de uma consciência ética individualizada, segundo o princípio da liberdade, adotando o axioma mencionado anteriormente, de Steiner (Rennó, 2010).

De acordo com Rennó (2010), a psicologia antroposófica tem presença institucional na Alemanha, na Holanda e na Itália, com interesse crescente por formação nos anos 2000 em países como

Argentina, Brasil, Chile, Israel, Rússia, entre outros, o que motivou a criação de um comitê internacional. No Brasil, conforme Rennó (2010), houve um incremento do interesse de psicólogos, que já se mostravam atraídos pela antroposofia nos anos 1970 (Hioki et al., 2015), com o primeiro curso realizado em 1995 com apoio da Associação Brasileira de Medicina Antroposófica (Abma). Já em 2009, a Santa Casa de São Paulo promoveu uma especialização em Psicologia Clínica e Antroposofia em parceria com a Associação Sophia de Educação Antroposófica (Asea).

A organização associativa dos psicólogos antroposóficos no Brasil proporcionou um salto de qualidade na estruturação e representatividade do segmento no âmbito da profissão e no contexto da antroposofia, considerando-se prática, estudo e pesquisa científica (Hioki et al., 2015).

Para saber mais

LANZ, R. **Noções básicas de antroposofia**. 7. ed. São Paulo: Antroposófica, 2005.

Nessa obra, Rudolf Lanz apresenta, de modo sintético e objetivo, os fundamentos da filosofia antroposófica de Steiner, com seu potencial de aplicação em diversas áreas do conhecimento e das atividades humanas. Aborda a estrutura do homem na antroposofia, aspectos subjetivos da condição humana, o destino do homem, a evolução da criança, o caminho para o conhecimento e a sociedade antroposófica universal.

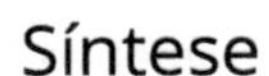

Síntese

Neste capítulo, apresentamos os fundamentos epistemológicos que dão base à antroposofia como filosofia humana que transcende a realidade física, estabelecendo o contexto da antroposofia na qualidade de ciência espiritual que busca a compreensão do ser humano em suas condições de vida e de saúde.

Além disso, abordamos a antroposofia como campo da saúde e das ciências da vida e da natureza, considerando o contexto de adoecimento e manutenção/recuperação da saúde por meio das variadas ferramentas da antroposofia. Examinamos não só a clássica antroposofia médica como também a leitura multiprofissional e de integração da antroposofia aplicada à saúde, contemplando as diversas profissões de saúde que estão sob a copa da generosa árvore plantada por Rudolf Steiner a um século atrás no empenho de promover, proteger e recuperar a saúde da pessoa humana e dos demais seres vivos e o equilíbrio da natureza por meio da antroposofia.

Analisamos também a evolução histórico-social da antroposofia, considerando a biografia de Steiner e o desenvolvimento dessa filosofia e ciência no contexto mundial e no Brasil. Evidenciamos como se estrutura a antroposofia nos sistemas de saúde mundiais e no Brasil, levando em conta seu sistema de saúde misto, regido pelo SUS, sistema público de saúde universal e gratuito que incorpora a antroposofia no contexto da Política Nacional de Práticas Integrativas Complementares.

A antroposofia e as abordagens terapêuticas também foram apresentadas sucintamente, incluindo a medicina antroposófica e a antroposofia aplicada à saúde, considerando-se as abordagens médico-terapêuticas, os medicamentos antroposóficos, as práticas corporais, as práticas artísticas, eurrítmicas e psicológicas. Tratamos de alguns dos principais estudos que apontam evidências e embasam o uso da antroposofia nos sistemas de saúde que a adotam em todo o mundo e no Brasil. Finalizamos o capítulo com uma análise dos diversos usos da antroposofia, descrevendo a agricultura biodinâmica, a arquitetura antroposófica, a economia viva, a pedagogia Waldorf e a psicologia antroposófica.

Questões para revisão

1. Follador (2013) define a medicina antroposófica como um sistema de tratamento que faz uso dos recursos diagnósticos e terapêuticos da medicina convencional, mas com uma ampliação da atuação a partir das bases filosóficas da antroposofia. Tendo em vista essas bases, analise as alternativas a seguir e assinale a correta:
   a) A visão de saúde da antroposofia considera como prioritária a compreensão de como funciona o maquinário orgânico do ser humano.
   b) A antroposofia é um sistema terapêutico complexo e abrangente, porém uma das principais limitações existentes é o fato de ser difícil a integração entre a antroposofia na saúde e a alopatia.
   c) A antroposofia é um sistema médico amplamente utilizado na Europa que inclui abordagens integrativas e intervenções convencionais, com numerosos tratamentos terapêuticos específicos envolvendo equipes multiprofissionais e produtos de origem natural.

d) Medicamentos antroposóficos podem ser originados somente a partir de drogas vegetais, sendo obtidos por técnicas variadas, inclusive a dinamização, herdada da homeopatia.
e) A antroposofia é identificada como parte da alopatia ocidental, com a diferença de que usa substâncias terapêuticas em doses ultradiluídas.

2. Considera-se como marco de início da antroposofia no Brasil o ano de 1956, quando a médica generalista Gudrun Burkhard iniciou suas atividades nessa prática integrativa e complementar em São Paulo (SP), depois de adquirir formação na Europa. Sobre a antroposofia no Brasil, analise as alternativas a seguir e assinale a correta:
   a) Os primeiros profissionais de saúde a atuarem com antroposofia no Brasil foram os enfermeiros, cujos primeiros cursos de formação foram implantados em 1976.
   b) No Brasil, o primeiro atendimento por meio de serviço de saúde organizado, em antroposofia, ocorreu na cidade do Rio de Janeiro.
   c) A antroposofia foi incorporada ao SUS, por meio da Política Nacional de Práticas Integrativas, no ano de 2006, via Portaria GM-MS n. 1.600. Essa portaria criou o Observatório de Experiências para o SUS.
   d) A antroposofia é reconhecida apenas na medicina, considerando-se a regulamentação de atuação no Brasil.
   e) No Brasil, uma das profissões de saúde que mais empregam a antroposofia é a enfermagem.

3. A psicologia antroposófica se organizou depois da morte de Steiner, ganhando força especialmente nos países europeus, além de estar presente nas Américas. Existem práticas restritas ao psicólogo e outras que podem ser exercidas por outros profissionais antroposóficos. Levando em conta esse contexto, analise as alternativas a seguir e assinale a única correta:
   a) A psicologia antroposófica foi organizada em paralelo às atividades da medicina e da enfermagem, na clínica da Dra. Ita Wegman, já antes da construção do Goetheanum.
   b) A psicoterapia é uma área privativa do psicólogo.
   c) A arteterapia é uma área privativa do psicólogo.
   d) A psicologia antroposófica não ganhou espaço na América do Norte, o que fragiliza esse processo de fortalecimento e consolidação da prática, uma vez que há duas potências importantes e uma nação emergente naquela porção do continente americano.
   e) A psicoterapia antroposófica se baseia no princípio de "mente sã em corpo são".

4. A pedagogia Waldorf propiciou espaço e oportunidade para a ampliação do *status* de algumas das práticas da antroposofia, entre elas a psicologia antroposófica e a arquitetura antroposófica. De que modo a arquitetura antroposófica pode contribuir para as práticas da pedagogia Waldorf? E quais são as principais recomendações para as construções conforme a arquitetura antroposófica?

5. Analisamos alguns usos da antroposofia, como medicina, farmácia, arteterapia, pedagogia, arquitetura e economia. Considere os fundamentos da arteterapia antroposófica e da farmácia antroposófica e pesquise: Em que consiste a euritmia? Qualquer profissional antroposófico pode atuar nessa prática? Medicamentos antroposóficos são iguais aos homeopáticos? Em caso negativo, quais são as diferenças?

Questões para reflexão

1. A pedagogia Waldorf preconiza algumas ideias importantes e desafiadoras, que "vão contra a maré", em termos de contexto educacional e formativo, considerando-se os modelos de ensino predominantes. Nesta quadra do século XXI, sobretudo quando estamos em um provável final de onda pandêmica de covid-19, as tecnologias da informação e comunicação (TICs), que supriram, imperfeitamente, as limitações do isolamento social, serão basilares para a retomada das atividades educacionais gerais em todo o mundo. Apesar disso, as escolas Waldorf seguem outra lógica e ritmo – menos dependentes das tecnologias digitais, usando brinquedos de madeira, quadro de giz, mesas de madeira, lápis preto, agulhas de tricô. Essa é a proposta de ensino dessas escolas, que adotam o modelo pedagógico descrito por Steiner no início do século XX.

   Com isso em mente, surge o questionamento: Seria possível considerar como atuais, pertinentes e funcionais instituições de ensino que lançassem mão desses recursos e que, ainda por cima, recomendassem que as famílias reduzissem o uso das TICs no ambiente domiciliar dos alunos?

2. A antroposofia está integrada ao Sistema Único de Saúde (SUS) desde 2006, pela Portaria GM-MS n. 1600. Desde sua inclusão, têm sido feitos levantamentos para se compreender em que patamar a antroposofia se encontra no âmbito do SUS e nos estados e municípios. Os dados mencionados no capítulo levam à compreensão de que, embora oficializada sua integração, a antroposofia ainda tem um longo caminho a percorrer para que tenha um realce equivalente ao de outras práticas integrativas e complementares ou mesmo da alopatia. Tendo isso em vista, reflita: De que modo seria possível promover a participação da antroposofia no SUS?

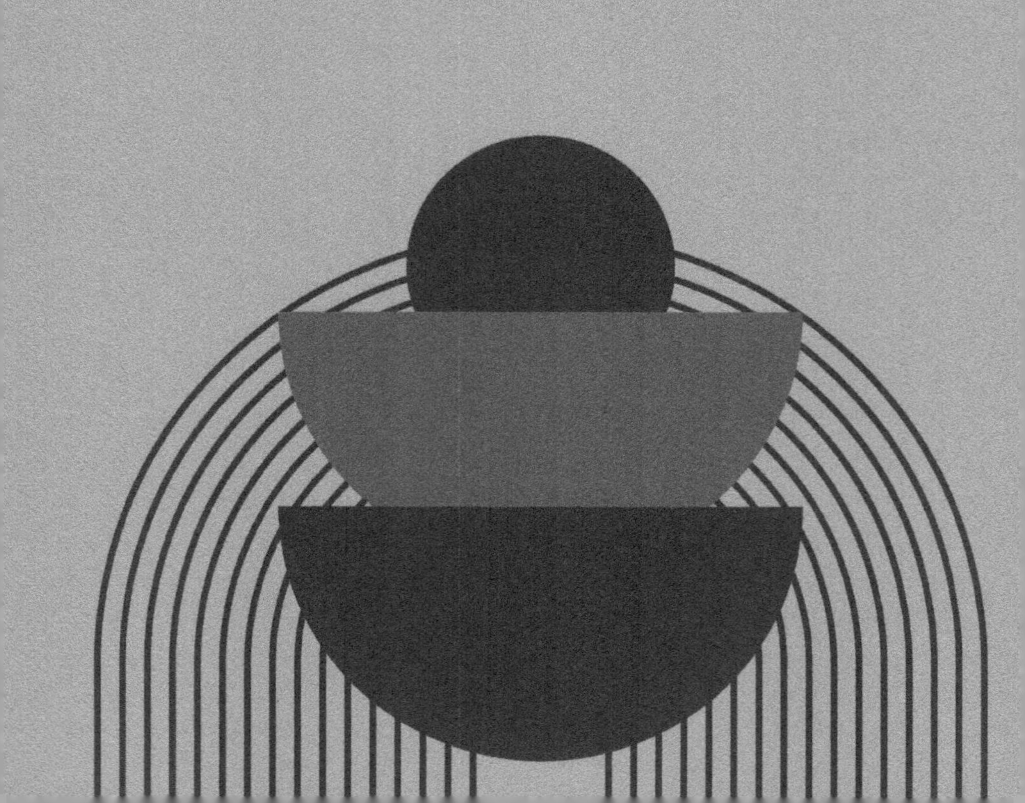

Capítulo 4

Terapia bioenergética

Nathalie Pailo Perozin

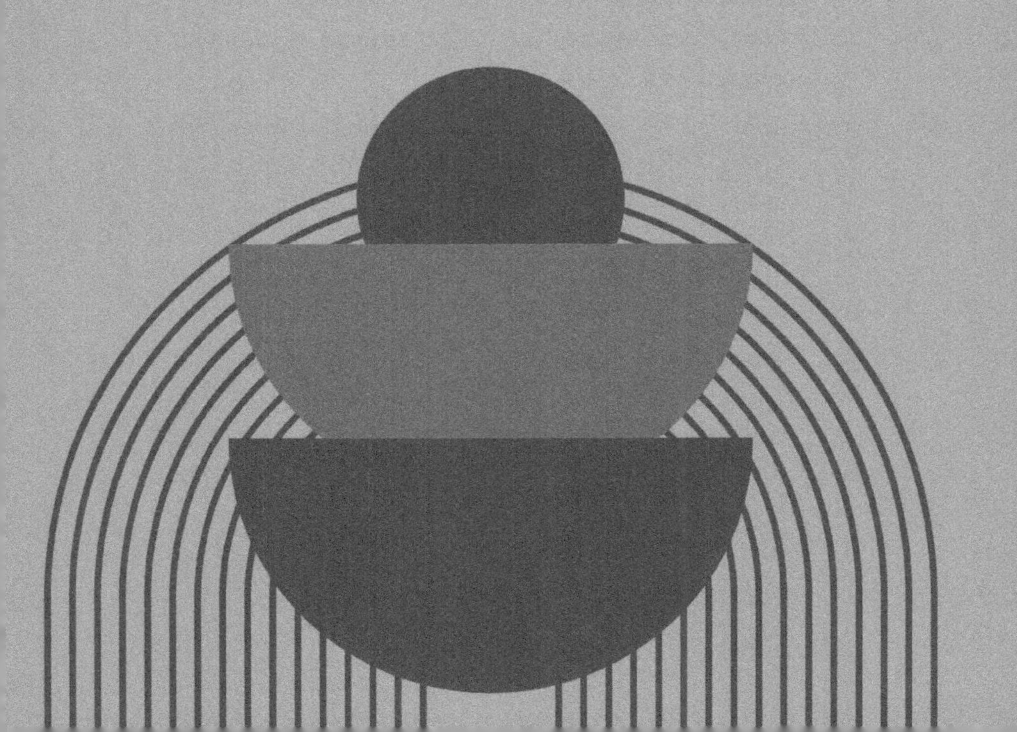

Conteúdos do capítulo:

- Definição de bioenergética.
- Conceitos básicos da bioenergética.
- Contextualização histórica da bioenergética – de Wilhelm Reich a Alexander Lowen.
- Aplicação prática e indicações da bioenergética.

Após o estudo deste capítulo, você será capaz de:

1. definir *bioenergética*;
2. compreender os conceitos básicos da bioenergética;
3. contextualizar historicamente o desenvolvimento da bioenergética;
4. compreender a aplicação prática da bioenergética;
5. reconhecer as situações em que é indicado o tratamento por meio da bioenergética.

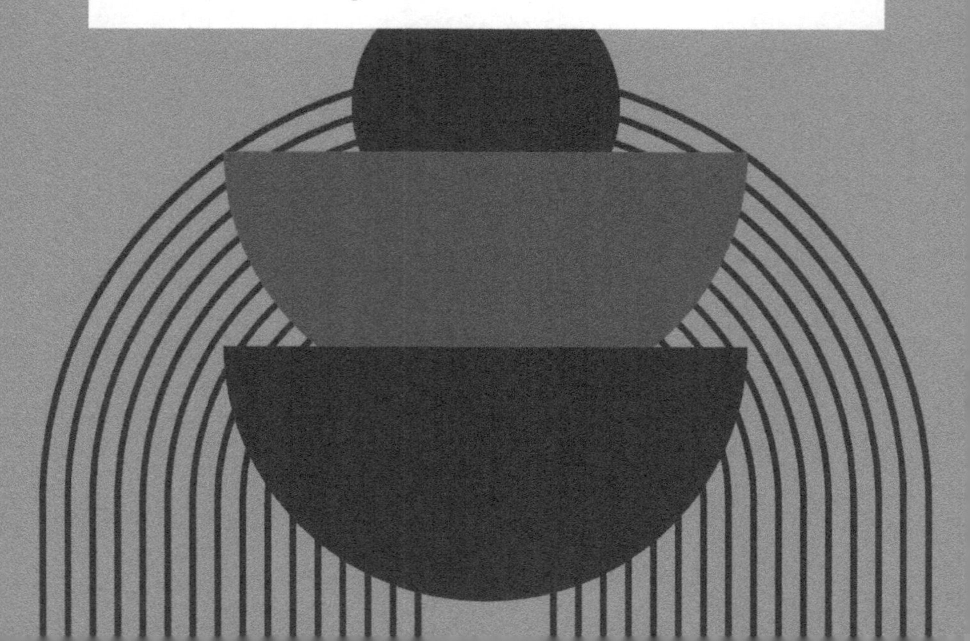

4.1 Afinal, o que é bioenergética?

A bioenergética é uma prática terapêutica desenvolvida por Alexander Lowen. Ela é definida como uma abordagem neo-reichiana que faz parte da psicologia corporal em razão da equivalência de suas visões de homem e de mundo. Podemos considerar que a principal característica das abordagens dessa especialização, a corporal, é o entendimento de que o corpo, a mente e a energia estão completamente interligados e o que acontece em um desses âmbitos influencia os outros.

A abordagem recebeu o nome de *bioenergética* pois Lowen (2017) considera que, na tríade corpo-mente-energia, são os processos energéticos que determinam o que acontece no corpo e na mente. Portanto, são os processos energéticos, em primeiro lugar, que determinam nosso estado de saúde nos âmbitos físico, mental ou emocional.

4.1.1 Relação entre bioenergética e psicologia

Conforme mencionamos, a bioenergética é uma abordagem terapêutica que se enquadra na psicologia corporal. Na Figura 4.1, é possível compreender como essa relação se forma.

Figura 4.1 – Guarda-chuva da psicologia

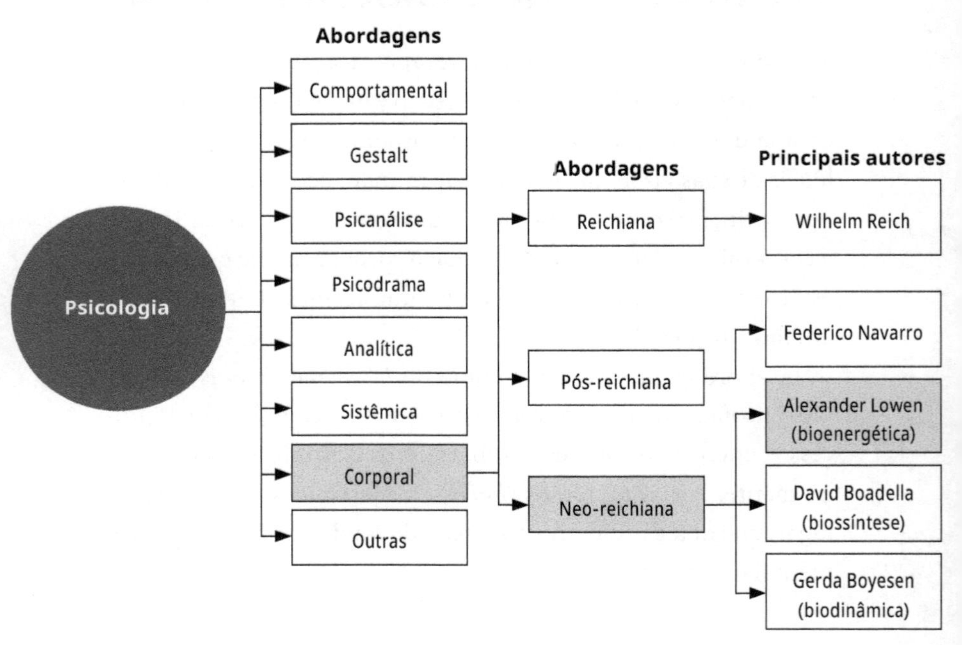

Na psicologia, existem diversas abordagens terapêuticas, e uma delas é a psicologia corporal, que, por sua vez, pode ser dividida em três grandes movimentos: o reichiano, o pós-reichiano e o neo-reichiano. A bioenergética se encontra nesse último movimento, sendo, então, uma abordagem neo-reichiana.

Diante disso, você pode estar se perguntando: Mas como um terapeuta pode trabalhar com a bioenergética sem a formação em psicologia? Essa questão é tema de discussão no contexto profissional, porém, como a psicologia corporal e suas abordagens não são regulamentadas no Brasil, é possível que o profissional interessado faça formações independentes na área e se valha do exercício livre dessa profissão – o que deve ser feito com muita responsabilidade.

O que se recomenda é que o profissional da área de terapia corporal (ou da bioenergética) respeite, na divulgação de seu trabalho, o título a ele concedido pela instituição de ensino responsável e deixe clara para seus pacientes e clientes sua formação – informações incompletas a respeito da formação e habilitação profissional podem induzir a sociedade ao erro, o que poderia caracterizar exercício ilegal da profissão.

Em uma publicação do ano de 2009, elaborada pelo Conselho Federal de Psicologia em parceria com os Conselhos Regionais de Psicologia e intitulada *Ano da psicoterapia: textos geradores* (Brito; Rodrigues, 2009), alguns autores promovem reflexões sobre esse tema. Destacaremos aqui alguns trechos da publicação que podem ajudar a compreender alguns pontos relevantes dessa discussão.

Segundo Rodrigues (2009), o fazer psicoterapêutico se construiu com base na produção de diversos campos de conhecimento, como a filosofia, a medicina, a sociologia e a história. Neubern (2009) reitera esse pensamento observando que a história da psicoterapia mostra que esta é composta por um conjunto de influências diversas e que, por estar ligada a um campo complexo do conhecimento, como a subjetividade, dificilmente pode constituir-se em um campo exclusivo de uma única disciplina, como a psicologia. Por fim, Rodrigues (2009) ressalta que, independentemente da formação acadêmica ou da graduação de um psicoterapeuta, sua qualidade profissional será determinada pelo investimento que ele faz em um processo psicoterapêutico pessoal associado a um processo de supervisão, profundo e consistente, os quais pautarão sua prática clínica.

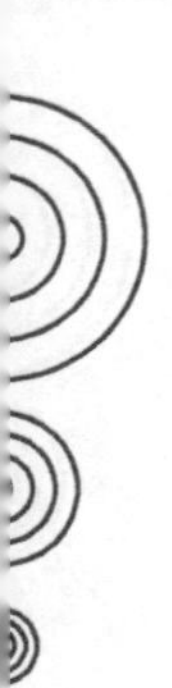

Importante!

É preciso ter em mente que é possível atuar como terapeuta da abordagem bioenergética mesmo sem formação em Psicologia; contudo, o profissional tem a responsabilidade de divulgar sua formação com clareza para seus clientes, bem como de se dedicar e se aprofundar nos estudos da abordagem, além de, preferencialmente, ter o acompanhamento de um profissional experiente na área para supervisionar e direcionar seu trabalho, em especial no início da carreira.

4.1.2 Visão de homem e de mundo

Nas abordagens de psicoterapia, é comum a utilização da expressão *visão de homem e de mundo* para diferenciar uma abordagem de outra, bem como para guiar a decisão do profissional a respeito da abordagem com a qual ele mais se identifica e da direção que seu trabalho prático deve seguir.

O que caracteriza a visão de homem e de mundo da psicologia corporal e, por sua vez, da bioenergética e de outras abordagens relacionadas é a visão de que mente, corpo e energia são inseparáveis e igualmente determinantes na formação e no modo de ser e de se comportar de um indivíduo. É dessa união que as características do indivíduo se formam e é também com base em tais aspectos que a terapia corporal deve ser conduzida.

Para as abordagens corporais, todas as experiências vivenciadas por nós, desde a fecundação e durante toda a nossa vida, geram respostas emocionais, corporais e energéticas. Quando passamos por uma situação positiva, experimentamos emoções positivas e nosso corpo responde de modo fluido e expansivo. Já quando passamos por uma situação negativa, acontece o contrário: experimentamos emoções negativas e nosso corpo responde com contrações e contenções, isto é, perdemos a fluidez.

Preste atenção!

E você, ao se observar em situações positivas e negativas, consegue perceber essa dinâmica? Faça esse teste, observe com atenção as respostas de seu organismo de acordo com as situações que se apresentam e anote: O que você sente emocional, física e energeticamente?

4.2 Conceitos básicos da bioenergética

Analisaremos, a seguir, alguns conceitos básicos da bioenergética, essenciais para a compreensão da abordagem. São eles: autorregulação, mecanismos de defesa, carga energética, desenvolvimento emocional, estruturas de caráter, couraças musculares e práticas corporais.

4.2.1 Autorregulação

O processo de autorregulação se caractetiza pela capacidade de um organismo de executar as adaptações necessárias em si mesmo para que seu estado de saúde e de vida seja mantido. Quando essa capacidade de autorregulação é prejudicada, o risco de o organismo desenvolver desequilíbrios e doenças aumenta.

No caso de uma situação de medo, por exemplo, algumas reações naturais do organismo são: tensionamento de alguns músculos, olhos e ouvidos atentos, priorização da racionalização em vez do emocional, aumento dos batimentos cardíacos, entre outras. Essas reações são normais e esperadas, pois garantem nossa sobrevivência, mas, assim que a situação de perigo se dissipa, espera-se que o organismo retorne ao seu estado natural, relaxado. Se a capacidade de autorregulação estiver prejudicada, o organismo não será capaz de fazer esse retorno e padrões de tensão serão mantidos, mesmo quando não forem mais necessários. Podemos dizer, nesse caso, que o organismo fica encouraçado – o que o afetará nos âmbitos físico, mental, emocional e energético.

Na Figura 4.2, que apresenta o que Reich chamou de *fórmula do orgasmo* ou *curva orgástica*, podemos ver como seria o processo natural de autorregulação, que iniciaria por uma situação de **tensão**, depois seguiria para o momento de **carga**, alcançaria o **ápice**, passaria para a fase de **descarga** e, por fim, alcançaria o **relaxamento**. Quando vivenciamos as experiências de modo saudável, essa curva se completa, mantendo nosso organismo sempre *autorregulado*. Este é um dos principais objetivos da bioenergética: restaurar a capacidade, ou parte da capacidade, de autorregulação do organismo.

Figura 4.2 – Curva orgástica

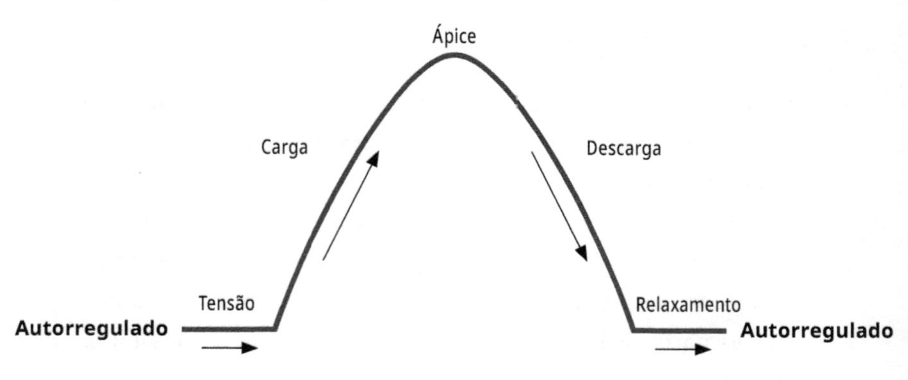

4.2.2 Mecanismos de defesa

De acordo com Lowen (2017), os mecanismos de defesa são reações que nosso organismo produz com o objetivo de proteger nosso coração. O autor afirma que o coração é o órgão mais sensível do corpo, reagindo a qualquer alteração em sua atividade normal mediante a emissão de ondas de ansiedade. Desse modo, as defesas se constroem desde o início de nossa vida, com o propósito de proteger nosso coração de todo e qualquer perigo que possa ocorrer (Lowen, 2017).

Na Figura 4.3, podemos ver as camadas de defesa que se formam em torno do coração. Cada uma delas tem uma função diferente e, em conjunto, interferem em nossa maneira de agir, de pensar e de sentir.

Figura 4.3 – Camadas de defesa

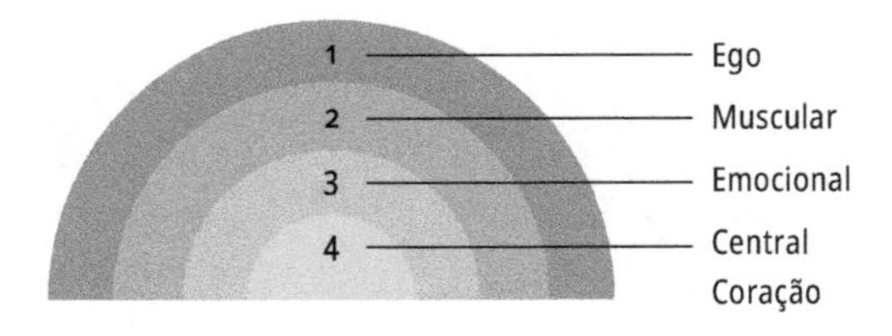

Fonte: Elaborado com base em Lowen, 2017.

O autor explica essas camadas da seguinte forma: a primeira camada, do ego, é a mais aparente na personalidade e refere-se às defesas psíquicas; a segunda camada, de defesa muscular, abrange as tensões musculares, ou couraças musculares, que apoiam e justificam as defesas do ego ao mesmo tempo que impedem que os sentimentos reprimidos apareçam; a terceira camada, emocional, diz respeito às emoções reprimidas, como raiva, medo, tristeza e dor; e a quarta camada, do coração, refere-se aos sentimentos de amar e de ser amado (Lowen, 2017).

O objetivo da terapia bioenergética é trabalhar nas três primeiras camadas de defesa, de modo a flexibilizá-las, para que o coração possa vibrar e comandar os impulsos do indivíduo, proporcionando-lhe mais saúde e felicidade. Para Lowen (2017), mesmo que a flexibilização alcançada não seja total, o coração deve sentir felicidade ao ganhar mais liberdade.

4.2.3 Carga energética

O conceito de energia é muito importante no âmbito das abordagens corporais. Segundo Volpi e Volpi (2008), na psicologia corporal, compreende-se o indivíduo como uma unidade de energia que rege e contém em si dois processos paralelos: o psiquismo (mente) e o soma (corpo). Na Figura 4.4, podemos ver essa relação.

Figura 4.4 – Composição do indivíduo na visão da bioenergética

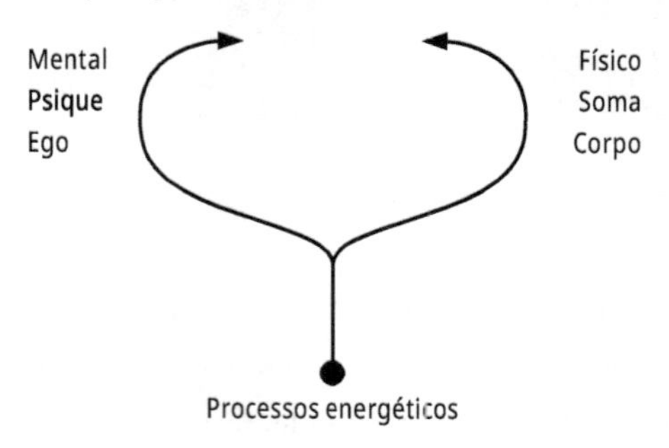

Fonte: Lowen, 2017, p. 120.

A carga energética diz respeito à quantidade, à qualidade e à disponibilidade de energia que cada indivíduo apresenta. Essa carga é determinada por vivências que ocorrem desde o momento da concepção – essenciais na formação das características energéticas basais do indivíduo – e que vão se somando a outras forças energéticas de vida com o passar do tempo. Sendo determinante para as demais funções do organismo, torna-se bastante relevante na visão da abordagem.

Segundo estudos conduzidos por Reich, pai da psicologia corporal, é possível definir quatro estruturas de classificação energética dos indivíduos (Navarro, 1996): (1) **hipo-orgonótica-desorgonótica** (energia baixa e de distribuição desigual); (2) **desorgonótica** (energia adequada, porém distribuída de maneira desigual); (3) **hiperorgonótica-desorgonótica** (energia alta e de distribuição desigual); e (4) **hiperorgonótica** (energia bem distribuída, mas em excesso). Lowen (2017), por seu turno, simplificou essas classicações em: subcarga, carga e sobrecarga. A situação ideal seria a de energia adequada e bem distribuída. Um dos objetivos da bioenergética é promover melhora na situação energética do indivíduo, buscando aproximá-la o máximo possível desse estado ideal.

4.2.4 Desenvolvimento emocional

A teoria do desenvolvimento emocional se refere às etapas de crescimento, maturação e desenvolvimento pelas quais todos nós passamos desde o momento da concepção/fecundação até a adolescência. Apesar de continuarmos nos desenvolvendo após essa fase, são as vivências desse período de vida que dão origem aos nossos traços (ou estruturas) de caráter – conceito que veremos na sequência.

Para a psicologia corporal, as experiências vivenciadas em cada etapa de desenvolvimento impactam positiva ou negativamente a circulação da energia no organismo, o que, por sua vez, influencia o corpo e o psiquismo do indivíduo, deixando marcas que, mais tarde, formarão seu caráter (Volpi; Volpi, 2008).

É por meio da compreensão dessas etapas que o terapeuta encontrará a criança interior do paciente, com os bloqueios resultantes das dificuldades enfrentadas na infância, o que lhe possibilitará trabalhar terapeuticamente o crescimento e a maturação caracterológica do cliente (Volpi; Volpi, 2008).

A descrição das etapas do desenvolvimento consideradas pelas abordagens corporais foi sistematizada por José Henrique Volpi e Sandra Mara Volpi, do Centro Reichiano, com base em estudos dos principais autores da abordagem, como Reich, Lowen e Navarro. Essas etapas são: sustentação, incorporação, produção, identificação e formação do caráter.

A etapa de **sustentação** está relacionada ao período que compreende desde a concepção/fecundação até o décimo dia de vida após o nascimento, aproximadamente. Essa etapa se caracteriza, principalmente, por ser aquela na qual o bebê está no útero da mãe sendo gestado e depende da relação mãe-bebê para ser sustentado, tanto física quanto emocional e energeticamente. Quanto mais tranquila for a experiência da gestação – emocional, física e socialmente –, melhor será para o bebê. Por outro lado, se a gestação for conturbada, marcada por emoções e experiências negativas da mãe ou das pessoas e situações do entorno, mais comprometimentos isso poderá gerar na formação do caráter do indivíduo que está sendo gestado.

A etapa de **incorporação** se refere ao período que compreende desde o momento do nascimento até o desmame, que, normalmente, ocorre entre 9 e 18 meses de vida. Nessa etapa, as experiências mais relevantes na formação do caráter do indivíduo são o afeto, a amamentação e o desmame. Quanto mais harmônicos forem esses processos de troca do bebê com a mãe ou cuidador, mais saudável será a formação do caráter do indivíduo. Se houver situações como falta de afeto, amamentação conturbada ou deficiente e desmame brusco ou tardio, isso poderá afetar negativamente essa formação.

A etapa de **produção** engloga o período que compreende desde o momento do desmame (entre 9 e 18 meses) até o final do terceiro ano de vida, aproximadamente. Essa etapa está relacionada à conquista da autonomia por parte da criança e do controle dos esfíncteres juntamente ao processo de desfralde. Se a criança tiver apoio dos pais ou cuidadores na conquista de sua autonomia e se o desfralde for conduzido com tranquilidade, respeitando o ritmo da criança, isso lhe trará benefícios. Se a autonomia da criança for muito contida ou reprimida e o desfralde for conduzido com muita exigência – no quesito tempo ou limpeza –, isso poderá resultar em comprometimentos na formação do caráter.

A etapa de **identificação** inicia-se aos 4 anos e vai até os 5 ou 6 anos, aproximadamente. Essa etapa envolve a descoberta dos genitais, a percepção das diferenças entre o corpo do menino e o da menina e a identificação com o gênero ao qual o indivíduo pertence. Nessa fase, a criança também busca mais independência, gosta de brincar sozinha e começa a se relacionar mais com o meio social no qual está inserida. As situações que podem gerar comprometimentos nesse período dizem respeito às repressões ou punições associadas ao desenvolvimento sexual da criança e também à sua busca por independência e socialização.

A etapa de **formação do caráter** ocorre dos 5 anos até a puberdade e pode ser considerada uma extensão da etapa de identificação, pois está relacionada ainda ao processo do desenvolvimento da sexualidade e da independência. No entanto, agora o reconhecimento da individualidade e o desenvolvimento

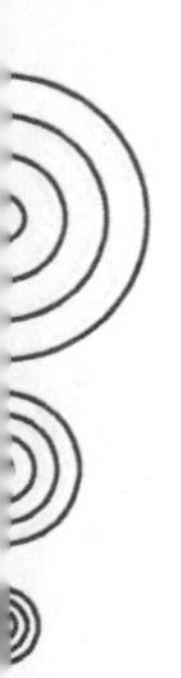

da sexualidade se concretizam ainda mais. Ao final dessa fase, forma-se a estrutura de caráter básica do indivíduo, que o acompanhará em sua vida adulta.

4.2.5 Estruturas de caráter

As estruturas de caráter se constituem de acordo com as experiências negativas vivenciadas pelo indivíduo no decorrer de seu desenvolvimento e correspondem aos comprometimentos que este apresenta no âmbito psíquico. Segundo Navarro (1995), elas se manifestam por meio da maneira habitual de agir e de reagir do indivíduo, por intermédio de seu comportamento. Esse conhecimento é a base para o aspecto analítico do trabalho dos terapeutas da abordagem bioenergética. É com base nele que o profissional pode elaborar o diagnóstico psíquico do paciente e, juntamente às observações a respeito do corpo e da energia, definir o projeto terapêutico adequado.

Alexander Lowen (2017) propõe cinco estruturas de caráter básicas: esquizoide, oral, psicopática, masoquista e rígida. Cada uma dessas estruturas é definida pela etapa do desenvolvimento emocional na qual se forma e pelas características emocionais, comportamentais, físicas e energéticas que lhe estão associadas.

Importante!

A identificação das estruturas faz sentido apenas se for utilizada como instrumento de mudança na vida de um paciente, não devendo ser entendida ou usada como mero instrumento de classificação (Volpi; Volpi, 2003). É preciso ter em mente que cada indivíduo é totalmente único e que sua singularidade deve ser respeitada. As estruturas são apenas indicativos para o terapeuta compreender os padrões do indivíduo a fim de melhor direcionar seu trabalho.

Outro fator importante é que a maioria das pessoas tem características de todas as estruturas de caráter, ou pelo menos da maioria delas. Muito dificilmente encontraremos um indivíduo de caráter puro. O que pode acontecer é o indivíduo apresentar uma das estruturas mais destacada, predominante; porém, provavelmente, ele terá traços mais suaves de outras estruturas também.

Estrutura esquizoide

A estrutura esquizoide tem origem na etapa de sustentação. Algumas características emocionais e comportamentais mais marcantes dessa estrutura são: racionalização excessiva; dificuldade em estabelecer relações interpessoais e contato físico; cisão com a realidade; falta de unidade na personalidade; possibildade de apresentar medos excessivos ou síndrome do pânico.

Corporalmente, o indivíduo costuma apresentar características como: tensão no pescoço, nos ombros, no diafragma e nas articulações; extremidades do corpo frias e circulação sanguínea reduzida; aparência de "desconjuntado", falta unidade corporal; movimentos mecânicos, como se fossem conduzidos pelo racional; falta de confiança em seu sistema motor; falta de expressão emocional.

Segundo Lowen (2017), as tensões musculares desse indivíduo têm a função de garantir a unidade de sua personalidade, evitando que as extremidades do corpo se inundem de sentimentos e de energia e que ocorra uma fragmentação. Em razão

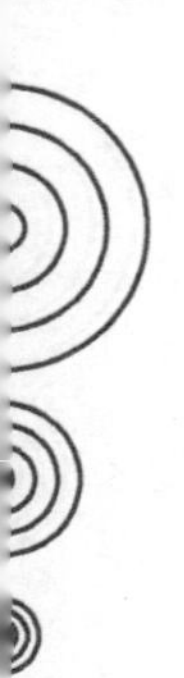

disso, o padrão de contenção muscular presente nessa estrutura de caráter é chamado pelo autor de *holding together*, ou seja, unir, conter, manter junto.

Sua característica energética é de subcarga.

Estrutura oral

A estrutura oral tem origem na etapa de incorporação. Algumas características emocionais e comportamentais dessa estrutura são: conflito entre dependência e independência; busca excessiva por atenção; necessidade de aprovação e apoio; falta de empatia – não sabe reconhecer as necessidade do outro; falta de vontade; dificuldade de se sustentar sozinho – profissional, financeira, física e emocionalmente; tendência à depressão; sentimento de abandono, de privação e de solidão.

Corporalmente, o indivíduo costuma apresentar características como: fraqueza muscular generalizada – aparência de que falta sustentação corporal; tensão na boca, na mandíbula, na cabeça, no pescoço e no toráx; respiração fraca e superficial. O padrão de contenção muscular dessa estrutura é chamado por Lowen (2017) de *holding on*, que representa a busca por se segurar nos outros (Volpi; Volpi, 2003).

Sua característica energética pode variar entre carga e subcarga.

Estrutura psicopática

A estrutura psicopática tem origem na etapa de produção. Algumas características emocionais e comportamentais dessa estrutura são: busca por controle, manipulação e sedução; negação dos próprios sentimentos e necessidades; forte investimento na imagem pessoal; necessidade de autoafirmação; ações motivadas por suas vontades, seus desejos e seus interesses; busca por poder.

Corporalmente, o indivíduo costuma apresentar características como: parte superior mais desenvolvida do que parte inferior; bloqueio no diafragma que causa cisão entre essas partes; tensão na cabeça, nos ombros e no diafragma; peito estufado, olhar atento, desconfiado e/ou controlador (Volpi; Volpi, 2003). O padrão de contenção dessa estrutura é chamado por Lowen de *holding up*, ou seja, segurar em cima, conter em cima (Volpi; Volpi, 2003).

Sua característica energética é de sobrecarga.

Estrutura masoquista

A estrutura masoquista tem origem na etapa de produção, assim como a estrutura psicopática. Algumas características emocionais e comportamentais dessa estrutura são: autodepreciação; lamentações; sensação de desamparo, sofrimento e infelicidade; reclamação de tensão interior – como se fosse explodir, mas não consegue descarregar; ansiedade decorrente da tensão interna; revertimento de situações de desprazer em prazer – pois, ao chegar ao extremo do desprazer, a pessoa eleva tanto a tensão que consegue descarregá-la; busca pela aprovação constante e pela atenção pelo sofrimento, não por suas conquistas e qualidades pessoais.

Corporalmente, o indivíduo costuma apresentar características como: corpo denso e entroncado; tensão no pescoço, na garganta, no trapézio, no diafragma, no abdômen e na pelve; falta de mobilidade; voz com tom de gemido (lamentação); rosto com expressão de desagrado; pés contraídos; falta de estabilidade. O padrão de contenção dessa estrutura é chamado por Lowen de *holding in*, ou seja, reter, conter (Volpi; Volpi, 2003).

Sua característica energética é de sobrecarga.

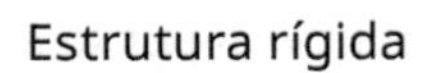

Estrutura rígida

A estrutura rígida pode ser subdividida em três tipos caracterológicos: fálico-narcisista, histérico e compulsivo. Para a apresentação da estrutura, consideraremos apenas a estrutura de base (rígida)[1].

Essa estrutura tem origem na etapa de identificação. Algumas características emocionais e comportamentais mais comuns são: comportamento voltado para a *performance* – poder, conquistas, sedução, extrema organização ou autocobrança (que vai depender do subtipo mais presente na formação do caráter de cada indivíduo); medo de se entregar; dificuldade de conexão com o coração e a sexualidade; uso da razão em detrimento dos sentimentos; arrogância; rigidez e inflexibilidade; ambição; orgulho; agressividade – a passividade é vista como vulnerabilidade.

Corporalmente, o indivíduo costuma apresentar características como: corpo proporcional e harmônico – podendo variar de acordo com o nível de rigidez; cabeça erguida e coluna ereta; tensão na mandíbula e no pescoço; o corpo pode aparentar uma armadura. O padrão de contenção dessa estrutura é chamado por Lowen de *holding back*, em razão do padrão de desconfiança e da dificuldade em se abrir para o mundo (Volpi; Volpi, 2003).

Sua característica energética é de sobrecarga.

Estrutura genital

Essa estrutura foi denominada de *genital* por Wilhelm Reich e seria formada no caso de um indivíduo que não teve nenhum

---

1 Para aprofundar-se nos estudos sobre os subtipos, leia o livro ***O corpo em terapia: a abordagem bioenergética***, de autoria de Alexander Lowen (1977).

comprometimento em seu desenvolvimento, ou seja, um indivíduo totalmente maduro, saudável e autorregulado. Esse caráter é utilizado apenas como referência para o trabalho terapêutico, uma vez que não existem pessoas nesse estado perfeito de saúde mental, física, emocional e energética. Ter em mente o caráter genital é útil como parâmetro que indica o que se gostaria de alcançar por meio da terapia corporal e bioenergética.

4.2.6 Couraças musculares

De modo simplificado, a couraça muscular corresponde ao enrijecimento crônico dos músculos de uma região do corpo que ocorre por conta das situações aversivas vivenciadas pelo indivíduo durante seu desenvolvimento.

Segundo Volpi e Volpi (2003), quando acontece uma situação aversiva, o sistema nervoso autônomo simpático contrai a musculatura do indivíduo, com o objetivo de proteção/defesa. Essa contração se mantém até que o ambiente propicie relaxamento e, quando isso não ocorre, ou quando as contrações ocorrem repetidamente, a musculatura permanece em um estado de tensão. Essa rigidez crônica é o que chamamos de *couraça muscular*.

Além de afetar a maleabilidade da musculatura, a couraça muscular também impede ou reduz a circulação energética no organismo, assim como enrijece as atitudes caracteriais – as excitações e as sensações emocionais ficam bloqueadas. O resultado geral das couraças é uma redução na sensibilidade, na fluidez e na vitalidade do organismo como um todo. Volpi e Volpi (2003) esclarecem que, para compensar o bloqueio gerado por elas, o corpo adota novas formas e posturas – e é em razão disso que conseguimos perceber indícios da estrutura do caráter do indivíduo ao observar seu corpo.

A identificação das couraças musculares e o trabalho com elas são essenciais na bioenergética. As couraças impedem que o indivíduo acesse seu coração e, com isso, sua saúde e seu bem-estar ficam reduzidos.

De acordo com as descobertas de Reich, as couraças musculares estão dispostas em sete segmentos corporais, aos quais ele denominou *segmentos de couraça*. São eles: ocular, oral, cervical, torácico, diafragmático, abdominal e pélvico. Cada um desses segmentos se apresenta no formato de um "cinturão" e compromete todas as estruturas da região, como tecidos, órgãos e músculos. Na Figura 4.2, podemos ver a disposição de cada um deles.

Figura 4.2 – Segmentos de couraça

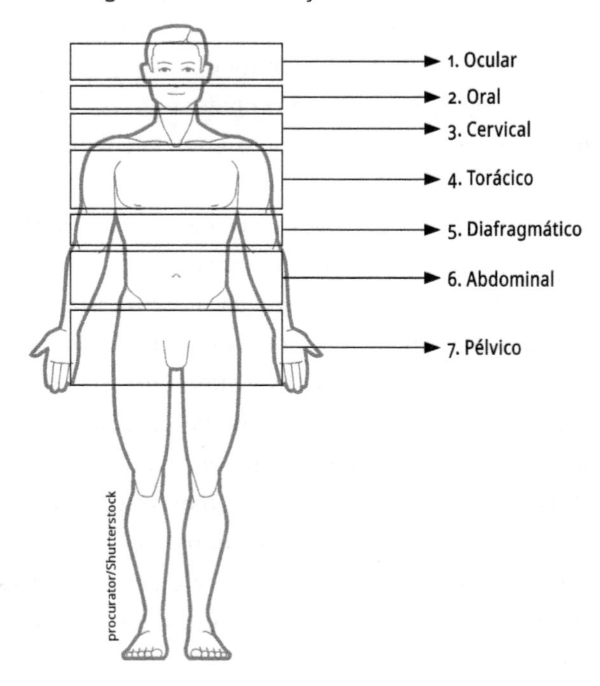

A presença de couraças em cada um desses segmentos pode afetar o indivíduo nos quesitos físicos, emocionais, comportamentais e energéticos, podendo desencadear até mesmo doenças físicas na região correspondente aos segmentos, assim como distúrbios psíquicos relacionados aos segmentos comprometidos em cada uma das estruturas de caráter.

Preste atenção!

Ao identificar um padrão corporal, não se deve "carimbar" o paciente acreditando conhecer tudo a seu respeito. Os padrões corporais são indicativos de estruturas de caráter, de comportamentos, de doenças e de distúrbios específicos, mas isso somente será confirmado por meio de uma troca mais profunda com o paciente e da identificação de outros indicativos que confirmem as suspeitas: história de vida, relato de emoções, pensamentos e comportamentos, histórico médico de doenças e distúrbios psíquicos, entre outros.

4.2.7 Práticas corporais

As práticas corporais ou exercícios são atividades utilizadas no momento de um atendimento terapêutico com a abordagem bioenergética. Essas práticas podem ter diversas funções, sendo as principais: auxiliar no autodesenvolvimento e no amadurecimento das estruturas de caráter; restabelecer a circulação e a distribuição energética adequadas; flexiblizar as couraças musculares, que comprometem tanto o aspecto físico quanto o aspecto energético do organismo. Além disso, podem ter também funções complementares, como: restabelecer o contato do indivíduo com seu corpo; promover a conexão do indivíduo com suas sensações e percepções; recuperar a respiração em sua forma natural.

As práticas corporais são parte essencial de um trabalho terapêutico com as abordagens da psicologia corporal, pois constituem o aspecto principal que diferencia e caracteriza tais abordagens. É por meio do trabalho com o corpo que ocorre a integração entre mente, corpo e energia. Como as couraças musculares estão entre as defesas do ego e do emocional, caso não sejam trabalhadas, impedem o contato completo do indivíduo com seu coração.

Os exercícios adequados para cada caso devem ser definidos pelo terapeuta, de acordo com a necessidade de cada paciente ou modelo de atendimento (individual, grupo, hospitalar etc.). As práticas normalmente estão relacionadas com os segmentos corporais, e cada uma delas tem um objetivo diferente.

No livro *Exercícios de bioenergética: o caminho para uma saúde vibrante*, de Alexander Lowen e Leslie Lowen (1985), é possível conhecer diversas práticas corporais sugeridas pela abordagem. Uma formação específica na área também pode oferecer esse conhecimento detalhado e a indicação do uso adequado de cada exercício.

4.3 Contextualização histórica: de Reich a Lowen

Nesta seção, abordaremos a fundamentação da bioenergética, destacando sua origem, sua história e os principais autores da psicologia corporal.

4.3.1 Wilhelm Reich e a origem da psicologia corporal

Wilhelm Reich foi aluno de Sigmund Freud e, posteriormente, atuou por muitos anos como psicanalista. Por meio de seus estudos e de sua prática clínica, com o passar do tempo, ele constatou que o método utilizado pela psicanálise, o da associação livre de ideias e análise do sintoma isoladamente, apresentava limitações. Começou, então, a fazer sugestões de modificações na teoria e na técnica da psicanálise e, por isso, foi considerado indesejado nas instituições psicanalíticas, sendo expulso da maioria delas. Seguiu seu caminho e desenvolveu a própria teoria.

A principal característica de sua teoria foi a inclusão do corpo e da energia como aspectos essenciais no processo terapêutico. Sentado em frente ao seu paciente, Reich passou a observar não apenas o que era dito, mas também as expressões emocionais e corporais do indivíduo.

A primeira fase de seu trabalho foi chamada de *análise do caráter*, que consistia em considerar o caráter do paciente como um todo durante o processo terapêutico. Ao perceber que alguns padrões emocionais e comportamentais se repetiam, Reich reuniu esses padrões em tipos de caráter e os chamou de *traços de caráter*. Essa etapa de seu trabalho foi importante, pois, a partir da identificação dos traços de caráter de um paciente, era possível reconhecer seus padrões emocionais e comportamentais e direcionar o projeto terapêutico de maneira mais assertiva.

A segunda fase de seu trabalho foi chamada de *vegetoterapia caracteroanalítica*. Segundo Volpi (2019), nessa etapa, a análise do caráter foi revisada e ampliada por Reich, deixando de ser uma terapia apenas psicológica e passando a ser também biofísica, tendo como base as reações neurovegetativas. Reich desenvolveu o conceito de couraças musculares, e o aspecto corporal ganhou destaque em seu trabalho – o que depois veio a integrar o nome da abordagem que atribui sua origem a esse teórico: a psicologia corporal.

Por fim, a terceira fase de seu trabalho foi caracterizada pelo aprofundamento nos estudos referentes à energia – para a qual Reich deu o nome de *orgone*. Essa última fase foi chamada de *orgonoterapia*, a qual posteriormente se consolidou como uma ciência natural, denominada *orgonomia* (Volpi, 2019). Nessa fase, Reich descobriu a importância da energia para a saúde do organismo e constatou que, se um organismo estava bem energeticamente, ou seja, a circulação e a vibração energética estavam fluindo positivamente, ele apresentava maior potencial para a saúde (física e emocional).

A partir desse momento de seu trabalho, a base da teoria e da prática da psicologia corporal, conforme se apresenta até hoje, foi definida, e nela se considera que os aspectos mente, corpo e energia são inseparáveis na construção do bem-estar e da saúde de cada indivíduo, assim como devem fazer parte do processo terapêutico.

Duas das principais obras de Reich são *A análise do caráter* e *A função do orgasmo*.

4.3.2 Federico Navarro: a metodologia da vegetoterapia caracteroanalítica e a disseminação da psicologia corporal no Brasil

Federico Navarro foi um autor pós-reichiano muito importante, pois foi responsável por desenvolver a metodologia de exercícios da vegetoterapia caracteroanalítica, os quais têm como objetivo desbloquear as couraças musculares de cada segmento corporal mapeado por Reich (Volpi, 2019).

Navarro também se destaca na história da psicologia corporal pelo fato de ter divulgado o trabalho de Reich mundo afora, inclusive no Brasil, a partir do ano de 1986 (Volpi, 2019). O autor vinha para o país ministrar formações de orgonoterapeutas, além de participar de congressos e realizar sessões terapêuticas. Foi também responsável por escrever algumas obras que organizam a metodologia reichiana, facilitando para os profissionais da área e interessados o acesso, a compreensão e a aplicação das técnicas da abordagem.

Algumas das principais obras de Navarro são *Caracterologia pós-reichiana*; *Metodologia da vegetoterapia caractero-analítica*; e *Somatopsicopatologia*.

4.3.3 Alexander Lowen e a bioenergética

Alexander Lowen foi responsável pela criação da bioenergética, abordagem neo-reichiana da psicologia corporal. Reich foi professor de Lowen por 12 anos (1940-1952) e também seu terapeuta por 3 anos (1942-1945), mas, antes de conhecer Reich, Lowen já se interessava pela relação mente-corpo em virtude de sua experiência pessoal com atividades esportivas (Lowen, 2017).

Apesar de confiar muito no trabalho de Reich e de ter experimentado pessoalmente seus benefícios, Lowen sentia que algumas alterações no método eram necessárias e se propôs a seguir estudando e aperfeiçoando a abordagem corporal, de modo a adequá-la às suas percepções pessoais.

A bioenergética foi desenvolvida a partir de uma união terapêutica que Lowen fez com um colega de profissão, John Pierrakos. Segundo o autor, nas sessões, Lowen experimentava em si mesmo exercícios corporais, acompanhado por Pierrakos, e avaliava a melhor forma de executá-los, assim como seus efeitos e resultados (Lowen, 2017).

Reconhecendo também a importância do processo analítico na sessão terapêutica, Lowen desenvolveu a própria teoria sobre os tipos de caráter e mudou a nomenclatura de *traços de caráter* para *estruturas de caráter*.

Podemos afirmar que na base de seu trabalho estão os princípios: da busca pelo relaxamento das tensões musculares crônicas; do contato com o chão por meio de exercícios de *grounding*; e da liberação e ampliação da respiração.

O nome *bioenergética* foi definido por Lowen pois, além de entender que o que acontece com o corpo afeta a mente, ele acredita que os processos energéticos do corpo determinam o que acontece tanto na mente quanto no corpo (Lowen, 2017). Para ele, "A bioenergética é uma técnica terapêutica que ajuda o indivíduo a reencontrar-se com o seu corpo e a tirar o mais alto grau de proveito possível da vida que há nele" (Lowen, 2017, p. 36).

Algumas das principais obras do autor são *Bioenergética*; *O corpo em terapia*; e *Medo da vida*.

4.4 Aplicação prática

Podemos considerar que a bioenergética tem como objetivo geral promover a saúde e o bem-estar do indivíduo como um todo, em seus aspectos mentais, emocionais, corporais e energéticos. Para isso, a abordagem propõe os conceitos básicos vistos neste capítulo, que auxiliam na compreensão do indivíduo e na identificação dos padrões negativos e de desequilíbrio que ele apresenta. Com base nessa identificação, é possível desenvolver o projeto terapêutico mais adequado para cada caso.

O projeto terapêutico é essencial para direcionar o trabalho que será realizado com o paciente/cliente. Nele, é definido qual caminho será seguido durante os atendimentos para alcançar um objetivo específico preestabelecido. Para um bom projeto terapêutico, são relevantes os saberes teórico e prático da abordagem, assim como o máximo de conhecimento possível sobre o paciente, grupo ou contexto de atuação.

Para a realização de um trabalho com a bioenergética, é preciso observar e identificar no indivíduo, especialmente, características referentes à carga energética, à história de vida (etapas de desenvolvimento), às estruturas de caráter e às couraças musculares. O conhecimento a respeito desses elementos fornece as informações necessárias para a condução da terapia.

Dependendo de cada contexto e de cada paciente, pode haver dificuldade para acessar e reconhecer claramente todas essas informações. Em um trabalho individual e frequente, por exemplo, é mais fácil. Já em um trabalho individual e pontual, é mais difícil. Nesse caso, apenas uma dessas características já pode ser um indicativo da presença de outras.

Exemplo prático

Se o paciente diz que não foi amamentado (informação sobre seu desenvolvimento), já se sabe que provavelmente ocorreu um comprometimento da etapa de incorporação. Automaticamente, isso indica que pode ser que ele apresente características correspondentes à estrutura de caráter oral. Convém observar, então, em seu corpo, em seu comportamento e em suas emoções se essa percepção condiz com a realidade do paciente.

Nesse caso, foi a informação a respeito do desenvolvimento do paciente que forneceu a base para inferir as demais características, mas isso pode ocorrer também a partir da observação de um comportamento, de uma emoção, de uma característica corporal ou de uma característica energética.

É importante lembrar que os conceitos da abordagem não devem ser utilizados para classificar o paciente, assim como não se deve concluir que ele apresentará características de apenas uma estrutura de caráter. Cada indivíduo é único, e sua individualidade, sua subjetividade e suas limitações devem ser respeitadas. O foco do trabalho deve ser, primeiramente, auxiliar os pacientes em suas necessidades. Os conceitos, as técnicas e as práticas da abordagem devem servir apenas como ferramentas que guiarão esse trabalho.

Os principais instrumentos do trabalho com a bioenergética são a troca verbal e as práticas corporais. Com a troca verbal, é possível conhecer o paciente, sua história, seus comportamentos, suas emoções, sua maneira de pensar, suas relações (amorosas, familiares, profissionais) etc. Por meio das práticas corporais, pode-se trabalhar a flexibilização das couraças e ajudar na circulação e na distribuição energética, assim como nas outras funções complementares dessas práticas.

Em contextos nos quais não exista a possibilidade de utilizar ambos os instrumentos – como no caso de um paciente hospitalar que está com a fala comprometida –, ainda assim se pode realizar o trabalho com a bioenergética. Nessas situações, podem ser adotadas práticas simples de respiração e de relaxamento, por exemplo. Abordaremos, na próxima seção, mais detalhes sobre a utilização da abordagem em cada circunstância.

4.5 Indicações

A bioenergética é uma abordagem com diversas possibilidades de indicação e aplicação, tanto no que se refere ao objetivo em questão quanto no que tange ao contexto de trabalho.

Quanto ao objetivo, podemos considerar opções como: flexibilização e amadurecimento das estruturas de caráter; flexibilização das couraças musculares; relaxamento; conexão consigo mesmo (sensações, corpo, emoções); contato com as emoções; circulação energética; aumento da vitalidade; estímulo à autoexpressão.

Quanto ao contexto de trabalho, podemos apontar situações de atendimento como: individual; hospitalar; em clínicas; em casas de respouso; em grupos.

A seguir, apresentamos algumas possibilidades e cuidados relacionados ao trabalho com a abordagem em cada contexto.

4.5.1 Atendimento individual

O projeto terapêutico no contexto do atendimento individual pode ser muito diverso. É possível realizar desde um trabalho leve, simples, voltado para o bem-estar do indivíduo em geral, até um trabalho bem profundo, voltado para o amadurecimento das estruturas de caráter.

No caso da promoção do bem-estar, o processo terapêutico pode ser de curta, média ou longa duração – podendo ser empreendido em um atendimento único (pontual) ou em atendimentos frequentes. O que vai definir isso é o contexto de trabalho ou o desejo do paciente. Nesse caso, os trabalhos realizados serão mais genéricos: de conexão do paciente com seu corpo, suas sensações e percepções; de relaxamento; de respiração; de circulação energética; de liberação de tensões etc.

No caso do amadurecimento das estruturas de caráter, o processo terapêutico normalmente é de longa duração – com encontros semanais durante alguns meses ou até mesmo anos, o que costuma acontecer em consultório particular, com atendimentos de 50 minutos a 1 hora e 30 minutos, uma vez por semana. O interessante desse modelo é a oportunidade de explorar a abordagem de maneira mais completa, buscando-se aprofundar a conexão com o paciente e fazer uma anamnese e um projeto terapêutico bem detalhados e minuciosos. Em razão da profundidade e da responsabilidade que esse atendimento exige, o ideal é que o terapeuta que queira seguir nesse caminho faça uma especialização específica e, no início de sua carreira, realize supervisão com um profissional experiente.

4.5.2 Atendimento hospitalar (clínicas, casas de repouso, internação domiciliar etc.)

No contexto hospitalar, os atendimentos normalmente oferecem menos privacidade, menos tempo de atendimento, e os pacientes costumam apresentar condições físicas mais limitadas. Podem ocorrer de modo individual ou em grupo, costumam ser mais pontuais, e as práticas utilizadas são mais simples. O objetivo principal desse modelo de atendimento pode ser promover o bem-estar geral ou auxiliar no processo de tratamento e recuperação de um estado de saúde específico.

No caso da promoção do bem-estar, é necessário considerar que estar em situação de internamento, por doenças pontuais, graves ou crônicas, pode ser muito desestabilizador emocional, física e energeticamente. O objetivo é restabelecer um pouco dessa vitalidade que fica reduzida nessas situações. Isso pode, até mesmo, colaborar para a recuperação do paciente. O projeto terapêutico pode ser definido de acordo com cada caso, tendo em vista objetivos mais específicos: auxiliar o paciente a relaxar e se desligar da preocupação com seu estado de saúde; desconectar-se da situação de internamento por um momento; promover a percepção e a conexão consigo mesmo, seu corpo e suas sensações; promover uma respiração consciente, leve e relaxada, entre outros.

No caso de auxílio em estados de saúde específicos – doenças, cirurgias, dores etc. –, é preciso que as práticas sejam delineadas conforme a necessidade e a situação de cada paciente. No caso de uma cirurgia (antes ou depois do procedimento), o terapeuta pode aplicar práticas de relaxamento e de respiração que podem auxiliar tanto na recuperação do estado de saúde quanto no objetivo de se desligar do ambiente hospitalar e das preocupações.

No caso de uma doença específica, como câncer de colo de útero ou de próstata, ambos localizados na região do segmento pélvico, o terapeuta pode aplicar práticas de conexão com tal região do corpo para que o paciente perceba a região e faça circular a energia, se possível fazendo movimentos na região para soltar tensões etc. De maneira geral, o objetivo, nesses casos, é proporcionar mais vitalidade para a região necessária, a fim de que a capacidade de autorregulação seja potencializada.

Preste atenção!

O trabalho em contexto hospitalar requer bastante cuidado e sutileza. É fundamental identificar o estado emocional do paciente, se ele consegue lidar com o assunto, qual é seu estado de saúde física, quais são suas possibilidades e

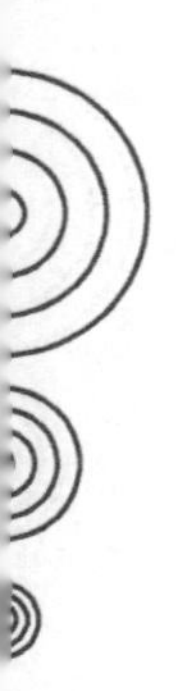

limitações de movimento etc. Caso o terapeuta perceba que as opções de trabalho em tal situação são muito limitadas, deve aplicar práticas genéricas, como as destinadas à promoção do bem-estar.

4.5.3 Trabalhos em grupo

Os atendimentos em grupo podem ocorrer em contexto bem variados, por isso, para realizar esse modelo de trabalho, é importante considerar questões como: o ambiente de realização do trabalho; o perfil dos participantes; o estado de saúde emocional e física dos participantes; o contexto no qual a terapia será aplicada; o tamanho do grupo; a frequência e/ou continuidade de trabalho com o mesmo grupo.

Importante!

Conhecer as possibilidades, as limitações e as necessidades de cada grupo auxiliará na definição do projeto mais adequado para cada cenário. O objetivo do trabalho pode ser, novamente, a promoção do bem-estar ou a realização de um trabalho mais aprofundado.

O trabalho com foco na promoção do bem-estar costuma ser adequado em contextos nos quais os grupos são grandes, quando não se conhecem profundamente os participantes ou quando não há uma continuidade garantida dos encontros – a situação de atendimento pode contemplar todas essas alternativas ou apenas uma delas. O indicado, nesses casos, é definir um projeto terapêutico mais simples e genérico, que traga benefícios para todos, sem o risco de desestabilizar os participantes, como práticas de relaxamento, de respiração, de contato com o corpo e as sensações, entre outras.

No caso de um trabalho mais aprofundado, este costuma ser adequado para grupos pequenos, nos quais se conheça mais detalhadamente cada um dos participantes e haja uma continuidade dos encontros. Nesse casos, é possível dar uma atenção individualizada, se necessário, e o projeto terapêutico pode até mesmo incluir um momento para elaboração dos conteúdos suscitados pelos participantes durante as práticas. Em grupos desse perfil, o terapeuta pode trabalhar temas mais delicados e práticas mais intensas. Ainda assim, deve avaliar se considera realmente necessário aplicar práticas desse tipo, colocando a saúde e o bem-estar do paciente sempre em primeiro lugar. Para a aplicação desse modelo de trabalho, o indicado é que o terapeuta faça uma especialização específica, assim como uma supervisão com um profissional experiente na área.

Lowen (1985) apresenta algumas reflexões importantes a respeito dos trabalhos com grupos. Ele destaca que o papel do condutor da atividade (terapeuta) é duplo: deve dirigir adequadamente o grupo e, concomitantemente, interpretar para cada participante o significado de suas experiências corporais. É importante que se mantenha sempre atento a tudo o que está acontecendo e que, se possível, realize as práticas junto aos participantes – isso o ajudará a corrigir exercícios, posições etc. O autor ressalta também que é interessante explicar para os participantes o propósito de cada exercício e o objetivo global do trabalho corporal.

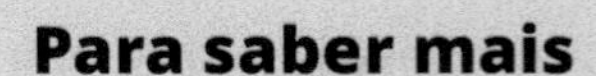

Para saber mais

CENTRO REICHIANO & VOLPI PSICOLOGIA CORPORAL. Disponível em: <https://www.centroreichiano.com.br/>. Acesso em: 11 jan. 2022.

O Centro Reichiano é um dos principais centros brasileiros de formação de profissionais especialistas em psicologia corporal reichiana e bioenergética. No *site*, é possível encontrar explicações a respeito das abordagens, assim como diversos anais dos congressos anuais de psicologia corporal, que tratam de muitos temas relacionados às psicoterapias corporais.

LOWEN, A. **Bioenergética**. Tradução de Maria Silvia Mourão Netto. São Paulo: Summus, 2017.

Nesse livro, Lowen apresenta a linha do tempo do desenvolvimento da abordagem, que vai de Reich até a bioenergética; conceitos a respeito de energia, corpo e mecanismos de defesa; as estruturas de caráter em seus aspectos psíquicos, corporais e energéticos e fatores históricos; além de algumas práticas corporais.

LOWEN, A. **Exercícios de bioenergética**: o caminho para uma saúde vibrante. Tradução de Vera Lucia Marinho e Suzana Domingues de Castro. São Paulo: Ágora, 1985.

Nessa obra, Lowen traz explicações detalhadas a respeito de respiração, *grounding*, sexualidade, autoconhecimento e autoexpressão, bem como apresenta diversas práticas corporais para diferentes situações de atendimento.

LOWEN, A. **O corpo em terapia**: a abordagem bioenergética. Tradução de Maria Silvia Mourão Netto. São Paulo: Summus, 1977.

Lowen explica, nesse livro, como foi o início da abordagem e como se desenvolveram as técnicas analíticas. Além disso, discute os conceitos básicos da psicanálise, como o princípio do prazer e o princípio da realidade; aspectos essenciais do desenvolvimento da abordagem bioenergética; e detalhes a respeito das estruturas de caráter.

VOLPI, J. H.; VOLPI, S. M. **Reich**: a análise bioenergética. Curitiba: Centro Reichiano, 2003.

Nesse livro, os autores apresentam a história do desenvolvimento da bioenegética, conceitos correlatos, detalhes referentes às estruturas de caráter e reflexões sobre temas abordados em algumas obras de Lowen.

Síntese

Neste capítulo, tratamos da bioenergética, uma abordagem neo-reichiana, desenvolvida por Alexander Lowen e pertencente à área da psicologia corporal. A visão de homem e de mundo dessa abordagem tem como característica principal a compreensão de que a mente, o corpo e a energia estão interligados e são igualmente determinantes na formação e no modo de ser e de se comportar de um indivíduo.

Também analisamos conceitos básicos da abordagem, como: autorregulação; mecanismos de defesa; carga energética; etapas do desenvolvimento; estruturas de caráter; couraças musculares;

e práticas corporais. Esses conhecimentos são essenciais para quem quer compreender a bioenergética ou atuar nesse campo.

Ainda, contextualizamos historicamente a abordagem, que teve seu começo com Wilhelm Reich, pai da psicologia corporal, até chegar ao desenvolvimento da bioenergética. Por fim, detalhamos a aplicação prática da abordagem, assim como as possibilidades relativas aos objetivos e aos modelos de trabalho na área.

Questões para revisão

1. Descreva a visão de homem e de mundo segundo a abordagem bioenergética.

2. Explique como você descreveria o objetivo da terapia por meio da abordagem bioenergética.

3. Com relação à origem histórica da bioenergética, analise as afirmativas a seguir e assinale V para as verdadeiras e F para as falsas.
   ( ) Federico Navarro foi um dos principais responsáveis por disseminar a psicologia corporal no Brasil.
   ( ) Alexander Lowen foi aluno de Freud e psicanalista antes de desenvolver a abordagem bioenergética.
   ( ) Wilhelm Reich foi responsável por desenvolver a teoria que, posteriormente, deu origem à psicologia corporal.
   ( ) Antes de desenvolver a abordagem bioenergética, Alexander Lowen foi aluno e paciente de Wilhelm Reich.
   ( ) O relaxamento das tensões musculares, o *grounding* e a respiração estão na base do trabalho com a bioenergética.

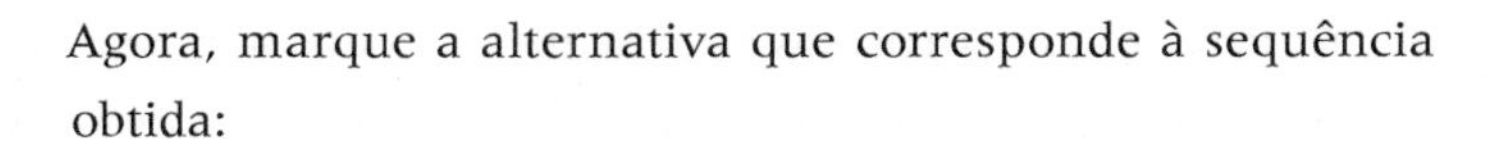

Agora, marque a alternativa que corresponde à sequência obtida:

a) F, V, V, V, F.
b) V, F, F, V, V.
c) V, F, V, F, V.
d) V, F, V, V, V.
e) F, V, V, F, F.

4. A respeito das etapas do desenvolvimento emocional, assinale a alternativa **incorreta**:
   a) As vivências mais relevantes na formação das estruturas de caráter de um indivíduo ocorrem desde a fecundação até a puberdade.
   b) As vivências do indivíduo durante seu desenvolvimento impactam seu organismo nos quesitos energético, corporal e psíquico.
   c) Se a mãe, enquanto ainda estiver gestando, passar por situações traumáticas, isso não afetará o bebê e a formação de seu caráter.
   d) As etapas do desenvolvimento são: sustentação, incorporação, produção, identificação e formação do caráter.
   e) Durante a etapa de produção, o ritmo da criança, no que se refere ao controle dos esfíncteres, deve ser respeitado. Dessa forma, ela terá um registro positivo de tal aspecto de seu desenvolvimento.

5. Com relação às estruturas de caráter e às couraças musculares, assinale V para as afirmativas verdadeiras e F para as falsas.
   ( ) As couraças musculares são enrijecimentos crônicos de músculos de uma região do corpo.
   ( ) As estruturas de caráter são indicadores de padrões de funcionamento do indivíduo, relativos ao âmbito emocional, comportamental, corporal ou energético.
   ( ) As couraças musculares são distribuídas em sete segmentos corporais: ocular, oral, cervical, torácico, diafragmático, abdominal e pélvico.
   ( ) Ao identificar uma estrutura de caráter ou uma couraça muscular, o terapeuta pode concluir que já conhece totalmente o indivíduo. Como detentor do conhecimento, não precisa validar suas percepções com ele e pode seguir para o projeto terapêutico.
   ( ) As estruturas de caráter são divididas em cinco tipos básicos: esquizoide, oral, psicopático, masoquista e rígido.

   Agora, assinale a alternativa que corresponde à sequência correta:

   a) V, F, V, F, V.
   b) V, F, F, V, V.
   c) V, V, V, F, V.
   d) V, F, V, V, V.
   e) F, V, D, F, F.

Questões para reflexão

1. Como você avalia o benefício da terapia bioenergética no contexto hospitalar?

2. Você concorda que a mente, o corpo e a energia estão interligados e interferem na saúde e no bem-estar do organismo? Justifique.

3. Se você fosse elaborar um projeto terapêutico para um paciente com estrutura de caráter predominantemente esquizoide, quais tipos de práticas utilizaria e por quê?

4. Se um paciente relatasse que ele se cobra demais e tem obsessão por limpeza e organização, quais inferências você faria a respeito de sua história de vida, carga energética, estrutura de caráter e couraças musculares?

5. Em um trabalho em grupo, que informações você consideraria importantes para organizar o projeto terapêutico que realizará?

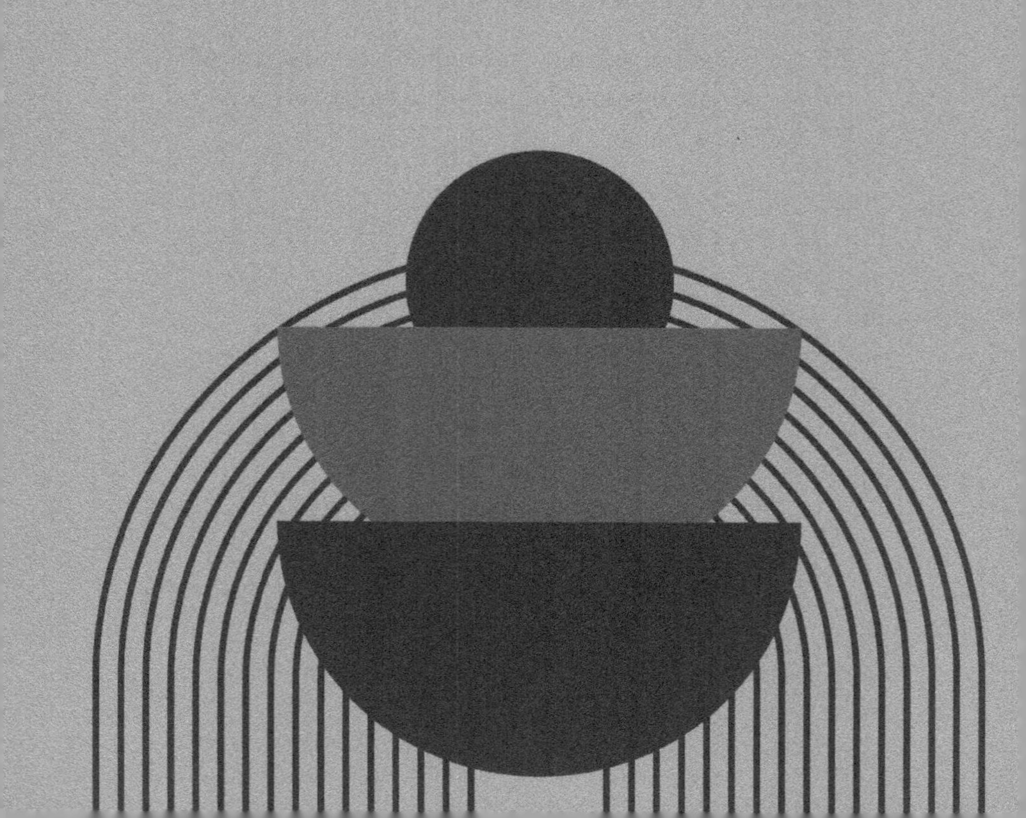

Capítulo 5

Teoria de florais

Benilda Luiza Klingelfus

"Não tenhamos medo de mergulhar na vida. Estamos aqui para adquirir experiência e conhecimento e aprenderemos pouco se não dermos o máximo de nós mesmos."

(Edward Bach)

Conteúdos do capítulo:

- Vida e filosofia de Edward Bach.
- Fundamentos e conceito da terapia floral.
- Atuação dos florais.
- Grupos florais nacionais e internacionais aplicados à terapia floral.
- O profissional terapeuta.

Após o estudo deste capítulo, você será capaz de:

1. discorrer sobre a vida e a filosofia de Edward Bach;
2. entender os fundamentos da terapia floral;
3. compreender o que é e como atuam os florais;
4. identificar os diversos grupos florais;
5. realizar anamnese e propor a indicação terapêutica de modo seguro e assertivo.

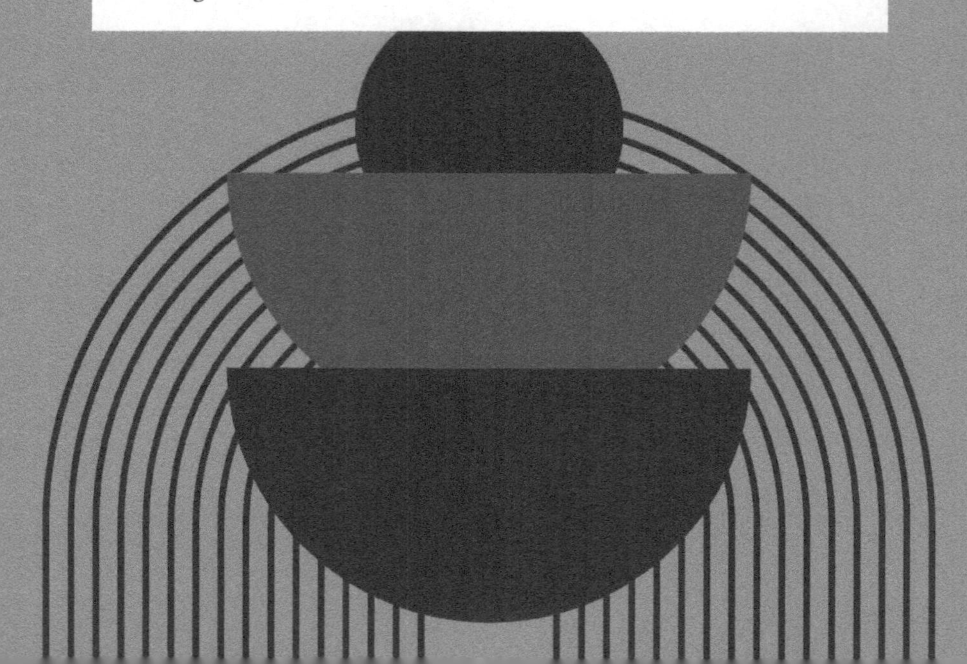

5.1 Conhecendo a terapia floral

Ao analisarmos a história da saúde, observamos que diferentes culturas sempre buscaram na natureza a cura para seus males. Nos campos do País de Gales, no Reino Unido, os florais de Bach e outras essências vibracionais são preparados há mais de 50 anos, seguindo rigorosamente os critérios e as orientações deixados pelo Dr. Edward Bach. O médico de Gales estudou criteriosamente cada flor e planta utilizada em seus florais, mergulhou na botânica, na química e na filosofia e preocupou-se em obter suas essências em seu local de origem. Para garantir sua genética e sua ação vibracional, era fundamental preservar toda a sua composição, proveniente do local e do solo (Barnard, 2018).

Bach, durante toda a sua vida, tentou mostrar como a saúde e a doença estão intimamente ligadas à maneira de uma pessoa viver e à necessidade de introduzir mudanças nesse estilo de vida. Ele não separou o indivíduo da doença (visão holística), acreditando que o que acontecia ao corpo físico estava diretamente relacionado à mentalidade do paciente, às suas condições espirituais e emocionais. Por fim, salientou a importância de cada um aprender a assumir a responsabilidade pela própria saúde (Barnard, 2018).

O tratamento com os florais consiste na remoção da causa real da doença. Um tratamento bem-sucedido de uma doença física é mais que um tratamento temporário – a causa real não se origina no físico, e o tratamento voltado somente ao físico não encontrará a cura verdadeira. A causa real se encontra no conflito entre a alma e a personalidade humana e o eu superior. Bach era convicto ao dizer que a eliminação dos sintomas da doença é um alívio temporário: se a causa não for reconhecida e tratada, o processo não ocorrerá exclusivamente no nível físico (Barnard, 2018).

Bach observou o ser acima de tudo e seu grande objetivo sempre foi permitir que as pessoas reconhecessem que a saúde e a doença estão intimamente ligadas, que o estilo de vida deve ser mudado e que aquilo que acontece com o corpo físico está intimamente associado ao estado emocional, à mente. Os florais foram desenvolvidos para nos ajudar no autoconhecimento e na autocura. O tratamento com as essências florais visa a um modo simples de se cuidar, mas essa terapia deve ser encarada com muita responsabilidade, seriedade e ética. Utilizar os florais e/ou tratar os outros sem compreender a origem da cura é deixar de perceber o contexto da filosofia de Bach (Barnard, 2018).

5.2 História da terapia floral: vida e filosofia de Edward Bach

Desde a infância, Bach sempre teve seu olhar voltado para a natureza e para a humanidade. Edward Bach estudou no University College Hospital, em Cambridge, e formou-se em Saúde Pública em 1912, aos 26 anos. Desde a fase de estudante, dedicava seu tempo a acompanhar seus pacientes e a observar seu estado emocional, escutando com atenção suas queixas, e compreendeu que a cura real estava relacionada ao seu estado emocional. Nessa época, o médico inglês já percebia que tratar o paciente com um olhar voltado apenas a seus sintomas físicos não seria suficiente. A pessoa necessitava de cuidados para seus medos e suas angústias. Insatisfeito com a prática médica tradicional, buscava outras formas para tratar seus pacientes (Howard, 2018).

No início de sua carreira, trabalhou no Pronto Socorro de Londres e logo se especializou em bacteriologia. Realizou suas primeiras pesquisas observando as bactérias que habitavam o intestino humano e sua relação com as doenças crônicas, incluindo o câncer. Bach isolou sete tipos de bactérias e desenvolveu sete vacinas, denominadas *vacinas de Bach*. Esse trabalho lhe rendeu reconhecimento na ocasião em que publicou seu artigo "Toxemia intestinal" (1924) (Howard, 2018).

Em 1919, o médico inglês passou a trabalhar no Hospital Homeopático de Londres (London Homeopatic Hospital) como bacteriologista, quando conheceu a homeopatia. Estudou o *Organon* de Hahnemann (*Organon da arte de cuidar*, 1810) e tornou-se médico homeopata (Barnard, 2018).

Com seu conhecimento em homeopatia, transformou suas vacinas em nosódios, pois compreendia que essa forma farmacêutica seria mais fácil de administrar em seus pacientes. O preparo seguia os princípios de trituração e manipulação homeopática. Foi também quando Bach passou a prescrever os nosódios e a observar principalmente as características emocionais dos pacientes. Já nessa fase, não se interessava muito pela doença física, e sim pelo estado emocional de cada paciente: afirmava que o cuidado deveria ser focado na pessoa, e não na doença (Howard, 2018).

Curiosidade

Nosódio é um medicamento homeopático preparado a partir de amostras patológicas de animais ou vegetais (Rabanes, 2005).

Bach identificou na homeopatia sua forma de pensar, segundo a qual se deveria levar em conta o doente, e não a doença. Com o médico Charles E. Wheeler, escreveu o livro *Doença crônica:*

uma hipótese de trabalho (1925), no qual descreve as consequências da alimentação inadequada e defende a prática da ingestão de alimentos crus como uma maneira de evitar doenças como o câncer (Barnard, 2018).

Bach era muito criterioso e estudou detalhadamente a metodologia de Hahnemann, a ponto de concluir que a homeopatia exigiria muita técnica e habilidade para o preparo, salientando que a forma de administração do medicamento seria fundamental para o êxito do tratamento. No entanto, Bach procurava algo simples, que fosse acessível às pessoas, de modo que elas pudessem obter seus remédios das plantas e cuidar de sua família.

Em 1930, descontente com a medicina que praticava, Bach decidiu abandonar seu consultório e se mudar para a região ao sul de Gales, onde desenvolveu seu trabalho com os florais, além de ter escrito suas pesquisas e seus trabalhos, os quais fundamentam sua filosofia. No período de 1931 a 1932, Bach buscou apresentar à sociedade médica uma filosofia com novos medicamentos para o cuidado do ser como um todo (Howard, 2018).

Em um de seus escritos, publicado em 1935, Bach (2018b, p. 53) afirma: "Precisamos muito voltar a ter a sabedoria para perceber que dentro de nós está toda a verdade. Precisamos lembrar que não necessitamos de conselhos ou ensinamentos, exceto aqueles que estão dentro de nós".

O maior objetivo de Bach sempre foi permitir que qualquer pessoa pudesse encontrar de maneira simples, por meio da natureza, a saúde e o bem-estar de sua família. Cada um poderia utilizar seus remédios, provenientes das flores, sendo médico ou não, e cada vez mais pessoas teriam acesso aos tratamentos. Os florais não oferecem perigo à saúde e atuam vibracionalmente, restaurando o equilíbrio entre corpo, mente e alma (Scheffer, 2010).

Bach sempre buscou um efeito no comportamento mental e emocional de cada indivíduo, e seu primeiro floral foi baseado em sua própria forma de agir e de pensar. Era descrito como ativo e agitado, pensador e inteligente, explosivo e dinâmico, tenso e irritado, porém, quando positivo e tranquilo, sabia ser gentil, equilibrado e descontraído. Além disso, por conta do câncer de intestino, sentia muitas dores. Iniciou sua busca estudando detalhadamente as flores, passava dias pesquisando as características botânicas das plantas e sua forma de agir em relação à natureza, encontrando seu primeiro floral, Impatiens, em 1928 (Barnard, 2018).

Da mesma forma, observou as pessoas e buscou nos campos de Gales flores e plantas que poderiam auxiliar no tratamento da saúde de seus pacientes, por intermédio da natureza. Desenvolveu os 38 florais conhecidos como *florais de Bach*, o primeiro grupo de florais, criado nos anos 1930, lançando uma nova forma de cuidar das pessoas.

5.3 O que é terapia floral?

A terapia floral emprega **essências de flores e plantas** para a estimulação da saúde, fundamentando-se na promoção da saúde e na prevenção de doenças. Segundo Kaminski e Katz (1997, p. 5-6), "A saúde é a capacidade de participar plenamente dos ritmos da vida, enfrentando desafios, significa o envolvimento pleno do corpo e da mente em tudo que fazemos – no trabalho, na vida familiar e social, na expressão criativa e na contemplação interior".

De modo natural, a terapia floral fornece o autoconhecimento, a saúde total e verdadeira, mostrando que somos capazes de assumir a responsabilidade em relação aos desafios da vida. Desperta em nós virtudes, fazendo o corpo passar a uma energia mais elevada (Bear; Bellucco, 2005).

Assim como o reiki, a cromoterapia, a homeopatia, entre outras, a terapia floral está inserida no grupo das terapias vibracionais. Atualmente explicada por meio da física quântica, a cura vibracional admite que somos um complexo energético com campos de energia dinâmicos, e esse sistema equilibra nosso eu interior de modo sutil, recuperando nosso equilíbrio entre corpo, mente e alma (Duques, 2000).

No modelo vibracional, a doença é o resultado de um desequilíbrio do fluxo da energia vital para os sistemas energéticos. Os florais se destacam quando desejamos ultrapassar obstáculos, mudar hábitos e nos libertar de situações aparentemente muito difíceis de superar. Dessa forma, ressaltamos que os florais não mudam a vida ou o que está ao nosso redor, e sim nossas atitudes diante da vida, construindo um bem-estar e uma visão positiva.

Para saber mais

GERBER, R. **Medicina vibracional**: uma medicina para o futuro. 10. ed. São Paulo: Cultrix, 2018.

Nessa obra, Richard Gerber nos leva a compreender uma nova forma de analisar a saúde, uma nova medicina.

A essência floral é a força vibracional da flor transferida para a água por ação do calor. Sua função principal é a promoção da saúde e a prevenção de doenças. Caracteriza-se pela transferência da energia vital da flor para uma água pura da fonte. Não é como o medicamento alopático, pois não causa impacto direto sobre a bioquímica de nosso corpo. Promove, de maneira sutil, uma mudança agindo por meio da ressonância vibracional, e não da intervenção bioquímica. As essências estimulam um diálogo interior com aspectos ocultos de nosso eu, despertando profundos arquétipos psicológicos e dando-nos acesso às suas mensagens (Kaminski; Katz, 1997).

As essências florais auxiliam na mudança de energias vibracionais indesejadas ou inadequadas em estados positivos que promovem o equilíbrio e a saúde. Como resultados, obtêm-se mudanças emocionais e mentais, as quais ainda vão causar mudanças fisiológicas. Os florais são catalisadores que aceleram o atuam diretamente no processo de transformação interior, o que pode ser observado nas mudanças de nossas atitudes, que permanecerão em nós ao longo de nossa vida (Kaminski; Katz, 1997).

Os florais constituem-se em um sistema de cura que, com o intuito de promover a saúde emocional de cada indivíduo, trata a personalidade, o temperamento, em vez visar ao estado físico. Dessa forma, estados emocionais como medo, insegurança, tristeza e ansiedade são tratados em primeiro lugar, promovendo a recuperação da saúde física (Howard, 2018).

Os florais selecionados por Bach apresentam algumas características específicas, tais como:

> A personalidade da planta se assemelha à personalidade do indivíduo;
>
> Atuam sobre o emocional, o equilíbrio Corpo/Alma, sem afetar a bioquímica do nosso organismo;
>
> São obtidas de forma simples das flores e algumas plantas que não podem causar mal ao nosso organismo, por isso não apresentam efeitos adversos;
>
> Sua ação consiste em despertar nossas virtudes, resultando em nós o bem-estar e o equilíbrio emocional. (Scheffer, 2010, p. 10-11)

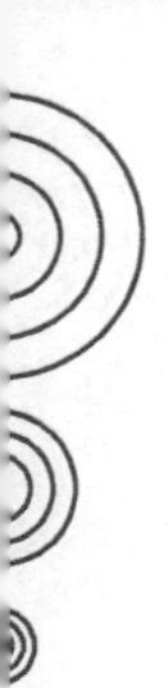

Importante!

A terapia floral não tem o propósito de contrariar a medicina tradicional ou a alopatia, e sim contribuir para a promoção da saúde e a prevenção de doenças.

5.4 Métodos de obtenção das essências florais

Para a obtenção das essências florais, são empregados dois métodos específicos, o que os diferencia da homeopatia. A homeopatia fundamenta-se em uma série de diluições e sucussões. Os florais são preparados pela ação direta da energia solar ou aquecimento, como abordaremos a seguir com base em Barnard (2018).

5.4.1 Método solar

O método solar consiste em um método muito específico para a obtenção dos florais de Bach, pois seu desejo era obter a essência das flores em seu maior nível energético. Bach, inspirado nas pesquisas de Paracelso, pensou em obter as essências do orvalho das flores, mas logo desistiu dessa ideia e desenvolveu o método solar, que consiste em colher as flores ao amanhecer. O dia deve estar totalmente ensolarado sem risco de ser encoberto pelas nuvens, o que forçaria o encerramento de todo o processo.

As flores coletadas de vários locais são, então, acondicionadas em um recipiente de vidro contendo água obtida da fonte e expostas ao sol durante 2 a 7 horas, até que comecem a murchar. A seguir, separam-se as pétalas da água, a qual é coletada em um frasco âmbar e adicionada a um tipo de conhaque (*brandy*) na proporção 1:1, isto é, uma parte de água com a essência floral obtida e uma parte de conhaque na mesma proporção. Bach exigia que esse processo fosse realizado no local onde as plantas são coletadas. Esse líquido obtido é denominado *solução-mãe* ou *tintura-mãe*, a partir da qual se fazem a segunda diluição, que é chamada *solução-estoque*, e a próxima diluição, denominada *solução de uso* (Barnard, 2018).

As essências florais são obtidas por um método totalmente específico, no qual são preparadas por infusão, mas por meio da ação do sol sobre as pétalas das flores. Assim Bach descreveu a forma de preparo da essência floral:

> Os quatro elementos são envolvidos: a terra para nutrir a planta; o ar do qual ela se alimenta; o sol ou fogo para permitir-lhe comunicar seu poder e a água para ser enriquecida com sua cura magnética. Ao final de todo o processo, a essência-mãe deve ser acondicionada em frasco âmbar e armazenada ao abrigo da luz. (Kaminski; Katz, 1997)

São preparados pelo método solar: Agrimony, Centaury, Cerato, Chicory, Clematis, Gentian, Gorse, Heather, Impatiens, Mimulus, Oak, Olive, Rock Rose, Rock Water, Scleranthus, Wild Oat, Vervain, Vine, Water Violet e White Chestnut (Barnard, 2018).

5.4.2 Método da fervura

Algumas essências foram desenvolvidas pelo método da fervura, provavelmente porque as flores usadas apresentavam o auge da floração em fevereiro e a exposição ao sol seria muito difícil. Além disso, alguns florais são obtidos de plantas lenhosas, o que torna mais trabalhoso o processo de extração. As plantas são igualmente coletadas nas primeiras horas da manhã (a origem da água seriam as fontes) e fervidas em panela esmaltada, por meia hora. Ao filtrado acondicionado em frasco âmbar adiciona-se conhaque como conservante na proporção 1:1. A solução-mãe é igualmente armazenada em frasco âmbar, sob proteção da ação da luz (Barnard, 2018).

Bach utilizou a fervura para os seguintes remédios: Aspem, Chestnut Bud (brotos da árvore), Cherry Plum, Star of Bethlehem, Holly, Elm, Walnut, Sweet Chestnut, Hornbeam, Red Chestnut e Pine (Barnard, 2018).

Preste atenção!

Em ambos os métodos, obtém-se a solução-mãe. A diluição seguinte dessa solução-mãe para o segundo nível é denominada *estoque*, e o terceiro nível de diluição é conhecido como *concentração de dosagem* (ou *solução para o uso*). A solução-estoque é acondicionada em frascos de 10 ou 20 mL, e são essas soluções que são utilizadas para o fracionamento em gotas com vistas ao preparo da composição final (Barnard, 2018).

5.5 Florais de Bach

Os 38 florais constituem o sistema de cura no qual cada planta foi estudada de acordo com sua função primeira – tratar a mente (Howard, 2018).

Em 1930, Bach publicou o artigo "Algumas considerações fundamentais sobre doença e cura", no qual descreve: "A função do médico é ajudar o paciente a corrigir sua falha espiritual e lhe dar os remédios que o ajudarão a efetuar essa correção no plano físico. A mente mais saudável fará a cura do corpo por si" (Bach, 2018a, p. 199).

Na visão de saúde de Bach, era fundamental que o corpo não se tornasse um campo de batalha para a medicina. Por isso, sempre afirmou: "Trate a causa da doença e não se ocupe apenas com os sintomas, a causa não será encontrada, através do olhar materialista da ciência" (Bach citado por Barnard, 2018, p. 27-30).

5.5.1 Análise das flores e seus arquétipos

O trabalho de pesquisa de Bach se iniciou em um jantar de seu grupo maçônico em que, entediado, passou a observar as pessoas, percebendo que havia estados emocionais semelhantes dentro de alguns grupos, os quais definiam sua personalidade e seu comportamento, caracterizando estados de saúde ou doença. Associando essa percepção à sua ideia de que a doença começava com os problemas emocionais, e não físicos, começou a pensar nos componentes de medicamentos para tratar tais características, buscando encontrar plantas que fossem equivalentes aos tipos identificados. Nos livros de botânica, estudava as características da planta, mas precisava fazer a relação entre elas e os comportamentos das pessoas. Por esse motivo, seu verdadeiro laboratório foi o campo, onde dedicava horas estudando as plantas (Barnard, 2018).

Bach passava dias observando a natureza, as flores, o local onde nasciam, o tipo de solo que escolhiam, a cor, o formato e o número de pétalas, tudo dizia algo sobre aquela personalidade (Barnard, 2018).

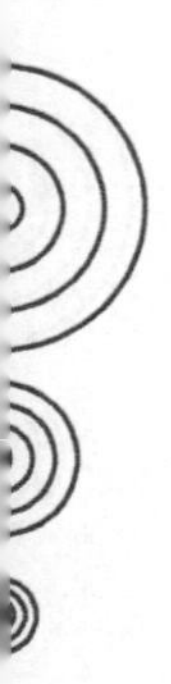

O primeiro floral concluído foi o Impatiens, em 1930, descrito como remédio para a dor aguda, do tipo nevrálgica, dores de cabeça intensas, dores no nervo ciático, nevralgias agudas e dores agudas causadas por doenças malignas (Barnard, 2018).

5.5.2 Os 38 florais de Bach

No início dos anos 1930, Bach, com 43 anos e inconformado com a medicina ortodoxa, dedicou-se às pesquisas em busca de um tratamento simples e natural, que o levariam para além de seus estudos encontrados no *Organon* de Hahnemann. Os florias de Bach apresentam três características fundamentais:

> O conceito de saúde e doença de Edward Bach não se fundamenta nos sintomas físicos e sim em estados de desequilíbrio da alma, sentimentos negativos.
>
> Novos e diferentes, obtidos por métodos simples e naturais usados para obter as energias curativas das flores, e dessa forma o floral atua diretamente, sem efeitos adversos ou incompatibilidade com outros medicamentos.
>
> Acessível a mais pessoas por ser inócuo, isto é, não causa efeitos adversos, promovendo a cura e o autoconhecimento. (Scheffer, 2010, p. 11)

No início, sob a influência de Hahnemann e dos princípios da homeopatia, buscou flores e essências florais que remetessem à nossa personalidade, como os remédios de fundo da homeopatia, os quais nos definem. Em suas pesquisas, encontrou os 12 primeiros florais, denominados *os 12 curadores* (Barnard; Chamas, 2016).

Quadro 5.1 – Os 12 curadores

Nome	Função
Agrimony	Para pessoas que escondem seus sentimentos com um sorriso e aparência feliz.
Cerato	Para pessoas indecisas, que não confiam em si mesmas.
Chicory	Para pessoas amáveis e gentis, porém com necessidade de receber atenção de todos.
Clematis	Para pessoas de natureza criativa e artística, mas sonhadoras, sem muito interesse pela vida.
Gentian	Para pessoas com desânimo causado por perda ou fracasso.
Impatiens	Para pessoas impacientes, facilmente irritáveis, explosivas. Muito dinâmicas e rápidas, sem paciência com o tempo dos outros.
Mimulus	Para pessoas com medo de alguma coisa, como de escuro ou de ficar doente.
Rock Rose	Para pessoas com medo extremo, terror, pânico, às vezes sem razão.
Scleranthus	Para pessoas angustiadas por conta de indecisão.
Vervain	Para pessoas rígidas com seu ponto de vista, que não aceitam a opinião dos outros.
Water Violet	Para pessoas mais reservadas, silenciosas, que não gostam de chamar a atenção sobre si.

Fonte: Elaborado com base em Howard, 2018.

Ao trabalhar com esse grupo de florais e observar seus pacientes, Bach verificou que deveria tratar de situações crônicas que estariam interferindo na eficácia do tratamento, características que já estavam instaladas no emocional e comportamental de cada pessoa, mas que precisavam ser tratadas. Desenvolveu, então, o segundo grupo de florais, conhecidos como *os sete auxiliares* (Barnard; Chama, 2016).

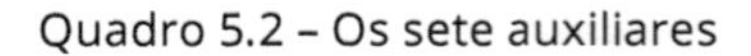

Quadro 5.2 – Os sete auxiliares

Nome	Função
Gorse	Para pessoas com total desesperança.
Heather	Para pessoas que falam muito, que cutucam e que tocam as pessoas quando falam.
Oak	Para pessoas batalhadoras, que não se intimidam com a adversidade, resistentes e confiantes. Que não sabem a hora de parar pelo seu próprio bem.
Olive	Para pessoas com exaustão, cansaço demasiado.
Rock Water	Para pessoas muito rigorosas consigo mesmas, como no caso de excesso de religiosidade.
Vine	Para pessoas autoconfiantes, líderes por natureza, porém excessivamente diretas e objetivas, infelizes por seu temperamento.
Wild Oat	Para pessoas que se perderam no caminho e não sabem o rumo que deverão tomar.

Fonte: Elaborado com base em Howard, 2018.

Por fim, Bach identificou a necessidade de tratar sintomas crônicos, situações pontuais, criando os florais chamados de *os 19 complementares* (Barnard; Chama, 2016).

Quadro 5.3 – Os 19 complementares

Nome	Função
Aspen	"A árvore que treme" – para pessoas que sentem medo de causa desconhecida.
Beech	Para pessoas intolerantes, muito severas com os outros.
Cherry Plum	Para pessoas com medo da loucura, de cometer uma atitude contra si mesmas ou contra outras, como no caso de suicídio.
Chestnut Bud	Para pessoas que vivem cometendo os mesmos erros, que se sentem andando em círculos.

(continua)

(Quadro 5.3 – conclusão)

Nome	Função
Crab Apple	"Remédio da limpeza" – para pessoas que têm certo sentimento de estarem sujas ou doentes.
Elm	Para pessoas que sentem muita pressão no trabalho ou na família, com a sensação de serem incapazes.
Holly	Para pessoas que estão nutrindo ciúme, inveja, ódio, com sentimento de vingança.
Honeysuckle	Para pessoas que se sentem preocupadas com os acontecimentos do passado, presas na infância ou nos erros cometidos outrora.
Hornbeam	Para pessoas com cansaço mental pelo que terá a fazer. Esse floral dá força emocional.
Larch	Para pessoas que desejam obter mais autoconfiança.
Mustard	Para pessoas com sentimento de tristeza, luto, depressão, que não sabem nem mesmo o motivo.
Pine	Para pessoas que desejam aliviar o sentimento de culpa.
Red Chestnut	Para pessoas que têm medo de que algo aconteça aos seus entes queridos, que têm preocupação excessiva.
Star of Bethlehem	Para pessoas com choques emocionais causados por um trauma, um acidente ou uma violência física.
Sweet Chestnut	Para pessoas com desespero e angústia mental.
Walnut	Para momentos de mudança, em que a pessoa tem dificuldade para se adaptar a um novo ambiente.
White Chestnut	Para pessoas que estão com pensamentos atormentantes, que não as deixam dormir.
Wild Rose	Para pessoas que não têm entusiasmo por nada na vida, que não se motivam com nada.
Willow	Para pessoas que se sentem injustiçadas pela vida e que não reagem.

Fonte: Elaborado com base em Howard, 2018.

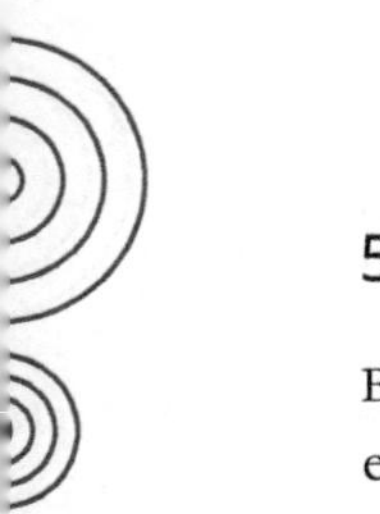

5.5.3 As sete personalidades

Bach classificou os 38 florais em sete personalidades ou grupos emocionais, com o objetivo de facilitar a compreensão das funções de seus florais e sua utilização (Barnard; Chama, 2016).

Quadro 5.4 – As sete personalidades

Nome	Grupo emocional
Aspen, Cherry Plum, Mimulus, Red Chestnut, Rock Rose	Para pessoas que sentem medo.
Agrimony, Centaury, Holly, Walnut	Para pessoas que aceitam influências alheias.
Beech, Chicori, Rock Water, Vervain, Vine	Para pessoas com preocupação excessiva com os outros.
Cerato, Gentian, Gorde, Hornebeam, Scleranthus, Wild Oat	Para pessoas com indecisão.
Chestnut Bud, Clematis, Honeysuckle, Mustard, Olive, White Chestnut, Wild Rose	Para pessoas com desinteresse, apatia.
Crab Apple, Elm, Larch, Oak, Pine, Star of Bethlehem, Sweet Chestnut, Willow	Para pessoas com desânimo e desespero.
Heather, Impatiens, Water Violet	Para pessoas que sentem solidão.

Fonte: Elaborado com base em Howard, 2018.

5.5.4 Rescue Remedy: o floral emergencial

Apesar de não ser especificamente um medicamento, o Rescue é o mais conhecido entre os 38 florais de Bach. Não foi preparado para substituir um tratamento médico ou um chamado para emergência, porém atua de modo a estabilizar a vítima de um acidente, trauma ou desmaio. O Rescue impede o desequilíbrio energético, restabelecendo o paciente com rapidez (Scheffer, 2010).

É composto de cinco florais e caracteriza-se por ser um remédio emergencial, que traz um estado positivo de calma e serenidade, compostura e equilíbrio emocional. É indicado para várias situações, como:

- acidente;
- desmaio;
- dores agudas (distensões, contusões);
- medo de viajar de avião.

Os cinco florais que compõem essa formulação são:

1. **Star of Bethlehem** – para choque emocional;
2. **Rock Rose** – para medo intenso ou pânico;
3. **Impatiens** – para tensão mental ou física, quando a pessoa que sofre não consegue relaxar, tem mente inquieta e irritadiça;
4. **Cherry Plum** – para perda de controle emocional, quando a pessoa esbraveja, grita ou fica histérica;
5. **Clematis** – para confusão mental, que pode anteceder ao desmaio (Howard, 2018).

Apesar de suas vantagens, o Rescue não deve ser utilizado rotineiramente, pois é indicado para os momentos mais críticos, até que o paciente se restabeleça e possa obter o tratamento adequado. Esse floral composto é basicamente preparado de modo diferente dos demais florais, pois dele se retiram 4 gotas para 30 mL de solução hidroalcóolica. O Rescue ainda pode ser usado de maneira tópica em cremes ou géis e em compressas (Scheffer, 2010).

5.6 Método *peel the onion*

Nem sempre é possível identificar em qual dos 12 curadores se enquadra o paciente, por ser um estado emocional de natureza ligada à alma, por isso existe o sistema *peel the onion* ("descascar a cebola"), que visa alcançar níveis emocionais progressivos. Nessa analogia, proposta por Bach, os 12 curadores seriam o núcleo, a personalidade – por exemplo, Agrimony, para aqueles que estão sempre alegres e dispostos a fazer alguma brincadeira, mas que, em seu íntimo, guardam um tipo de tristeza, melancolia. Já os sete auxiliares estão na segunda camada de dentro para fora e se identificam com situações crônicas, que não são normais, mas que representam uma dor com a qual o paciente convive – por exemplo, Gorse para pessoas indecisas, ou Olive para pessoas desanimadas.

Na camada mais externa estão os 19 complementares, a queixa visível – por exemplo, Aspen para aqueles que sentem medo, mas que são vagos e desconhecidos. Nesse sentido, os 19 complementares são mais fáceis de reconhecer, por se encontrarem mais externamente, e o tratamento alcançará sucesso quando isso estiver compreendido e quando for possível fazer tal analogia no cuidado com o paciente (Barnard, 2018).

5.7 Grupos florais

De acordo com os preceitos de Bach, os florais são obtidos por meio de sua coleta no ambiente nativo e de sua preparação por ação solar, seguida por sua diluição e conservação (Barnard, 2018). A partir dos anos 1970, pesquisadores influenciados pelos estudos de Edward Bach passaram a identificar na natureza novos sistemas florais, e hoje contamos com vários sistemas, os quais podemos classificar em nacionais e internacionais, como descrevemos a seguir.

5.7.1 Grupos florais nacionais

Com a evolução da terapia dos florais, também no Brasil surgiram pesquisadores e sintonizadores das essências florais, as quais são obtidas de nossa Mata Atlântica, principalmente nas regiões de São Paulo, de Minas Gerais e do Amazonas.

Florais de Saint Germain

Os florais de Saint Germain foram desenvolvidos, no início de década de 1990, por Neide Margonari, que passou por um período de transformação pessoal que a levou a definir seu propósito de vida. Nessa fase, após quatro anos, sintonizou seu primeiro floral, Unitatum, que trabalha os padrões de rejeição (Margonari, 2016).

Segundo Margonari (2016), "As sintonizações ocorrem sempre de modo imprevisível, quando situações especiais são criadas para poder chegar até a flor. Não é o sintonizador que escolhe a flor, é a flor que cria um campo magnético promovendo essa conexão".

Esse grupo de florais é obtido da Mata Atlântica, mais especificamente do litoral de São Paulo, e seu preparo segue os preceitos de Bach, ou seja, as flores são coletadas em seu local de origem e preparadas pelo método solar ou da fervura. A diferença entre os florais de Bach e os de Saint Germain reside no processo de seleção das flores: Bach analisava o temperamento do paciente; já na seleção dos florais de Saint Germain, a preocupação se volta à biografia do paciente e à causa emocional que desencadeou os processos negativos vivenciados.

Atualmente, os florais de Saint Germain contam com 89 essências individuais e 12 fórmulas concentradas (FSG, 2022), incluindo o floral emergencial. Este é indicado para situações de susto, traumas, perdas de entes queridos e confusão mental, promovendo equilíbrio e tranquilidade. É composto de 12 florais: Goiaba, Varus, Arnica Silvestre, Panicum, Cidreira, Allium, São Miguel, Focum, Algodão, Ipê Roxo, Incensum e Saint Germain (Albuquerque, 2016a).

Os estudos de Eliane Locks (2017) trazem uma formulação de florais de Saint Germain para a prosperidade, com o objetivo de proporcionar mudança das energias vibracionais, desencadeando uma mudança sutil no padrão energético e melhor sintonização com outra frequência do Universo; busca propiciar, assim, emoções que favoreçam a positividade e a alegria de viver, mudando sentimentos que bloqueiam a prosperidade (Locks, 2017).

▪ Como usar os florais de Saint Germain

Como os florais não apresentam ação bioquímica em nosso organismo, podem ser utilizados de variadas formas, de modo seguro, sem causar reações adversas. A partir da solução-estoque, o floral é preparado adicionando-se 2 a 4 gotas de cada essência floral prescrita para 30 ml de solução de uma mistura de água mineral com 30% de conservante. Para bebês e pessoas que apresentam sensibilidade à utilização do álcool, pode-se usar glicerina vegetal 30%.

Para as crianças de até 5 anos, a posologia indicada é de 4 gotas duas vezes ao dia – pode-se pingar no suco ou no chá. Para adultos, indicam-se também 4 gotas quatro vezes ao dia, podendo-se intensificar a dose para seis vezes ao dia em casos mais agudos. Os florais podem ainda ser utilizados na forma de *spray* ou cremes (Souto, 2019).

- **Quantidade de essências**

As essências são obtidas da natureza, e sua energia vibracional não interfere na ação dos outros medicamentos que possam estar sendo utilizados. Nesse contexto, o profissional deve selecionar a quantidade de essências que entender ser necessária naquele momento do tratamento. Se, por um lado, há o risco de limitar o potencial de uso das essências, por outro, não se pode correr o risco de usar um grande número de essências e perder o foco do tratamento.

Preste atenção!

É importante que o terapeuta utilize as essências necessárias para tratar o indivíduo gradativamente, observando que não é possível resolver todos os problemas e objetivos da pessoa em uma só consulta ou com um só floral. Por esse motivo, é fundamental ter discernimento e coerência para fazer uma prescrição assertiva (Souto, 2019).

Florais Ararêtama

Os florais Ararêtama foram desenvolvidos por Sandra Epstein no início dos anos 1990. São essências florais obtidas a partir de plantas da Mata Atlântica, nas cidades de Ubatuba e de Cunha. Ao todo, o sistema conta com 35 essências florais e ambientais e alguns florais compostos. Seu nome é uma palavra indígena que significa "lugar onde se origina a luz". Os florais são, na maioria, designados por termos indígenas, conforme pode ser visualizado no Quadro 5.5.

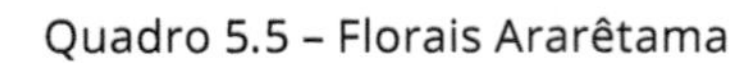
Quadro 5.5 – Florais Ararêtama

Nome	Função
Araryba (*Araucaria angustifolia*)	Para pessoas que precisam organizar os pensamentos. Este floral proporciona atenção e foco.
Pyatã (*Philodendron imbe e Ybiapó*)	Este floral fornece força vital e a capacidade de suportar desafios
Moara (*Coenogonium* s.p.)	Para pessoas autoritárias, egoístas, hiperativas. Este floral ajuda a dissolver padrões rígidos.

Fonte: Elaborado com base em Albuquerque, 2016c.

Florais de Minas

Os florais de Minas foram desenvolvidos e são pesquisados por Breno Marques da Silva e Ednamara Batista, dividindo-se entre a química e a filosofia, na cidade de Itaúna, Minas Gerais. Esse grupo de foral é feito da mesma forma que os florais de Bach, sendo composto por 108 essências florais, incluindo os denominados Fi-Florais e Fi-Essências, que são pesquisados envolvendo estudos da física quântica. *Fi* corresponde ao fator de potência, decorrente da sinergia da composição entre florais e fitoterápicos (Albuquerque, 2016d).

A posologia-padrão é de 4 gotas orais quatro vezes ao dia, podendo ser alterada de acordo com o estado do paciente. Não há um número fixo ou limite de essências a serem prescritas, porém observa-se que o resultado será eficaz e coerente empregando-se, no máximo, dez essências de cada vez.

Assim como todos os florais, os florais de Minas não têm o objetivo de atuar nos sintomas físicos, contudo o conhecimento desses sintomas é útil para a seleção dos florais com a finalidade de proporcionar maior bem-estar ao paciente (Silva; Vasconcelos, 2006).

Fitoflorais

Os fitoflorais são compostos de fitoterapia associados às essências de florais. São apresentados em frascos de 60 ml, sem a necessidade de solicitar sua manipulação. A posologia indicada é de 4 a 20 gotas diluídas em água. São divididos em 11 grupos de atuação, de acordo com o sistema orgânico (Silva; Vasconcelos, 2006):

1. sistema urinário;
2. sistema circulatório;
3. sistema imunológico;
4. sistema gastrointestinal;
5. sistema glandular;
6. sistema nervoso;
7. sistema respiratório;
8. sistema estrutural;
9. sistema dermatológico;
10. sistema energético;
11. sistema de regulação alimentar.

As contraindicações se aplicam aos casos de supersensibilidade alcoólica ou de abstinência de bebidas.

Fitoessências

As fitoessências são formulações especiais compostas de extratos de fitoterápicos e essências florais. Atuam sobre as contrapartes energéticas do sistema nervoso e seus resultados são observados diretamente no nível comportamental, com reflexos no equilíbrio somático funcional do organismo. Podem ser administrados na proporção de 4 a 20 gotas, diluídas em meio copo com água, quatro vezes ao dia (Silva; Vasconcelos, 2006).

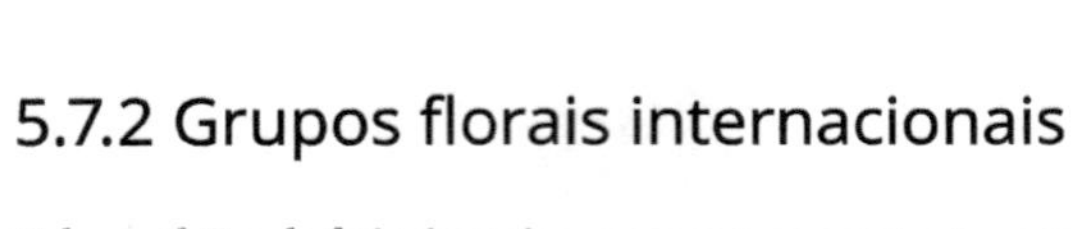

5.7.2 Grupos florais internacionais

Edward Bach foi pioneiro em se preocupar com a saúde do corpo com base na saúde da alma, do emocional, da psique. Ao observar seus pacientes, verificou que a saúde somente será verdadeira quando for tratado o equilíbrio entre corpo, mente e alma, reconhecendo-se a interferência de emoções como ódio, raiva, egoísmo, entre outras, na saúde. Ao lado de novos estudiosos e interessados na psicossomática, Bach dedicou sua vida a descobrir uma nova forma de cuidar das pessoas. Após sua morte, seu trabalho foi divulgado pelo mundo, e novos pesquisadores surgiram desenvolvendo grupos florais em diversas regiões do mundo.

Florais da Califórnia

Os florais da Califórnia foram desenvolvidos por Richard Katz e Patricia Kaminski a partir de 1978, quando Katz passou a pesquisar as essências florais de Bach. Em 1979, criou a Flower Essence Society (Sociedade de Essências Florais), uma organização internacional com o objetivo de estudar as essências florais, relacionando casos clínicos, dados e resultados, além de seus aspectos botânicos. Esse grupo de florais é desenvolvido na cidade de Nevada, Califórnia, e atualmente conta com 100 essências florais (Albuquerque, 2016a).

A essência símbolo do sistema é a Califórnia Poppy (*Eschscholzia californica cham*):

> Qualidades positivas: espiritualidade radiante centrada no coração; forte alinhamento interior para valores e escolhas.
>
> Padrões de desequilíbrio: apego à ilusão ou grandeza; espiritualidade ou fantasia superficial; glamour externo; escapismo por meio de drogas. (Albuquerque, 2016a, p. 5)

O floral emergencial é o Yarrow Environmental Solution, uma fórmula preparada em água do mar e conservada nas tinturas das ervas Yarrow e Echinacea. É indicado para situações emergenciais, em que há sensibilidade extrema, que pode causar sintomas físicos como enjoo, dor de cabeça ou mal-estar. Promove desintoxicação, proteção e fortalecimento para lidar com o que for preciso (Albuquerque, 2016a).

Para saber mais

KAMINSKI, P.; KATZ, R. **Repertório das essências florais**: um guia abrangente das essências florais norte-americanas e inglesas para o bem-estar emocional e espiritual. Tradução de Melania Scoss e Merle Scoss. São Paulo: Triom, 1997.

Nessa obra, Patricia Kaminski e Richard Katz apresentam o repertório das essências florais como um guia para o entendimento dos princípios da terapia floral. São três seções: a primeira traz uma visão geral da teoria e da prática da terapia floral; a segunda apresenta uma relação das essências florais; e a terceira detalha as essências do grupos florais da Califórnia.

Florais da Austrália

Os florais australianos atuam de modo similar à meditação, pois não só trabalham sobre nossas crenças negativas, como também permitem que as qualidades positivas aflorem e inundem nossa consciência. Agem na liberação de emoções e crenças negativas e promovem a elevação de nosso lado positivo, exercendo o papel de um agente catalisador, o que aumenta nossa energia vibracional (White, 1993).

Ian White, o idealizador do grupo de florais australianos, cresceu na região a noroeste de Sidney chamada Terrey Hills. Desde muito cedo, aprendeu a reconhecer as ervas medicinais, pois acompanhava sua avó pelos caminhos em busca de plantas com ação terapêutica.

Atualmente, a Austrália, juntamente ao Brasil, é conhecida como o país com o maior número de plantas floridas do mundo. As plantas australianas têm características específicas, como uma forma de adaptação ao ambiente árido. Não importa a época do ano, sempre há uma planta florida na Austrália. Com uma família de muitas gerações de herboristas, sendo filho de um farmacêutico, Ian também se tornou herborista, estudou naturopatia e, depois, formou-se em Psicologia (White, 1993).

O caminho para o desenvolvimento das essências florais australianas aconteceu quando um amigo de Ian lhe pediu orações para a cura de um câncer e, em uma dessas orações, Ian recebeu a intuição sobre as essências florais. Em suas meditações, Ian via uma flor específica e o melhor lugar para preparar a essência e suas propriedades curativas. Com o tempo, observou que seus florais tinham resultados muito mais rápidos que qualquer outro remédio. Com esses resultados, muitos médicos passaram a prescrever os florais australianos (White, 1993).

Os florais australianos são compostos por 69 essências florais, sendo feitos a partir de flores coletadas principalmente em Red Center, localizado no deserto da Austrália Central (Albuquerque, 2016b).

As essências australianas atuam profunda e rapidamente para todas as pessoas, com um efeito ainda mais efetivo para quem já está em busca de um desenvolvimento espiritual e emocional, sendo eficazes para os estados psicológicos, espirituais e físicos (White, 1993).

White (1993, p. 5) descreve as essências da seguinte forma: "As essências florais possuem um extraordinário poder de cura e um papel extremamente importante a desempenhar, ajudando a curar o planeta e elevar o nível de consciência daqueles que habitam nele".

Waratah é uma essência floral do grupo dos florais da Austrália obtida de uma flor vermelha, que chega a alcançar de 3 a 4 metros de altura. Essa essência é o símbolo desse grupo de florais e devolve a coragem e a força para o indivíduo enfrentar uma crise. Deve ser utilizada por um período curto de tempo, pois seus benefícios são rapidamente observados (Albuquerque, 2016b).

- **Como preparar e tomar as essências florais australianas**
  As flores são colocadas em uma vasilha com água sem que sejam tocadas e ficam expostas à luz solar por muitas horas. Depois, são retiradas da vasilha, e a água, denominada *essência-mãe*, é preservada com uma quantidade de *brandy* australiano. Em seguida, colocam-se 7 gotas da essência-mãe em um frasco de 15 mL com 2/3 de *brandy* e 1/3 de água pura, para formar o concentrado, ou vidro-estoque (White, 2000).

- **Como usar o vidro-estoque**
  Os frascos de dosagem são preparados usando-se um vidro de cor âmbar, com conta-gotas de 15 mL, contendo 3/4 de água pura, 1/4 de *brandy* como conservante e 7 gotas do floral-estoque. Muitas essências podem ser combinadas, mas é recomendado que o número se limite a quatro ou cinco essências. Deve-se administrar 7 gotas de essência, diretamente sob a língua ou diluídas em água, duas vezes ao dia – ao despertar e ao se deitar –, em um período de 14 dias. As essências podem ainda ser utilizadas em cremes corporais ou na água do banho.

Ao tomar o remédio, seu efeito pode ser mais proveitoso se a pessoa concentrar sua atenção nos aspectos positivos da essência e se visualizar alcançando esses resultados positivos. Após duas semanas, é importante observar o estado emocional ou o assunto tratado e a necessidade de prescrever outros florais (White, 2000).

- **Essências compostas do grupo de florais da Austrália**
  - **Essência da emergência**: apresenta efeito calmante na mente, no corpo e nas emoções durante as crises agudas e amenas. Rapidamente suaviza o medo, o pânico e os graves estresses mentais ou físicos, a tensão nervosa e as dores. Proporciona alívio até que chegue o socorro ou atendimento médico. Indicações: concurso, acidentes. Exemplos: Fringed Violet, Grey Spider Flower, Sundew e Waratah.
  - **Essência da superaprendizagem**: trata-se de uma composição de essências ótimas para o aprendizado, para clarear a mente, centrar a atenção e aumentar todas as habilidades e capacidades de aprendizagem. Exemplos: Bush Fuchsia, Isopogon, PawPaw e Sundew.
  - **Essência do poder pessoal**: é um composto útil para ressaltar as reais qualidades positivas inerentes de autoestima e confiança. Permite sentir-se à vontade na companhia de outras pessoas e resolve as crenças negativas subconscientes sobre si próprio, assim como qualquer culpa originada de ações passadas. Essa combinação também ajuda a assumir toda a responsabilidade por situações e fatos que ocorrem na vida, bem como auxilia na percepção da capacidade e do poder de transformar esses fatos e de criar outros. Exemplos: Dog Rose, Five Corners, Southern Cross e Sturt Desert Rose.

As essências florais australianas apresentam resultados positivos em crianças e animais, e a dosagem é a mesma empregada para os adultos, tendo maior eficácia se tomados individualmente, isto é, apenas um floral por vez; se necessário, é recomendado usar até no máximo quatro essências (White, 1993).

Florais do Alasca

O sistema dos florais do Alasca foi desenvolvido por Steve Johnson, um bombeiro florestal que, ao morar no Alasca, nos arredores do Lago Minchumina, apaixonou-se pelos florais de Bach e passou a estudar a vida e a filosofia do médico, dedicando-se à pesquisa das flores dessa região. Em 1983, criou seus primeiros florais, oito essências; já em 1994, criou o Alaskan Flower Essence Project, para pesquisar novas essências florais. Nessa ocasião, Jane Bell, uma pesquisadora e terapeuta floral, associou-se a Steve, e o sistema ganhou as 48 essências minerais do Alasca (Johnson, 2001).

Atualmente, o sistema se divide em essências florais, essências minerais e essências ambientais. É composto de 48 essências minerais e 12 essências ambientais, estas indicadas para o equilíbrio do campo da energia, obtidas de flores silvestres, principalmente do interior do Alasca.

Importante!

Steve Johnson desenvolveu um *kit* com suas essências, denominado *Flower Essence Practitioner Kit* e composto de 72 florais preparados com flores silvestres do interior do Alasca. Johnson (2001) as descreve como essências capazes de criar caminhos de luz que podem liberar profundos níveis de dor e de tensão que ficam guardados no coração, energias que nos impedem de alcançar um ponto de verdadeiro equilíbrio dentro de nós mesmos e, em consequência, de alcançar um lugar de genuíno contato e relacionamento com os reinos da natureza. O *kit* apresenta, ainda, três essências obtidas de flores de plantas carnívoras. Essas plantas têm qualidades especiais de versatilidade e de adaptação, que são refletidas de maneira singular. As essências feitas dessas plantas nos encorajam a transcender nossas limitações mentais e emocionais, de modo que possamos conhecer e viver a verdade do propósito de nossa alma nesta vida.

As essências ambientais são indicadas para o equilíbrio do campo de energia, sendo obtidas e preparadas em algumas regiões do Alasca (Albuquerque, 2016d). A preparação desse tipo de essência se inicia com a análise das qualidades elementais específicas do ambiente com o qual se deseja fazer um acordo de cocriação de cura. Em seguida, faz-se uma sintonização profunda com os seres dévicos e elementais que representam essas qualidades. A essência resultante é totalmente singular, pois as qualidades vibracionais nunca são duplicadas exatamente da mesma maneira.

Preste atenção!

A essência ambiental tem ação catalisadora, sendo geralmente indicada quando é necessária uma forte energia de purificação para proporcionar vitalidade a alguém que não esteja reagindo a outras terapias (Johnson, 2001).

As essências minerais constituem-se em preparados líquidos que contêm as vibrações potencializadas do reino mineral. São obtidas após o contato do espécime mineral com água pura, que é então ativada pela energia do sol, tal como são preparados os florais de Bach. Essa água recebe a marca da energia do mineral usado, sendo preservada e diluída para uso interno externo.

A principal ação das essências minerais é estabilizar e equilibrar o campo de energia, incluindo os chacras. Elas alinham o corpo físico, recuperando o estado de equilíbrio natural, estabilidade e resistência ao estresse. Esses ajustes tornam possível mantermos a estabilidade de nossas formas físicas ao mesmo tempo que aumentam nossa capacidade de experimentar um maior crescimento transformador na consciência (Johnson, 2001).

As essências florais do Alasca podem ser utilizadas em sete níveis diferentes para dar suporte, percepção e energia de cura (Johnson, 2001):

1. aterramento, ancoramento;
2. percepção emocional e cura;
3. percepção física e liberação;
4. cura do coração/sintonização com a natureza;
5. relacionamentos e carma;
6. percepção e ativação do propósito de vida;
7. crescimento espiritual e percepção consciente.

- **Preparo das essências**

  São adicionadas 2 gotas de cada essência selecionada em um frasco de 30 mL contendo água destilada, sendo utilizado o *brandy* como conservante (25%). Para quem tem sensibilidade ao álcool, pode-se utilizar vinagre de maçã ou glicerina vegetal. A posologia indicada é de 4 gotas quatro vezes ao dia. Para crianças e animais, pode-se utilizar duas vezes ao dia.

- **Limpeza ambiental**

  As essências do Alasca podem ser muito úteis para a limpeza do ambiente. Para isso, pode-se colocar no vaporizador ou em fontes 4 gotas de cada essência selecionada, deixando a composição no ambiente.

  Um exemplo é o floral Purification (composto de Black Tourmaline, Fireweed, Portage Glacier e Sweetgrass), que pode ser empregado para limpar e purificar o campo pessoal de energia e o ambiente de casa ou de trabalho, liberando e removendo padrões estagnados de energia em qualquer nível. É geralmente utilizado no ambiente, mas também pode ser administrado para uso interno sempre que se precisar de mais suporte durante um jejum ou em qualquer processo de purificação ou desintoxicação.

  É indicado para:

  - liberar energia tóxica da mente, das emoções e do corpo físico;
  - liberar antigos hábitos enraizados que não são mais úteis nem necessários e que não contribuem mais para o bem-estar;
  - eliminar padrões não saudáveis de energia em um ambiente no qual tenham ocorrido situações relacionadas a vícios, depressão, abuso;
  - revitalizar, equilibrar e estimular a renovação de energia em todos os níveis do sistema energético;
  - criar um espaço interno puro e protegido quando se estiver em um ambiente apinhado ou poluído;
  - purificar e recarregar a atmosfera quando houver energia estagnada – o primeiro passo no processo de *space clearing* (limpeza energética de ambientes).

As essências podem ser adicionadas a um óleo essencial e colocadas em vaporizadores. Outras formas de uso possíveis são: terapia de banho (2 a 4 gotas de cada essência na água do banho); equilíbrio de energia/reiki; massagem corporal.

5.8 Terapia floral na prática

Quando iniciamos o trabalho com as essências florais, é comum sentirmos grande preocupação com a quantidade de essências florais e também com a escolha ou a definição da essência adequada para cada caso, até mesmo para nós próprios. O primeiro passo é nos conhecermos e compreendermos as essências florais. Nesse sentido, é recomendado que você se aprofunde em um grupo floral e, depois de estar seguro de seu conhecimento, passe a estudar outros grupos florais (Kaminski; Katz, 1997).

5.8.1 Como definir o floral correto

O ponto inicial para chegar ao floral é identificar as questões da alma, por meio de um diálogo, a fim de conhecer a pessoa de quem estamos tratando, ou, no caso de estarmos preparando um floral para nós mesmos, fazer um exame interior, que nos proporcionará o reconhecimento de nossos sentimentos. Em um primeiro momento, é importante propor uma conversa clara que, de maneira sincera, permita-nos encontrar o floral adequado.

A identificação dos sentimentos e das emoções do cliente pode ser realizada por intermédio de questões relativas ao seu passado, experiências de infância, expectativas com relação ao futuro e situações do cotidiano. Você pode organizar um formulário, pois algumas pessoas são introspectivas e têm dificuldade de falar de si mesmas, e o uso do formulário favorece que haja maior descontração. A escuta e a capacidade de elaborar perguntas são fundamentais para todo o processo de seleção das essências (Kaminski; Katz, 1997).

5.8.2 Seleção das essências

Com base na escuta e no registro dos principais pontos elencados, o próximo passo é a definição das essências florais mais indicadas para as questões levantadas. Apesar de, em um primeiro momento, a quantidade de essências florais aparentar ser grande, é possível selecionar aquelas mais apropriadas para a ocasião. É muito importante você analisar calmamente os perfis psicológicos associados às essências florais, sendo igualmente interessante conhecer as flores e suas características, que podem auxiliar no processo de seleção dos florais apropriados para o cliente ou para você mesmo (Kaminski; Katz, 1997).

5.8.3 Combinação de essências

Muitas vezes, o resultado alcançado com a combinação de essências é maior do que o observado com a escolha de uma única essência. Se, inicialmente, parece que todas as essências se aplicam, aos poucos você conseguirá selecionar as mais apropriadas. Quando Bach estudou os florais, definiu que até seis essências florais seriam suficientes, mas atualmente buscamos usar a quantidade de essências que atingirá as características da alma do paciente, sem muita preocupação com tal quantidade, podendo a combinação conter de duas a dez ou mais essências. Além disso, é preciso ter em mente que são fundamentais a coerência e a compreensão de que não serão resolvidos todos os problemas, dificuldades ou objetivos do cliente em apenas uma consulta.

Importante!

Formular essências florais requer experiência e muito estudo. Você pode, inicialmente, manter o foco em um ponto específico, aquele mais externo, como no caso dos 19 complementares de Bach.

Ainda no grupo dos florais de Bach, contamos com os chamados *catalisadores*, os quais podem ser utilizados nos primeiros sete dias, quando a situação do cliente é indefinida e ele precisa ser tranquilizado para poder falar sobre suas dores ou emoções. Nesses casos, é possível indicar os seguintes florais:

> Holly – se a pessoa for ativa demais;
>
> Wild oat – se for passiva;
>
> Star-of-bethlehem – se o quadro emocional complexo começou após algum acontecimento marcante (luto, separação, mudança de cidade ou emprego). (Vieira Filho, 2010, p. 134)

Com uma semana de uso contínuo, observa-se uma redução no grau de confusão do quadro emocional, permitindo uma seleção mais específica dos seis florais.

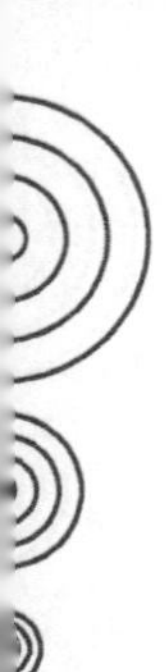

5.8.4 Formulações prontas

Muitos terapeutas descrevem que a utilização de combinações prontas existentes nos grupos florais, estudados anteriormente neste capítulo, representa um bom começo para o tratamento com a terapia floral. Essas fórmulas terão a capacidade de tratar aspectos abrangentes ou miasmas emocionais, que, após 15 ou 30 dias, estarão mais bem elucidados para a continuidade do tratamento.

No entanto, é fundamental estarmos conscientes de que a terapia floral trata o indivíduo de maneira holística, isto é, o doente, e não a doença, como definiu Bach. Nesse contexto, a indicação terapêutica é única, assim como é o cliente, e a seleção da essência floral deve levar conta a história de cada pessoa, seus pontos emocionais, suas características fortes ou fracas, seu relacionamento interpessoal, seja no seio da família, seja no ambiente corporativo, promovendo o verdadeiro processo de transformação.

5.8.5 Anamnese

O termo *anamnese* se origina da palavra grega *anamnésis*, que significa uma recordação, lembrança e/ou aquilo que é referido como a manifestação dos sintomas que uma pessoa está sentindo. A anamnese tem como objetivo levantar dados do cliente, seja de seu histórico, seja do momento, que revelem por que ele buscou a terapia e que auxiliem na definição dos florais a serem indicados.

No início, ou para facilitar o processo, em muitos casos nos quais o cliente apresenta dificuldades para falar, o profissional pode elaborar um roteiro que possa guiá-lo, como o modelo de questionário proposto no Quadro 5.6.

Quadro 5.6 – Questionário norteador para anamnese

Você já conhecia a terapia floral?	
Já tomou floral? Em quais ocasiões? Se sim, por quanto tempo? Por que parou?	
Faz uso de medicamentos alopáticos? Quais?	
O que o trouxe aos florais?	
Você trabalha? Qual atividade você desenvolve?	
Conte-me um pouco de sua história.	
Você mora com sua família?	
Quem são os membros da sua família que residem na mesma casa?	
Como é sua relação com eles?	
Com quais situações você tem mais dificuldade de lidar?	
Você está satisfeito com seu trabalho?	
Você desenvolve alguma outra atividade? Ex.: estudo.	
Você tem alguma crença espiritual?	
Como está seu sono?	
Você tem algum vício? (cigarro, bebida, computador, jogos)	
Como é seu sono?	
Você tem algum desconforto físico? (dor)	
O que o incomoda mais nos outros? E em você?	
O que você gosta de fazer nas horas de lazer?	

Fonte: Elaborado com base em Fernandes, 2016.

5.9 **Panorama normativo**

A Política Nacional de Práticas Integrativas e Complementares foi instituída no Brasil por meio da Portaria n. 971, de 3 de maio de 2006 (Brasil, 2006a), sendo reconhecidas nesse rol, inicialmente, a medicina tradicional chinesa/acupuntura, a homeopatia, a fitoterapia, a medicina antroposófica e o termalismo, práticas que trazem o indivíduo para o centro do cuidado, promovendo a saúde e a prevenção de doenças. Após dez anos, com o avanço e a qualificação do acesso, por meio de mais de 5 mil estabelecimentos que ofertam Pics, 14 novas práticas foram reconhecidas, entre as quais a terapia floral, por meio da Portaria n. 702, de 21 de março de 2018 (Brasil, 2018b), atendendo-se às diretrizes da Organização Mundial da Saúde (OMS).

A terapia floral tem o propósito de cuidar do indivíduo de modo holístico, de acordo com a premissa de Edward Bach de tratar o doente, e não a doença, sendo esse também o objetivo das Pics, que colocam o indivíduo no centro do cuidado por intermédio da busca do autoconhecimento e do equilíbrio mental e espiritual.

Para saber mais

SANTOS, M. C. N. G. dos. **Tratado de medicina floral**: sugestões para prescrição das essências florais dos sistemas Bach, Minas, Austrália e Saint Germain, abordando as patologias dos corpos: físico, emocional mental e espiritual. São Paulo: Madras, 2018.

Esse livro se divide em três partes, sendo a primeira orientativa quanto aos florais indicados para tratamentos físicos e a segunda referente ao corpo mental e espiritual. Na parte final, estão descritas as essências florais dos grupos florais de Bach, Minas, Austrália e Saint Germain. Com relação ao aspecto emocional, o livro contempla uma explicação muito rica a respeito do uso dos florais para tratamentos de crianças e bebês.

PINTO, L. D. et al. **As essências florais nos ciclos da vida**: da concepção à morte. 2. ed. São Paulo: Blossom, 2019.

As autoras descrevem, com muita riqueza, as indicações terapêuticas com as essências florais dos diversos grupos florais para as diferentes fases da vida. Assim, evidenciam a importância do floral a partir da gestação e do nascimento do bebê, observando a fase da adolescência, bem como as dificuldades características da fase adulta e a senescência.

Síntese

Neste capítulo, mostramos que a terapia floral se fundamenta, até os dias de hoje, nas diretrizes estudadas por seu idealizador, Edward Bach, que seguia o princípio de tratar o paciente, e não a doença. Como verificamos, Bach analisou as personalidades das pessoas e as identificou nas flores; porém, diferentemente da homeopatia, a terapia floral desperta uma virtude contrária ao externalizado pela flor. Esse é o caso de Clematis, uma flor pálida que cresce escorada em outras plantas – seu negativo tem olhar vago e pensamento distante, e seu positivo desperta a conexão com o mundo, aprendizagem, memória e concentração.

Vimos que Bach, sempre preocupado com a liberdade na utilização dos florais, classificou-os em sete grupos principais, para que sua indicação fosse o mais objetiva possível. Da mesma forma que os florais de Bach, outros grupos florais foram identificados na natureza em países como Austrália e Estados Unidos (Califórnia). Também se destacam os valiosos florais de Saint Germain, obtidos no Brasil, em nossa Mata Atlântica.

Todos os grupos florais foram idealizados e estudados e são preparados até hoje pelos mesmos processos de ação solar e fervura, idealizados por Bach, isto é, a terapia floral e a obtenção de suas essências não perderam sua identidade. Em cada grupo, podemos observar as indicações características mais apropriadas para a orientação ao cliente. No entanto, sugerimos que cada grupo seja efetivamente analisado, para que a orientação terapêutica alcance seu objetivo com eficácia e assertividade.

Questões para revisão

1. Considere a seguinte situação: seu cliente relata que está exausto diante de tantas adversidades vivenciadas. Está muito estressado e insatisfeito com sua vida e procurou a terapia porque está com medo de perder a razão e cometer algo violento contra seus familiares ou colegas de trabalho ou mesmo contra si próprio. Qual seria o floral indicado?

2. Quando surge um conflito entre a personalidade e a alma, a pessoa passará por um desequilíbrio emocional, desenvolvendo um estado negativo. Como atua o remédio floral nessa situação?

3. Identifique o floral que corresponde à seguinte situação: Aparecida é uma pessoa que leva sua vida de maneira rígida, sob muitas regras; é disciplinada com relação à alimentação, aos horários e até mesmo à forma de se vestir. Acredita que suas regras são as corretas e não aceita mudanças. Ao iniciar a consulta, queixou-se de dores nas costas, feixes de tensão e muita dor de cabeça. Qual seria o floral indicado para auxiliá-la?
   a) Rock Water – para disciplina e excesso de regras na vida.
   b) Cherry Plum – para situações de desespero.
   c) Vine – para quem sempre quer impor o que pensa.

d) Impatiens – para ansiedade e impaciência.
e) Oak – para proteção.

4. Analise as indicações dos florais a seguir e assinale V para as verdadeiras e F para as falsas.
   ( ) Aspem – para angústia indefinida.
   ( ) Chicory – para a necessidade agradar a todos em troca de atenção.
   ( ) Mimulus – para crises de pânico.
   ( ) Rock Water – para rigidez corporal.
   ( ) Cerato – para a pessoa excessivamente segura, que não aceita a opinião dos outros.

   Agora, marque a alternativa que corresponde à sequência correta:

   a) F, V, V, F, V.
   b) V, V, V, V, V.
   c) V, V, F, V, F.
   d) F, F, V, V, V.
   e) F, F, F, F, V.

5. Quanto à função do floral emergencial de Saint Germain, assinale a alternativa correta:
   a) Para situações de pânico, medo causado por um susto ou fato que abalou o estado emocional do indivíduo.
   b) Para situações em que há necessidade de fortalecer a alma contra ataques de medo e pânico.
   c) Para a criança que manipula seus pais e/ou responsáveis com choros e birras.
   d) Para indivíduos que se preocupam excessivamente com os problemas dos outros.
   e) Para a mulher que adora contar sobre seus sucessos e não deixa que outras pessoas falem.

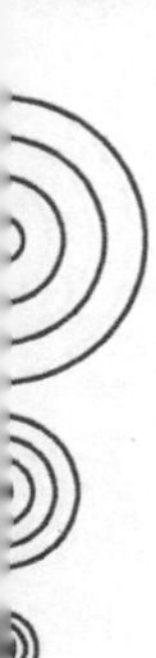

Questões para reflexão

1. Pense em uma pessoa que você conhece e para a qual a essência floral Larch (floral de Bach) pode ser útil, procurando relacionar sua postura com problemas decorridos de sua infância.

2. Avalie o seguinte caso e oriente quanto ao floral indicado: Carolina é uma jovem de 23 anos. Quando está cansada, quer ficar sozinha, não sabe e não gosta de falar sobre si. Na consulta, relata que está tudo bem. Sente-se triste, mas prefere ficar só. Não consegue falar sobre seus sentimentos.

3. Ana Maria foi ao consultório em busca da terapia floral, relatando que já consultou muitos médicos nos últimos anos. Ela sofre de artrite e não obteve melhoras significativas. Cansada de tomar muitos remédios, está à procura de um tratamento natural. Qual seria o procedimento adotado para esse caso?

4. Entre os florais da Austrália, qual seria o primeiro floral que vem à mente quando uma cliente relata estado de desespero, medo e insegurança? E qual a posologia adequada?

Capítulo 6

Cromoterapia

Juliana Horstmann Amorim

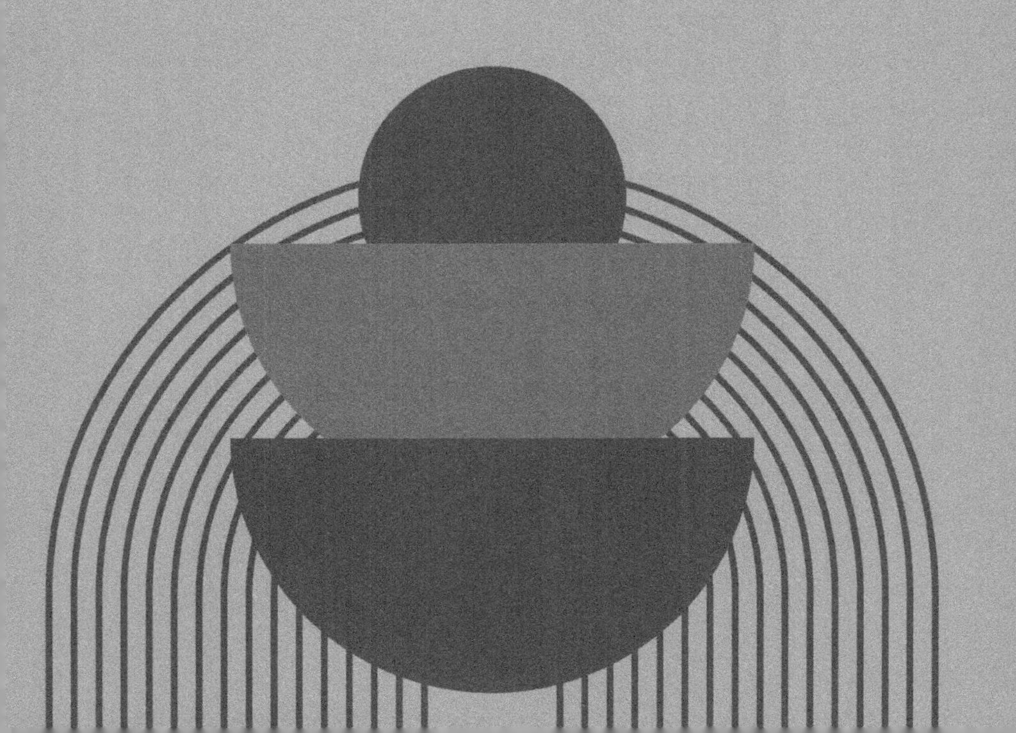

Conteúdos do capítulo:

- Cromoterapia: a cura por meio das cores.
- Breve história dos estudos das cores.
- Conceitos básicos: energia e luz.
- Cromoterapia e anatomia sutil.
- Propriedades das sete cores e aplicações terapêuticas.
- Tratamentos com cromoterapia: ferramentas e técnicas.

Após o estudo deste capítulo, você será capaz de:

1. compreender como funciona o uso terapêutico das cores para a promoção da saúde e do bem-estar;
2. reconhecer que as cores são antigas ferramentas médicas utilizadas em diferentes culturas, por meio de diferentes instrumentos;
3. explicar, com fundamento em base teórica, o que são as cores e como atuam por intermédio de conceitos da física;
4. entender como as anatomias fisiológica e sutil estão interligadas e como as cores podem atuar beneficamente regulando o organismo de modo integral;
5. elencar as principais características das sete cores do espectro eletromagnético e suas indicações para aplicação na cromoterapia.

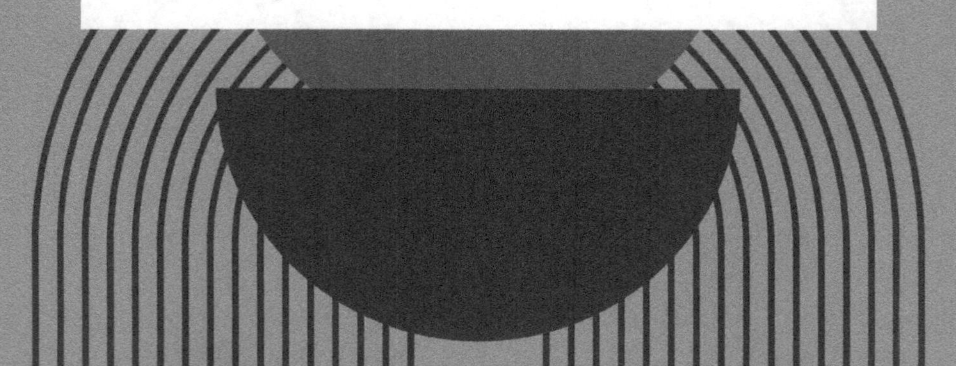

6.1 Cromoterapia: a cura por meio das cores

Neste capítulo, apresentaremos um panorama da cromoterapia como uma importante ferramenta terapêutica utilizada nas Práticas Integrativas e Complementares em Saúde (Pics). Para construir uma boa fundamentação de conhecimentos capazes de subsidiar uma atuação responsável e sólida nas Pics, é importante aliar os conteúdos teóricos que embasam o campo de saber à experiência prática de determinada terapêutica. Nesse sentido, é essencial entender como as cores interagem com nosso organismo e quais são os procedimentos mais empregados na cromoterapia, além dos conceitos relativos ao universo das cores, que nos ajudam a compreender, a partir de uma base científica, a existência das cores e suas interações com a nossa saúde.

Reconhecida pela Organização Mundial da Saúde (OMS) desde 1976, a cromoterapia pode ser definida como a ciência que utiliza os aspectos eletromagnéticos das cores para manter ou modificar as frequências de determinado organismo, equilibrando seus sistemas físicos e energéticos. No Brasil, integra o arcabouço das Pics, sendo aplicada por diferentes profissionais que buscam os benefícios propiciados pela técnica, que intersecciona variados ramos do conhecimento, como a medicina, a física e a bioenergética (Balzano, 2004), e que se fundamenta em conceitos desses distintos campos do saber. De acordo com a legislação brasileira, a cromoterapia pode ser definida como uma prática terapêutica que

> atua do nível físico aos mais sutis com o objetivo de harmonizar o corpo. Antigamente, o uso terapêutico era realizado principalmente através da luz solar, pela forte crença no seu potencial de cura.

> [...]
>
> A cromoterapia, por intermédio das cores, procura estabelecer e restaurar o equilíbrio físico e energético, promovendo a harmonia entre corpo, mente e emoções, pois o desvio da energia vibratória do corpo é responsável por desencadear patologias. Pode ser trabalhada de diferentes formas: por contato, por visualização, com auxílio de instrumentos, com cabines de luz, com luz polarizada, por meditação. (Brasil, 2018b, Anexo).

A cromoterapia, portanto, atua em nosso organismo de modo integral, no corpo físico e no energético, sendo um modo de reintroduzir as cores no organismo por meio de sua ação energética e vibracional, capaz de resultar em saúde, bem-estar e harmonia (Amber, 1983).

6.2 Breve história dos estudos das cores

A perspectiva de que as cores têm propriedades capazes de atuar diretamente no organismo humano para restabelecer seu equilíbrio e, consequentemente, promover saúde é muito antiga. A interligação entre o equilíbrio da natureza – e, por conseguinte, do organismo humano, compreendido como um aspecto do todo – e a luz solar esteve presente nos principais sistemas filosóficos e medicinais dos quais se tem registro. O uso dos raios solares e das cores para tratamentos de saúde aparece em diferentes culturas do passado, que utilizavam ferramentas variadas para inserir cores específicas no organismo, visando ao seu reequilíbrio por intermédio da ação direta dos raios solares e, também, por meio do uso de flores, cristais de cor pura e da ingestão de água solarizada, uma prática vastamente empregada em diferentes partes do mundo (Amber, 1983).

De acordo com o egiptólogo Paul Ghalioungui (1983), no Antigo Egito, a medicina pautava-se em uma concepção holística da saúde, e diversas técnicas terapêuticas eram utilizadas em templos específicos, onde os médicos usavam, entre outras ferramentas, as cores para tratamentos de saúde. Papiros produzidos entre 2700-1500 a.C. contendo listagens de diferentes métodos medicinais foram encontrados no norte da África, onde se localiza o Egito, e ficaram conhecidos como os papiros de Ebers e de Edwin-Smith. Nesses papiros estão registradas as estruturas da medicina egípcia (Badaró, 2018), sendo possível observar também instruções sobre tratamentos para a saúde mediante o uso das cores. Além desses registros, vestígios arqueológicos indicam a existência de sofisticadas técnicas empregadas para a utilização dos raios solares decompostos em fractais coloridos para uso na cromoterapia. Por meio de construções especiais, os egípcios manejavam o reflexo da luz solar para produzir as sete cores do espectro e utilizá-las em tratamentos (Amber, 1983).

A concepção corrente em tal contexto – a de que cada cor do espectro solar, ou seja, dos raios emitidos pelo sol, tem determinada vibração capaz de operar terapeuticamente sobre os organismos – é uma perspectiva igualmente atual, pois recentes estudos demonstram as vibrações e os comprimentos de luz das cores e suas interações com o corpo humano.

Outro importante lócus de desenvolvimento da medicina, tal qual a conhecemos hoje, estruturou-se na Grécia Antiga. Ainda que as funções terapêuticas das cores fossem conhecidas e utilizadas em contextos mais antigos, o termo *cromoterapia* é oriundo do grego *khrôma* ("cor") e *therapeia* ("terapia"). De acordo com Fischer (2022), especificamente sobre a questão das cores,

Pitágoras (570-500 a.C.) e Aristóteles (384-322 a.C.) realizaram significativas contribuições para a filosofia no período. Pitágoras, ao refletir sobre as notas das escalas musicais, associou seus tons e meio tons às propriedades da luz e das cores e identificou suas relações com os planetas do sistema solar e com o equilíbrio do corpo humano. Aristóteles realizou um estudo sobre o espaço das cores e a mistura entre elas, cuja sequência, segundo o filósofo, ocorre da luz branca à luz preta, passando pelas luzes amarela, laranja, vermelha, violeta, verde e azul. Essas perspectivas da filosofia clássica acerca das cores e suas propriedades embasaram teorias posteriores a respeito das cores e suas relações com a saúde humana (Feitosa-Santana et al., 2006).

Já na Era Moderna, o primeiro estudo concentrado relativo às propriedades das cores foi elaborado, no século XV, por Leonardo da Vinci, cuja obra *Tratado da pintura e da paisagem: sombra e luz* é considerada a primeira referência moderna sobre a maneira como as cores se formam e se distinguem entre si com base em conceitos relativos à luz e a fenômenos cromáticos (Pedrosa, 1982)

Dois séculos depois, o conhecido físico Isaac Newton observou que a luz solar, quando refletida em um prisma de vidro, decompunha-se em sete cores. Explicando cientificamente a coloração dos corpos por meio das sete cores do espectro, Newton as denominou "cores permanentes dos corpos naturais" (Pedrosa, 1982, p. 11) e avançou significativamente nas teorias da física relativas ao modo como a luz se propaga.

Figura 6.1 – Decomposição da luz branca nas sete cores por um prisma

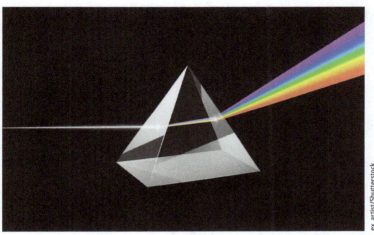
ex_artist/Shutterstock

Tendo em vista esses apontamentos, é possível compreender que, por intermédio da decomposição da luz solar, originam-se as cores que podemos observar na natureza: o vermelho, o amarelo, o laranja, o verde, o azul, o anil e o violeta, que estão presentes em toda parte, sendo fundamentais para a propagação da vida.

Outra importante referência no tema é Johann Wolfgang Goethe, que, no século XIX, pesquisou profundamente as cores e suas influências, tanto nas pessoas quanto nos ambientes (Pedrosa, 1982). A partir de Goethe e de sua obra *Teoria das cores*, uma nova perspectiva referente às propriedades das cores se delineou, resultando na noção de que elas produzem efeitos reais – físicos, mentais e emocionais – em quem as recebe. Foi por meio de suas pesquisas que se entendeu, por exemplo, que a cor vermelha é estimulante, que o amarelo alegra, que o azul é calmante e que o verde é relaxante.

Com base nesse breve percurso pela história da teoria das cores, é possível refletir sobre a importância das cores em variados aspectos. O caráter científico das diversas pesquisas realizadas a respeito das propriedades das cores e de suas relações com o organismo humano nos fornece embasamento para compreendermos como as cores, que nada mais são que raios luminosos, ao incidirem no campo eletromagnético das células de nosso corpo, atuam regulando possíveis disfunções. Estamos diante, portanto, de uma forma de energia que é passível de medição e que vem sendo mais bem compreendida à luz da ciência e dos avanços das pesquisas atuais na área da física. Nesse sentido, torna-se importante conhecer alguns conceitos relativos à energia e à luz.

6.3 Conceitos básicos: energia e luz

A prática do uso das cores na saúde se alicerça em conceitos da física relativos à luz e à energia, que explicam quais são as propriedades das cores e por que são benéficas para o equilíbrio da saúde. Para esclarecer como as cores atuam equilibrando o organismo, é importante elencar as premissas que fundamentam a eficácia da cromoterapia. Partimos do princípio da física de que toda a matéria é formada basicamente por energias, que têm distintas frequências e ondulações, passíveis de medição, e que circulam pelo ambiente.

Exemplo prático

O calor, o magnetismo da Terra, o som e a luz, por exemplo, cujas diferenças são apenas relativas às frequências, às vibrações e aos meios de condução observados, são diferentes tipos de energias que podem ser medidas.

A luz, do ponto de vista da física, é considerada uma faixa de radiação eletromagnética que produz sensação visual, que tem comprimento de onda e frequência e que se desloca na velocidade de 300.000 km/h através do espaço. O espectro visível da luz pelos olhos humanos abrange do vermelho ao violeta, e essa luz pode ser considerada a melhor expressão da luz solar, reunindo todos os tons que existem na natureza.

6.3.1 Espectro eletromagnético

Conforme pontuamos, a energia radiante, denominada *luz*, desdobra-se em um espectro eletromagnético cujos comprimentos de onda formam as vibrações cromáticas visíveis (as cores), pois são raios luminosos que sensibilizam a retina dos olhos e que formam também ondas com comprimentos que não são visíveis a olho nu. Entre essas ondas estão os raios ultravioleta, os raios infravermelhos, os raios gama, as ondas de televisão e de rádio e as micro-ondas.

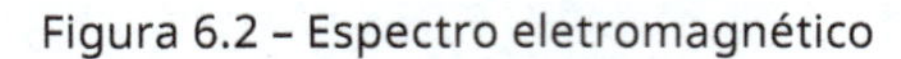

Figura 6.2 – Espectro eletromagnético

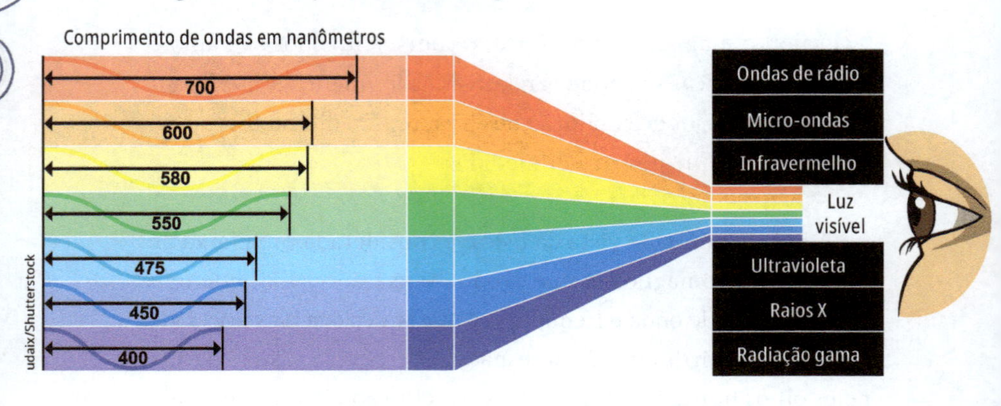

A Figura 6.2 ilustra o espectro das radiações eletromagnéticas mais conhecidas: ondas de rádio; micro-ondas; raios infravermelhos; luzes visíveis a olho nu; radiação ultravioleta; raios X; e radiação gama. Conforme é possível observar, as radiações têm comprimentos de ondas distintos, o que resulta na visibilidade, ou não, para o olho humano: a luz ultravioleta e a infravermelha, por exemplo, não são perceptíveis a olho nu, embora possam ser detectadas de outras maneiras. Notamos a relação da luz com outras ondas e seu espectro, que origina sete variações cromáticas e várias gradações entre elas. As ondas de luz, portanto, são radiações eletromagnéticas e podem ser descritas como um fluxo de fótons, que são micropartículas de onda que formam a base da luz, e "cada uma contém um feixe de energia e, por conseguinte, informação (Energia é informação)" (Dale, 2017, p. 30).

As cores são manifestações de luz, ou seja, de energia radiante (Farina; Perez; Bastos, 2011), e estão por todas as partes do planeta – não há vida sem cores. Elas têm propriedades curativas, pois são uma forma de energia com características específicas, como veremos mais adiante, e que atua dinamicamente com outras formas de energias, tanto sutis quanto mais densas, conforme discorre Gerber (1988, p. 25) em seu livro *Medicina vibracional*:

> O reconhecimento que toda matéria é energia constitui a base para compreendermos por que os seres humanos podem ser considerados sistemas energéticos dinâmicos. Por meio da famosa equação, $E = mc^2$, Albert Einstein provou aos cientistas que energia e matéria são duas manifestações diferentes da mesma substância universal. Essa substância universal é a energia ou vibração básica, da qual todos nós somos constituídos. Assim, a tentativa de se curar o corpo através da manipulação desse nível básico energético ou vibracional da substância pode ser chamada de medicina vibracional. Embora a visão einsteiniana tenha aos poucos sido aceito pelos físicos, as profundas descobertas de Einstein ainda estão por ser incorporadas ao modo como os médicos encaram a doença e os seres humanos.

Por intermédio das cores e dos espectros luminosos que emitem, é possível modular determinada frequência com a finalidade de regenerar a saúde física, mental e emocional de uma pessoa. Entende-se que cada cor tem uma vibração própria, que, ao interagir com o campo do organismo humano, atua de maneira seletiva, chegando aonde precisa chegar. As doenças que se manifestam no corpo também têm uma vibração e cores particulares, podendo-se tratar cada caso com cores específicas (Amber, 1983).

Trataremos, a seguir, dos conceitos físicos, das características e das propriedades das cores, para que seja possível, em um segundo momento, evidenciar os potenciais de cura de cada uma das sete cores principais individualmente.

6.3.2 Cromaticidade

A cor é uma onda de luz que, em si, não tem as tonalidades que percebemos. De acordo com Pedrosa (1982, p. 17),

> A cor não tem existência material: é apenas sensação produzida por certas organizações nervosas sob a ação da luz – mais precisamente, é a sensação provocada pela ação da luz sobre o órgão da visão. Seu aparecimento está condicionado, portanto, à ação de dois elementos: a luz (objeto físico, agindo como estímulo), e o olho (aparelho receptor, funcionando como decifrador do fluxo luminoso, decompondo-o ou alterando-o através da função seletora da retina).

Inferimos, assim, que a cor ocorre quando sua energia atinge a retina dos olhos, e as gradações percebidas variam de acordo com características relativas ao comprimento das ondas eletromagnéticas, que caracterizam seu matiz, que é sua gradação e o respectivo valor, os quais distinguem sua luminosidade, o croma, relativo à saturação da cor, entre outros fatores. São essas ondas que agem sobre o organismo, regulando desequilíbrios. É possível, dessa maneira, definir *cor* como uma radiação, sendo uma das qualidades da luz, conforme já pontuado. A cor também pode ser definida como uma sensação produzida pelo cérebro por meio do mecanismo da visão, que converte o raio de luz branco em um espectro cromático, que nos mostra todas as cores, suas tonalidades e seus posicionamentos dentro do espectro. Você pode observar todas as cores e seus matizes no círculo cromático (Figura 6.3).

Figura 6.3 – Círculo cromático

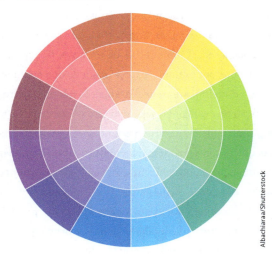

As cores são classificadas de acordo com alguns critérios, relacionados a seguir:

Quanto ao seu matiz: **cores primárias**: as que são puras e sem misturas, e que não podem ser decompostas nem criadas a partir da mistura de outras cores. São: o vermelho, o amarelo e o azul. **Cores secundárias**: são aquelas que se originam a partir da mistura de duas cores primárias. São: o laranja (vermelho+amarelo), o verde (amarelo+azul) e o violeta (vermelho+azul). **Cores terciárias**: são aquelas obtidas através da mistura de uma cor primária com uma cor secundária. São: índigo (azul+violeta), limão (verde+amarelo), flamingo (vermelho+laranja).

Quanto à tonalidade e temperatura que transmitem: as diferenças de matizes, tonalidades e temperatura entre as cores produzem diferenças entre suas qualidades e os efeitos que produzem:

os raios das cores claras, como o amarelo e o verde, possuem maior poder de penetração que os raios das cores escuras, como o azul, o violeta e o índigo. Estas últimas são consideradas cores frias, e dão a sensação de recuo, de retração, fazendo com que um ambiente, por exemplo, pareça maior do que realmente é. Já as cores vermelho, amarelo e laranja são quentes, e produzem a sensação de avanço, ou seja, têm alto poder de penetração, e fazem um ambiente parecer menor que é. É possível dizer, portanto, que as cores possuem temperatura e que isso está ligado à ação de repelir ou de concentrar os raios. **Cores quentes**: que possuem qualidade estimulante, associadas ao calor e à força: vermelho, laranja e amarelo. **Cores frias**: que possuem qualidade calmante: azul, índigo e violeta. **Cores equilibrantes e neutras**: que possuem qualidade de harmonização e equilíbrio: verde e magenta. E também aquelas que não refletem a luz, como marrom e cinza.

E quanto à posição que ocupam no círculo cromático: as cores podem ser usadas individualmente ou combinadas entre si. Neste caso, é importante conhecer as cores que se complementam, pois podem atuar em conjunto. **Cores complementares**: são as cores diretamente opostas (como é possível observar a partir do círculo cromático). São as cores antagônicas. Exemplo: vermelho e verde, azul e laranja. O mapa das cores complementares é o seguinte: o vermelho é complementar do azul, e o azul é complementar do vermelho. O amarelo é complementar do violeta, e o violeta é complementar do amarelo. O laranja é complementar do violeta, e o violeta é complementar do laranja. O verde é complementar do magenta, e o magenta é complementar do verde. **Cores análogas**: são as cores vizinhas e que possuem semelhanças entre si. Exemplo: vermelho, laranja e amarelo.

Quanto à luminosidade: **cores neutras**: branco, preto, cinza, marrom. **Cores acromáticas**: são as que não são consideradas de fato cores: preto, branco e cinza. (Farina; Perez; Bastos, 2011, p. 67, grifo nosso)

A soma das cores primárias (chamada de *síntese aditiva*) vermelho, amarelo e azul origina o branco, sendo uma soma aditiva (luz). A subtração das cores (chamada de *síntese subtrativa*) origina o preto, caracterizando uma mistura subtrativa (pigmentos). A seguir, na Figura 6.4, vejamos as combinações mencionadas.

Figura 6.4 – Classificação das cores do círculo cromático

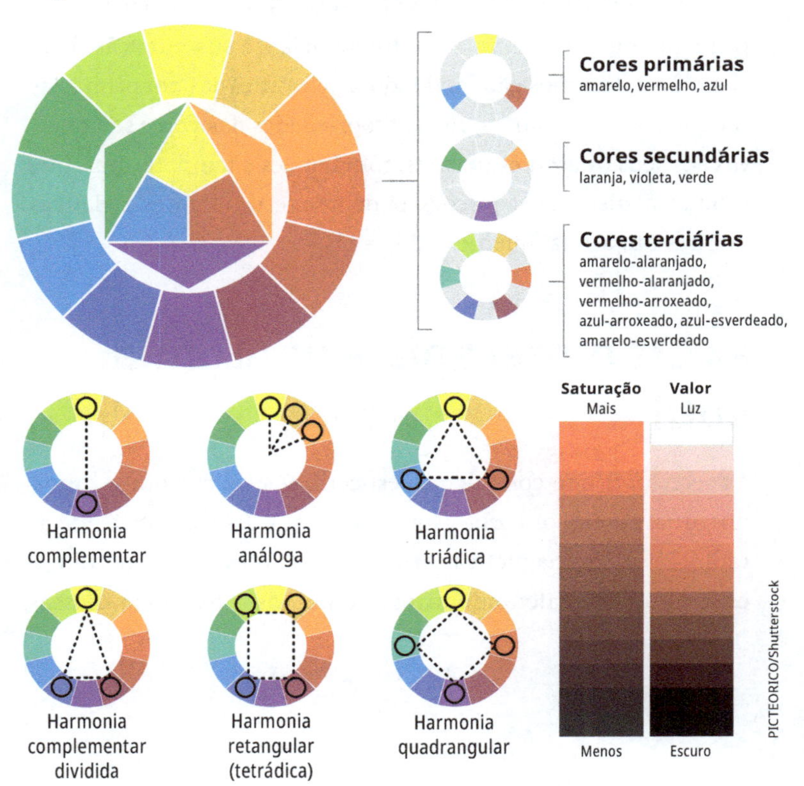

Os três círculos cromáticos na parte superior da imagem referem-se às cores primárias, às cores secundárias e às cores terciárias. Os seis círculos cromáticos inferiores indicam as possibilidades harmônicas entre as cores: harmonia complementar; harmonia análoga; harmonia triádica; harmonia complementar dividida; harmonia retangular (tetrádica); harmonia quadrangular. Os bastões designam a saturação (*saturation*) quanto à quantidade de luz – maior (*more*) e menor (*less*) – e o valor (*value*) quanto à incidência de luz – claro (*light*) e escuro (*dark*).

Essas cores podem ser observadas no círculo cromático, em que estão dispostas conforme suas propriedades. Cada uma das cores tem características físicas específicas relacionadas ao comprimento de suas ondas, à sua frequência e à sua vibração, bem como à sua composição, podendo-se classificá-las em primárias, secundárias e terciárias. Essas propriedades das cores são relativas aos seus diferentes matizes, tonalidades e temperaturas, que produzem distintas sensações: podem ser estimulantes, sedativas, neutras ou, ainda, quentes ou frias.

6.4 Cromoterapia e anatomia sutil

As sete cores que compõem o espectro visível aos olhos humanos atuam sobre os corpos sutis que temos. Isso significa que as radiações eletromagnéticas oriundas das cores interpenetram o corpo humano, afetando diretamente nossa fisiologia, nossas emoções e nossas qualidades mentais e psíquicas. De acordo com Dale (2017, p. 309), "ao inserir as cores corretas no campo, você libera bloqueios e a estagnação, preenche buracos e vazamentos, e abre o campo para manifestar a sua realidade desejada".

Esses "campos" dizem respeito à energia sutil da qual é também composta o organismo humano. Nesse campo energético, localizam-se os chacras, responsáveis por captar as frequências do ambiente e transformá-las para serem utilizadas pelo organismo físico. A interação entre as cores e o corpo humano ocorre, portanto, por meio da anatomia sutil, cujos chacras atuam regulando o equilíbrio da energia vital que circula pelo corpo, mantendo o bom funcionamento dos órgãos, das glândulas e das vísceras. Tais estruturas, apesar de não serem perceptíveis à visão humana, em razão de terem uma frequência mais elevada do que a da matéria densa (Dale, 2017), podem ser mensuradas por intermédio de tecnologias de energia sutil, justamente porque têm frequência própria.

Cada um dos sete chacras principais tem uma cor específica com a qual se sintoniza para restabelecer a saúde do organismo. Cada chacra tem abertura e saída no lado anterior ou posterior do corpo, atuando como sensor, controlando o fluxo de energia física, psíquica e espiritual. Existem sete chacras principais, os quais se situam na coluna vertebral: o chacra básico (cor vermelha) está localizado na base da coluna e a ele se seguem o chacra esplênico (cor laranja), o chacra plexo solar (cor amarela), o chacra cardíaco (cor verde), o chacra laríngeo (cor azul), o chacra frontal (cor índigo) e, por fim, o chacra coronário (cor violeta), localizado no topo da cabeça (Figura 6.5).

Figura 6.5 – Os sete chacras principais

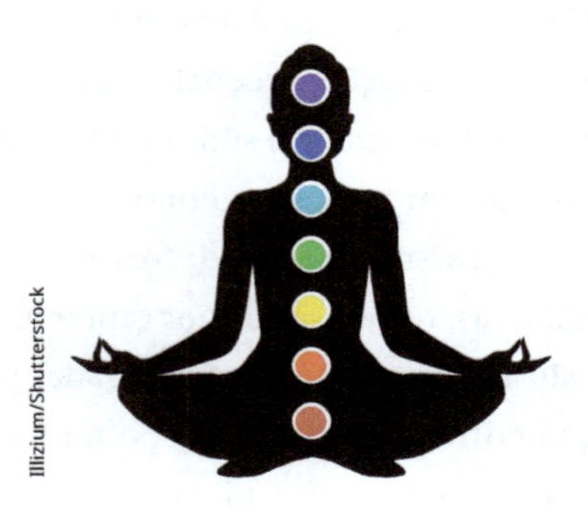

A energia vital entra no corpo por meio da respiração e dos centros energéticos, principalmente por intermédio do chacra coronário. Quando essa energia entra no organismo, é processada tanto energeticamente, pelos chacras laríngeo e cardíaco, quanto fisiologicamente, pelos pulmões e pelo coração, que a enviam para a corrente sanguínea; chega, então, a todas as células, que a metabolizam no organismo e a liberam através dos poros da pele, formando um campo energético no entorno do corpo conhecido como *aura*, *campo áurico* ou *campo de energia humana*. O campo áurico é, assim, composto por energia sutil e emana os fluxos eletromagnéticos das densidades presentes nos órgãos e nas vísceras do corpo.

Essa energia vital inerente a todos nós recebe diferentes denominações, a depender da cultura ou do viés terapêutico adotado. Na cultura hindu, é conhecida como *prana*; na chinesa, como *chi*; para os tibetanos, é *ga-llama*; por sua vez, na cultura ocidental, passou a ser designada *bioenergia*. Cabe ressaltar, como mencionamos anteriormente, que existem campos elétricos, magnéticos e eletromagnéticos que interagem com o corpo humano, assim como a luz e outras formas de energia (Dale, 2017). Essas energias, portanto, são produzidas pelo corpo humano, mas também são absorvidas. Para as terapêuticas que trabalham com a anatomia sutil, esse campo energético é um importante medidor do aspecto mais geral da saúde do paciente, e é possível identificar a ocorrência de alguma doença por meio das cores, pois tudo o que passa no corpo físico se reflete na aura.

Dessa forma, um campo áurico equilibrado influencia diretamente a saúde do corpo, tanto física quanto mental e emocionalmente. Conhecer esses processos para entender como funciona a terapêutica da cromoterapia facilita o manejo dessa ferramenta no corpo humano, que tem o objetivo de alterar as frequências dos campos de energia, dos canais e dos centros de energia que fazem parte da anatomia energética ao incidir determinadas cores sobre o corpo, provocando a renovação e o reforço das energias vitais do organismo.

6.5 Propriedades das cores e suas aplicações

Nesta seção, vamos evidenciar as propriedades de cada uma das cores do espectro eletromagnético, bem como as respectivas possibilidades de aplicação.

6.5.1 Vermelho

A cor vermelha está associada ao elemento fogo. Simboliza o calor, o movimento, a energia interna, a força, a vitalidade e a vontade. É estimulante, ligada à energia telúrica. Sintoniza-se com chacra básico, facilitando o vigor físico e o poder de ação e materialização.

- **Efeitos físicos**: estimula os nervos sensoriais, sendo benéfico para tratamento da audição, do olfato, do paladar, da vista e do tato. Favorece a criação de hemoglobinas e a circulação do sangue. Energiza o fígado e o sistema muscular, sendo excelente para aplicação em músculos contraídos. Aumenta o calor corporal e estimula a libido. Ativa o sistema endócrino e melhora a debilidade física.
- **Efeitos emocionais, mentais e energéticos**: contribui para o fortalecimento da autoestima, estimula o poder da vontade e da ação e fornece ímpeto para a tomada de atitude. Auxilia o movimento para a tomada de decisões. Eleva a energia do corpo como um todo, tratando casos de melancolia e apatia.
- **Contraindicações**: é desaconselhado o uso em casos de febre, hipertensão, inflamações e em pessoas com temperamento muito agitado, pois podem ficar ainda mais agitadas. Usado com muita frequência, o vermelho pode causar febre, pois eleva a temperatura corporal, bem como provoca esgotamento físico e mental.

6.5.2 Amarelo

A cor amarela representa a luz e o sol e, por isso, é a de maior visibilidade. Simboliza o intelecto, o dinamismo e a expressão. É a cor da alegria e da descontração, sendo estimulante e harmonizadora. Sintoniza-se com o chacra do plexo solar, facilitando a fluidez das emoções.

- **Efeitos físicos**: ativa os nervos e gera energia muscular. Promove a restauração das células, combatendo os radicais livres do organismo. Estimula as funções cerebrais e controla o sistema nervoso e o sistema nervoso central. Purifica e energiza todo o sistema gastrointestinal, tratando todas as disfunções na área. Ativa a limpeza de toxinas do sangue e estimula o sistema linfático.

- **Efeitos emocionais, mentais e energéticos**: promove alegria, descontração e bem-estar. Eleva o astral do ambiente e das pessoas e atenua estados de nervosismo. Estimula o intelecto, propiciando clareza no plano mental, e facilita o tratamento de distúrbios mentais. Auxilia a comunicação e trata sentimentos e hábitos obsessivos. Traz inspiração e combate estados de melancolia e apatia.
- **Contraindicações**: é desaconselhado o uso em pessoas com inflamações agudas, febre, diarreia e palpitações, já que é uma cor estimulante que pode aumentar esses sintomas. Em excesso, pode causar agitação mental.

6.5.3 Laranja

A cor laranja combina as qualidades do raio vermelho e do raio amarelo, pois, no espectro das cores, situa-se entre ambos. Assim, tem potencial de cura mais elevado do que o observado quando se usam o vermelho e o amarelo individualmente. Como o amarelo, o laranja simboliza a energia ativa e criativa proveniente da luz solar, sendo também considerado como a cor do calor, do poder e do movimento, assim como o vermelho. Sintoniza-se com o chacra esplênico, facilitando a expressão da criatividade e da alegria de viver.

- **Efeitos físicos**: estimula a circulação sanguínea e o sistema digestivo e melhora o metabolismo de forma geral. É indicado para tratamento de hipotireoidismo e tumores. Estimula o metabolismo do cálcio e a produção de leite em lactantes.

Regula o funcionamento do baço e do pâncreas. Combate a fadiga, é um excelente tônico muscular e tem efeito antiespasmódico, sendo indicado para tratar câimbras. Fortalece os pulmões, bem como regula os órgãos do sistema reprodutor e estimula a libido.

- **Efeitos emocionais, mentais e energéticos**: fortalece a energia vital, combatendo a preguiça. Transmite alegria e felicidade, sendo uma cor aberta, quente e de movimento. Propicia equilíbrio emocional e favorece a expansão e a prosperidade. É a principal cor para tratar estados de melancolia. Estimula o otimismo, o poder da vontade e a tomada de decisões. Tonifica o corpo etérico e equilibra a energia física com a energia mental e emocional, propiciando clareza e equilíbrio entre o raciocínio e as emoções. Cria um estado de bem-estar e estimula a compreensão e a abertura para novas ideias.
- **Contraindicações**: usado com muita frequência, o laranja pode causar febre, pois eleva a temperatura corporal, bem como esgotamento físico e mental.

6.5.4 Azul

A cor azul está associada à tranquilidade, à serenidade e à paz. É a quinta cor do espectro eletromagnético, sendo a mais fria e profunda. Representa a consciência e sua capacidade de expansão. É uma cor calmante e sedativa. Sintoniza-se com o chacra laríngeo, facilitando a expressão clara e amorosa.

- **Efeitos físicos**: auxilia em disfunções na garganta, na traqueia e no esôfago, bem como em problemas de fala e dicção. É indicado para tratamento de miopia e atenua quadros de febre, pois esfria a temperatura corporal. Estimula o aumento das defesas do organismo, motivando o aumento da imunidade. Os raios azuis promovem o crescimento e reduzem as frequências cardíaca e respiratória, trazendo equilíbrio para esses sistemas. A cor azul tem propriedades antissépticas, bactericidas e analgésicas, aliviando doenças inflamatórias. Relaxa o sistema nervoso e produz efeito refrescante e adstringente.

- **Efeitos emocionais, mentais e energéticos**: promove a sensação de harmonia e tranquilidade, trazendo calma e serenidade. Ajuda na concentração durante a meditação e na expansão espiritual, já que estimula e fortalece a circulação de energia entre a mente e a consciência superior. Diminui a ansiedade e auxilia em quadros de distúrbios maníaco-depressivos, propiciando sensação de segurança e paz. Controla o chacra da garganta, ligado à força de criação e expressão dos sentimentos e da verdade interna. É a cor da intuição.
- **Contraindicações**: quando usada por tempo prolongado, a cor azul pode causar cansaço e depressão.

6.5.5 Violeta

O violeta tem a vibração mais alta entre os raios e a frequência de ondas mais curta. Simboliza a consciência expandida. É conhecido como *raio do poder*, em razão de seu grande potencial de transmutação e de elevação da consciência. Associado à espiritualidade, o violeta é uma cor fria, tendo, portanto, um efeito calmante. Sintonizado com o chacra coronário, facilita a conexão com a inteligência superior.

- **Efeitos físicos**: tem ação calmante para o sistema nervoso e muscular, além de ação anti-inflamatória e bactericida. Tonifica o sangue, eliminando toxinas, e é um grande estimulante para o cérebro, sendo uma cor indicada para tratar processos degenerativos cerebrais. Estimula a produção de leucócitos, aumentando a imunidade. Acelera o desenvolvimento dos ossos, assim como regula e equilibra as funções do baço. Apazigua o aceleramento cardíaco e mantém o equilíbrio de sódio e potássio no corpo.
- **Efeitos emocionais, mentais e energéticos**: tem ação calmante para quadros de cólera e emoções violentas. Auxilia em processos de desapego. Facilita a liberação de medos e trata quadros de ansiedade e de melancolia. Favorece estados introspectivos e de meditação, favorecendo a conexão com o mestre interior.
- **Contraindicações**: quando usado por tempo prolongado, o violeta pode causar cansaço e depressão.

6.5.6 Índigo/Anil

O índigo/anil é a cor que simboliza a intuição e a harmonia. Provém da combinação de violeta e azul, sendo, portanto, uma cor fria e que associa as qualidades dessas duas cores. Governa a visão física e espiritual, bem como estimula a compreensão e a tolerância às diversidades. Auxilia no entendimento de questões abstratas relativas à vida. Esta sintonizado com o chacra frontal, facilitando a percepção de si e do mundo externo.

- **Efeitos físicos**: purifica o sangue e tem ação hemostática. Estimula a produção de leucócitos e ativa a imunidade. Tem ação anestésica e calmante. Regula a glândula pineal, a visão, a audição e o olfato. É um tônico muscular e alivia cólicas menstruais. Tem ação cauterizante e cicatrizante. Nos casos de hipertireoidismo, indica-se sua aplicação, pois atenua o funcionamento excessivo da tireoide e ativa as glândulas paratireoides, que atuam em oposição àquela.

- **Efeitos emocionais, mentais e energéticos**: controla, regula e harmoniza o corpo psíquico, mantendo seu equilíbrio. Auxilia na eliminação de pensamentos obsessivos e medos. Estimula o movimento da energia sutil por meio dos canais energéticos. Promove lucidez e maior clareza sobre as realidades da vida.
- **Contraindicações**: quando usado por tempo prolongado, o índigo pode causar cansaço e depressão.

6.5.7 Verde

A cor verde está situada na faixa central do espectro de cores solar e, por isso, está afastada das extremidades frias e quentes, sendo considerada, portanto, uma cor neutra. Com a qualidade do equilíbrio e da harmonia, representa a saúde de forma integral. É a cor mais importante de atuação na cura. Simboliza o crescimento físico e as estruturas. Verde é a cor do nitrogênio, elemento abundante na natureza e primordial para a vida. É a cor do sistema muscular humano, dos ossos e das células. Sintoniza-se com o chacra cardíaco, facilitando o equilíbrio entre os chacras superiores (coronário, frontal e laríngeo) e os inferiores (plexo solar, sacro e básico), permitindo o fluxo equilibrado entre a mente, o corpo e as emoções.

- **Efeitos físicos**: trata dores em geral. Tonifica e estimula a musculatura, os ossos e as células. É calmante do sistema nervoso central. Atua no sistema nervoso simpático, diminuindo a pressão sanguínea. Estimula a glândula pituitária. Tem ação antisséptica e bactericida. Favorece o equilíbrio hormonal, tem propriedade afrodisíaca e estimula o sistema digestivo. Equilibra o corpo e a mente, oferecendo vigor físico e mental.
- **Efeitos emocionais, mentais e energéticos**: tem efeito calmante e relaxante, ajudando na liberação de fluxos emocionais reprimidos. Promove a sensação de paz e esperança, equilibrando o corpo etéreo. Abranda o calor interno, acalmando quadros de raiva intensa e estresse. Auxilia em casos de fadiga mental e insônia. Propicia o equilíbrio entre a mente, o corpo e as emoções, além de colaborar para o desenvolvimento da autoconfiança e da autoestima.
- **Contraindicações**: não há.

6.5.8 Rosa

A cor rosa representa a amorosidade e tem ação calmante, sendo a oitava superior da cor vermelha. Surge da combinação de vermelho e branco, mesclando a pureza do branco e a força do vermelho, por isso é suave, mas, ao mesmo tempo, tem forte ação. É sintonizada com o chacra cardíaco, facilitando a abertura e o equilíbrio da compaixão e do amor incondicional.

- **Efeitos físicos**: tonifica e regula o sistema nervoso central. Ameniza distúrbios cardíacos. Favorece a desobstrução de veias, vasos e artérias, ativando o fluxo sanguíneo, bem como elimina toxinas do sangue. Desenvolve a sensualidade.

- **Efeitos emocionais, mentais e energéticos**: estimula a gentileza, o altruísmo e a simpatia, colaborando para o equilíbrio dos relacionamentos interpessoais. Ajuda na organização mental. Propicia a expressão de emoções reprimidas. Promove tranquilidade, afetuosidade, fraternidade, suavidade e sensação de aconchego. Eleva a vibração energética, atenua quadros de tristeza e favorece mudanças de comportamento.
- **Contraindicações**: não há.

6.5.9 Preto

A cor preta é, na verdade, a ausência de todas as cores. Tem energia silenciosa, associada ao invisível e a um estado de introspecção. Simbolicamente, é vinculada a aspectos do inconsciente, que ainda não foram iluminados e que, por isso, são considerados sombras. Vale ressaltar que não há luz sem sombra e vice-versa, de modo que aspectos considerados "sombrios", "escuros" também fazem parte do todo e precisam ser integrados para haver equilíbrio. Com a qualidade de absorção, a cor preta pode neutralizar o excesso de alguma outra cor presente no organismo, além de ter alto poder de penetração, podendo, por isso, potencializar o efeito de outra cor quando utilizada em conjunto com ela.

- **Efeitos físicos**: tem ação estimulante se combinada com outras cores. Tem alto poder de penetração e boa ação em inflamações. É indicada para tratamento de insônia.
- **Efeitos emocionais, mentais e energéticos**: é indicada para casos em que é preciso voltar-se para "dentro", pois estimula a introspecção. Auxilia no tratamento de medos e traumas, bem como trabalha questões relativas à sexualidade reprimida.
- **Contraindicações**: em excesso, o preto pode causar introspecção extrema, apatia e intolerância.

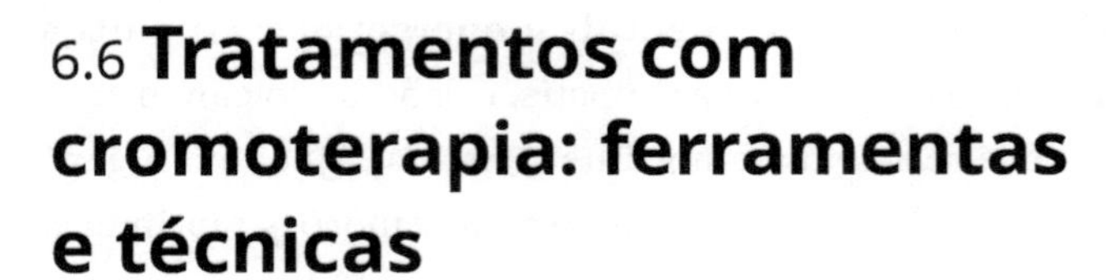

6.6 Tratamentos com cromoterapia: ferramentas e técnicas

O tratamento com cromoterapia considerado padrão comumente é dividido em duas partes. Na primeira, é realizada uma aplicação padronizada, que é feita em todas as sessões e com todos os pacientes, pois é uma aplicação fixa, voltada para o corpo sutil. Nessa etapa, geralmente, verifica-se o padrão de energia do campo sutil do paciente com técnicas usadas para esse fim, como a diagnose pendular[1] e a diagnose por meio das mãos[2]. Após essa verificação inicial, são feitas a limpeza do campo energético, a harmonização dos chacras e a energização do sistema nervoso e dos centros mentais do paciente.

---

1 Uma possibilidade para aferir o campo energético é por meio do uso de um pêndulo, que é um instrumento da radiestesia composto por um material, em formato cilíndrico ou cônico, suspenso por algum tipo de fio, de até 30 cm, de modo que possa produzir um movimento oscilatório quando segurado pela ponta do fio. Por meio do pêndulo, pode-se medir a condição de cada chacra para a verificação de possíveis bloqueios, excesso ou falta de energia.

2 Outra forma de realizar o diagnóstico é por meio da imposição das mãos espalmadas sobre os chacras do paciente, sem a necessidade de tocar seu corpo, mantendo-se as mãos posicionadas cerca de 5 cm de cada centro energético (Dale, 2017). Utilizando-se a técnica, pode-se medir o fluxo energético em cada chacra a partir da sensação obtida por intermédio da temperatura sentida pelas mãos no local em que estão posicionadas. A imposição das mãos se inicia na parte anterior do corpo, pelo primeiro chacra, o básico, terminando no coronário. Para energizar o chacra, se necessário, é possível fazer aplicação de sua cor correspondente. Com a prática, a aferição da energia sutil tende a se tornar mais fácil.

Na segunda parte da sessão, tratam-se as queixas físicas relatadas pelo paciente. Para tanto, é necessário o conhecimento acerca da aplicação das cores individualmente ou combinadas, de acordo com cada queixa.

A seguir, apresentaremos algumas ferramentas para a cromoterapia.

Bastão cromático

É um aparelho constituído por uma haste de metal oca em cuja extremidade há um cristal de quartzo límpido. Em seu interior, há uma fonte de luz branca, que tem um compartimento para que filtros coloridos possam ser encaixados, de modo que, assim, irradie o raio da cor em questão. Sua função é ampliar e emitir energia, e o cristal de quartzo atua como direcionador da energia dos raios cromáticos do aparelho. Para a aplicação das cores, é indicado que se realize um movimento circular, no sentido horário, na área em que se pretende projetar a cor.

Cristais coloridos

Por meio da disposição das pedras sobre os canais energéticos, é possível harmonizar eventuais desequilíbrios. Cada cristal tem qualidades específicas que podem ser combinadas à sua coloração para uso cromoterápico.

Mentalização de cores

A aplicação das cores pode ser realizada utilizando-se a mentalização. O objetivo dessa técnica é envolver uma área do corpo com uma cor e ativar determinado ponto. Vale ressaltar que se pode usá-la em diferentes tipos de meditação. No início, a prática pode

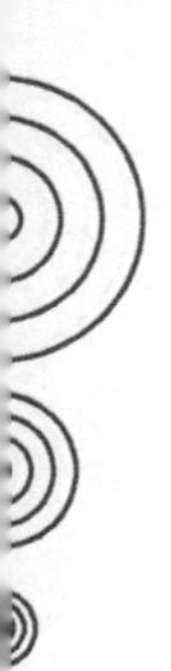

parecer irrisória e difícil de ser mantida por muito tempo, pois a tendência da mente destreinada é a dispersão. No entanto, com um pouco de persistência e paciência, resultados muito interessantes começam a ser observados, atestando a eficácia da técnica.

Lâmpadas coloridas

Podem ser usadas para promover a projeção da cor e de calor sobre determinada área. A ação terapêutica dessa técnica reside em focalizar a área afetada com os raios cromáticos, para que ocorra a regeneração energética do corpo. É importante compreender os efeitos de cada cor e as aplicações indicadas para que não se observem efeitos adversos do que se pretende, pois o excesso de uma cor pode prejudicar o equilíbrio do organismo.

Há duas formas de utilizar as lâmpadas coloridas para a cromoterapia. Uma é por meio da luz parada, que é direcionada sobre o corpo usando-se um suporte fixo por um tempo determinado. Nesse modo, é possível empregar várias cores conjuntamente. A outra forma é por intermédio da luz em movimento; nesse caso, utiliza-se um bastão com bocal para o encaixe da lâmpada, que é direcionada sobre o ponto escolhido.

Água solarizada/cromatizada

É uma técnica bastante antiga, que visa à absorção das propriedades curativas dos raios solares que ficam impregnados na água quando exposta à sua ação. A energia dos raios solares atinge as moléculas da água, modificando sua estrutura sutil. É possível ainda potencializar os efeitos dos raios solares na água por meio da utilização das cores; nessa modalidade, os raios de luz entram em contato com as frequências das ondas das cores, fazendo com a água ganhe as qualidades da cor usada. Há também a possibilidade de manter a água em contato apenas com a cor, sem o contato com a energia solar.

A água cromatizada pode ser ingerida ou empregada para a fabricação de remédios, tinturas e unguentos e para a realização de banhos. Para solarizar e cromatizar a água, pode-se colocá-la em vidros coloridos (também é possível colori-los com filtro ou papel celofane – o uso de plásticos não é recomendado para essa técnica) e deixar os recipientes de 30 minutos a 6 horas sob o sol. A água deve ser usada nas 24 horas subsequentes.

Indicações:

- Água vermelha: estimula as funções hepáticas e a produção de hemoglobinas.
- Água amarela: estimula os sistemas muscular e linfático e o aparelho digestivo, fortalece os nervos e tem ação vermífuga.
- Água laranja: estimula os sistemas respiratório e gastrointestinal e a tireoide.
- Água azul: tem efeito calmante e combate febres baixas e inflamações.
- Água índigo: tem efeito sedativo e ação calmante para o sistema respiratório e a tireoide.
- Água violeta: tem ação calmante para os sistemas cardíaco e linfático.
- Água verde: tem ação antisséptica, desinfetante, bactericida e laxativa. Fortalece os ossos, os tecidos e o sistema muscular.
- Água rosa: tem efeito energizante, aumentando a pressão arterial, e ação diurética.
- Água branca: tem um efeito harmonizador em todo o organismo, promovendo uma limpeza física, mental e emocional.

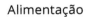

Alimentação

As cores também podem ser introduzidas no organismo por meio da alimentação, usando-se alimentos naturais de diferentes cores – corantes sintéticos não funcionam para esse fim –, para que o corpo absorva as propriedades das cores de que necessita. Também é possível utilizar o vestuário para fazer composições de cores ou mesmo aplicá-las em determinado ambiente, pintando uma parede de um cômodo, por exemplo.

Para saber mais

SILVESTRINI, N.; FISCHER, E. P. **Sistemas de cores na arte e na ciência**. Cologne: DuMont Buchverlag, 1998.

Nessa obra, Narciso Silvestrini e Ernst Peter Fischer apresentam um recorte histórico muito interessante sobre 59 teorias de diferentes pensadores sobre as cores, desde a Antiguidade até os tempos modernos. Por meio de uma linguagem acessível, os autores demonstram as conexões entre as cores e diferentes sistemas culturais, como a astrologia, o I Ching, a medicina tradicional chinesa, as tradições hindu, hebraica e islâmica, a antroposofia, entre outros.

AMBER, R. **Cromoterapia**: a cura através das cores. Tradução de Cláudio Giordano. Cultrix: São Paulo, 1983.

Nesse livro, Reuben Amber apresenta a cromoterapia como uma potente e complexa ferramenta terapêutica, utilizada pela humanidade desde tempos remotos, enfocando diferentes sociedades e culturas e suas concepções acerca de saúde, medicina e cura. Por meio de diferentes exemplos, o autor nos convida a um estudo abrangente a respeito da cromoterapia, tanto por um viés histórico quanto por um viés terapêutico.

Síntese

O uso dos raios solares e das cores para tratamentos de saúde é bastante antigo e esteve presente em diferentes culturas do passado, que utilizavam ferramentas variadas para inserir cores específicas no organismo com vistas ao seu reequilíbrio. Por meio da decomposição da luz solar, originam-se as cores que podemos observar na natureza: o vermelho, o amarelo, o laranja, o verde, o azul, o anil e o violeta, que estão presentes em toda parte, sendo fundamentais para a propagação da vida.

Atualmente, a cromoterapia é reconhecida pela OMS e, no Brasil, integra o arcabouço das Pics, sendo definida pela legislação brasileira como uma técnica terapêutica que utiliza as cores para promover o equilíbrio do corpo físico, mental, emocional e energético. A cromoterapia é, portanto, um sistema holístico que intersecciona alguns campos do saber, como a medicina, a física e a bioenergética.

A prática do uso das cores na saúde se fundamenta em conceitos da física relativos à luz e à energia, que explicam quais são as propriedades das cores e por que são benéficas para o equilíbrio da saúde. Suas frequências são capazes de entrar em ressonância com o campo vibratório do organismo humano, corrigindo possíveis disfunções de maneira muito profunda. Essas cores podem ser observadas no círculo cromático, em que estão dispostas conforme suas propriedades.

Cada uma das cores tem características físicas específicas relacionadas ao comprimento de suas ondas, à sua frequência e à sua vibração, bem como à sua composição, podendo-se classificá-las em primárias, secundárias e terciárias. As propriedades das cores são relativas aos seus diferentes matizes, tonalidades e temperaturas, que produzem diferentes sensações: podem ser estimulantes, sedativas, neutras ou, ainda, quentes ou frias.

A interação entre as cores e o corpo humano ocorre por meio da anatomia sutil, que abarca o sistema de chacras, os centros de energia responsáveis pelo equilíbrio da energia vital que circula pelo corpo, mantendo o bom funcionamento dos órgãos, das glândulas e das vísceras. Cada um dos sete chacras principais tem uma cor específica com a qual se sintoniza para restabelecer a saúde do organismo.

Para o tratamento com a cromoterapia, deve-se levar em conta não apenas a queixa específica do paciente, mas o quadro de saúde como um todo, com vistas a restabelecer o equilíbrio do organismo de modo amplo. As cores têm poderosos efeitos sobre o corpo físico, mental e emocional ao restaurar a frequência de equilíbrio para o funcionamento saudável do organismo, estimulando o aumento da vibração quando há carências ou sua diminuição quando há excessos.

A posição que as cores ocupam no espectro eletromagnético confere a elas as respectivas qualidades, podendo ser usadas individualmente ou combinadas. As cores quentes, como o vermelho, o laranja e o amarelo, têm qualidade estimulante, ao passo que as cores frias, como o azul, o anil e o violeta, têm qualidade sedativa. Cada uma delas é indicada para o tratamento de afecções específicas, e o conhecimento sobre sua ação no organismo é importante para a escolha da cor a ser usada conforme o caso.

Normalmente, a sessão de cromoterapia é composta por duas partes. Na primeira, há um protocolo mais geral a ser seguido, em que são realizadas a verificação do campo energético do paciente, a limpeza e a harmonização dos chacras, por meio do uso de um pêndulo ou da imposição das mãos. Na segunda, são aplicadas cores específicas para tratar as queixas físicas, quando existirem.

É possível utilizar diferentes ferramentas para a aplicação das cores, como bastão cromático, cristais coloridos, mentalização de cores específicas, lâmpadas coloridas e água cromatizada, além de técnicas como a inserção das cores na alimentação, no vestuário e no ambiente. Ademais, é possível mesclar a cromoterapia com outras técnicas terapêuticas. A prática constante do manejo das cores para tratamentos de saúde possibilita que os conhecimentos teóricos relativos ao tema sejam atestados, evidenciando-se a grande capacidade curativa das cores.

Questões para revisão

1. Quais conceitos da física auxiliam na compreensão do funcionamento da cromoterapia e por quê?

2. Por que as cores são benéficas para a saúde do corpo físico e do corpo energético?

3. Quantas cores são formadas por meio da decomposição da luz branca?
   a) Cinco cores.
   b) Três cores.
   c) Sete cores.
   d) Doze cores.
   e) Dez cores.

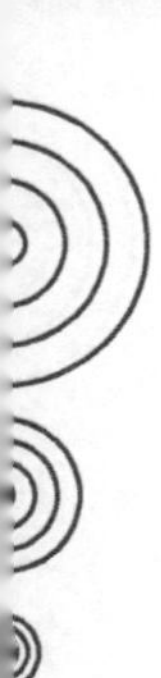

4. Entre as opções a seguir, quais são as cores consideradas estimulantes?
   a) Azul, amarelo e rosa.
   b) Verde, preto e azul.
   c) Laranja, índigo e vermelho.
   d) Vermelho, amarelo e laranja.
   e) Azul, verde e rosa.

5. Assinale a alternativa correta a respeito da cromoterapia:
   a) É uma técnica que se baseia nas cores preferidas do paciente.
   b) É uma ferramenta terapêutica que utiliza as cores para equilibrar a saúde.
   c) É uma prática recente, desconhecida por culturas antigas.
   d) Não está relacionada ao espectro eletromagnético.
   e) Utiliza apenas a cor azul em tratamentos.

Questão para reflexão

1. Imagine uma pessoa com queixa de distúrbios digestivos, enjoo e falta de apetite. Ela relata que tem quadros de ansiedade e descreve que sente muita fadiga física e mental, tristeza e melancolia, além de não ter motivação para realizar as tarefas simples do dia a dia. Após essa conversa inicial, como você escolheria as cores adequadas para esse caso?

Considerações finais

Compreender as Práticas Integrativas e Complementares em Saúde (Pics) proporciona o aprendizado da abordagem em saúde de maneira holística, ou seja, o tratamento do corpo de modo integral, sem divisão por partes ou sistemas. A medicina convencional, desenvolvida conforme o modelo biomédico, tem sua importância na recuperação das doenças, mas as Pics vêm a somar nesse cenário, complementando o tratamento convencional e colocando o indivíduo como protagonista em seu cuidado com a saúde.

Por meio da utilização de diferentes métodos e ferramentas, conforme apresentamos nos seis capítulos desta obra, as Pics fornecem uma extensa rede de saberes, que encontram suas raízes em antigas culturas e locais. Com a recente sistematização das diferentes técnicas abarcadas pelas Pics e a normatização das práticas como possibilidade de abordagem terapêutica reconhecida pelo Sistema Único de Saúde (SUS), o campo se tornou um excelente meio de atuação para profissionais que buscam ampliar os conhecimentos sobre cuidados paliativos na promoção da saúde sob uma perspectiva holística. Nesse contexto, faz-se necessário que cada vez mais profissionais conheçam as Pics e as adotem em sua prática terapêutica.

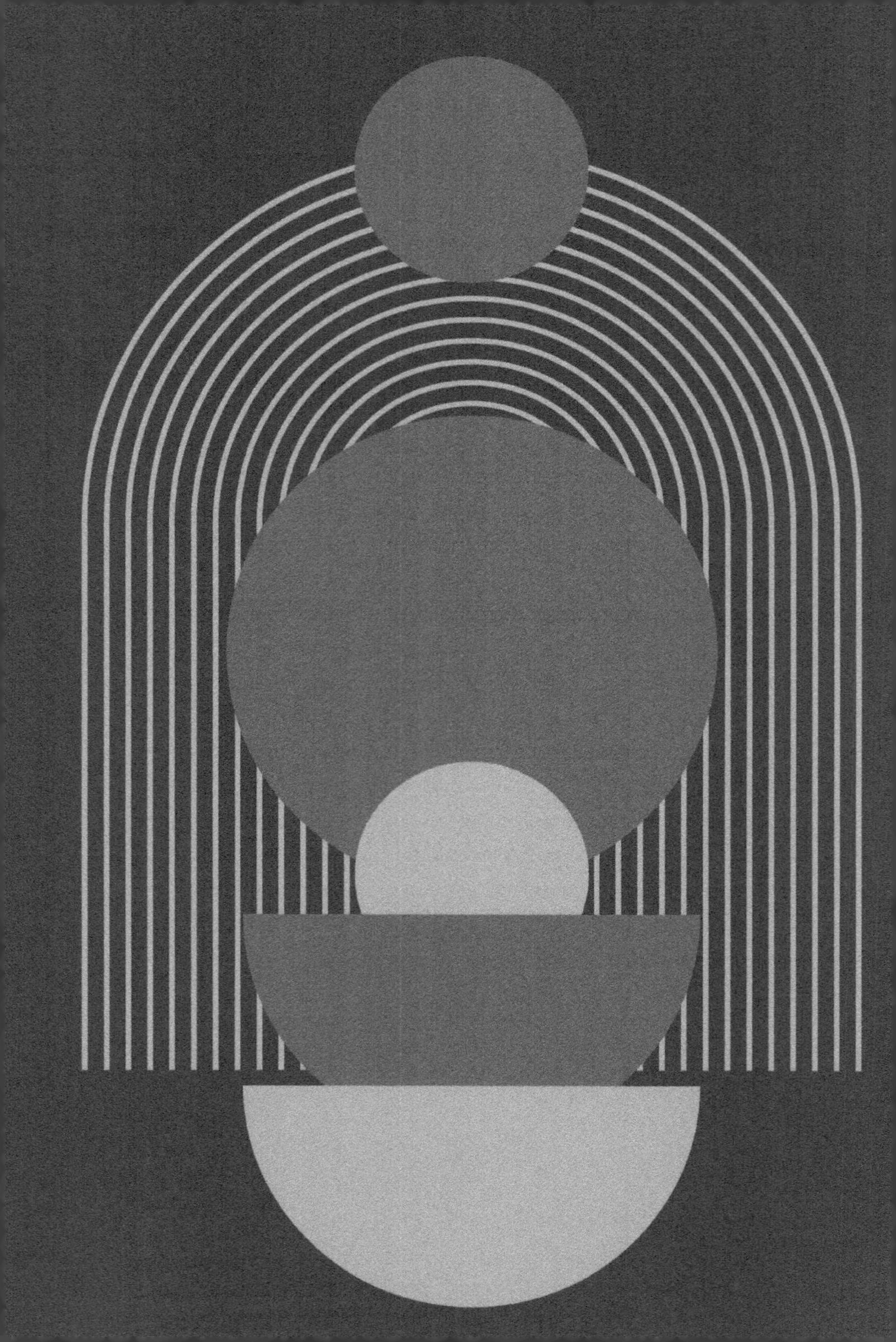

Referências

ABMA – Associação Brasileira de Medicina Antroposófica Regional São Paulo. **Quem somos**. Dra. Gudrun Burkhard – uma corajosa pioneira. Disponível em: <https://abmasp.com.br/a-misao-da-abma/quem-somos/>. Acesso em: 22 set. 2022.

ALBONICO, H.-U. K.; KIENE, H.; KIENLE, G. S. **Anthroposophic Medicine**: Effectiveness, Utility, Costs, Safety. Stuttgart: Schattauer, 2006.

ALBUQUERQUE, L. Módulo I: Apresentação dos sistemas florais nacionais e internacionais. In: CHAMMAS, L. et al. **Formação Blossom em terapia floral avançado**: florais da Califórnia e Saint Germain. São Paulo: Blossom, 2016a.

ALBUQUERQUE, L. Módulo I: Apresentação dos sistemas florais nacionais e internacionais. In: CHAMMAS, L. et al. **Formação Blossom em terapia floral avançado**: florais do Bush Australiano e Filhas de Gaia. São Paulo: Blossom, 2016b.

ALBUQUERQUE, L. Módulo I: Apresentação dos sistemas florais nacionais e internacionais. In: CHAMMAS, L. et al. **Formação Blossom em terapia floral avançado**: florais do Pacífico, Ararêtama e do Deserto. São Paulo: Blossom, 2016c.

ALBUQUERQUE, L. Módulo I: Apresentação dos sistemas florais nacionais e internacionais. In: CHAMMAS, L. et al. **Formação Blossom em terapia floral avançado**: florais do Alaska e Minas. São Paulo: Blossom, 2016d.

AMBER, R. **Cromoterapia**: a cura através das cores. Tradução de Cláudio Giordano. São Paulo: Cultrix, 1983.

BAARS, E. W. et al. Uma avaliação do status científico da medicina antroposófica, aplicando critérios da filosofia da ciência. **Arte Médica Ampliada**, v. 38, n. 2, p. 80-88, 2018. Disponível em: <http://abmanacional.com.br/wp-content/uploads/2019/01/38-2-Uma-avalia%C3%A7%C3%A3o-do-status-cient%C3%ADfico-da-medicina-antropos%C3%B3fica.pdf>. Acesso em: 22 set. 2022.

BACH, E. Algumas considerações fundamentais sobre doença e cura. In: BARNARD, J. (Org.). **Coletânea dos escritos de Edward Bach**. Tradução de Juliana Bertolozzi de Oliveira Freitas. São Paulo: Blossom, 2018a. p. 199-214.

BACH, E. Escritos diversos. In: BARNARD, J. (Org.) **Coletânea dos escritos de Edward Bach**. Tradução de Juliana Bertolozzi de Oliveira Freitas. São Paulo: Blossom, 2018b. p. 45-60.

BADARÓ, W. O. A cura em Kemet entre 1700 e 1500 a.C.: anotações, caracterização e conteúdo do papiro de Edwin Smith. **Revista Eletrônica Discente História.com**, Cachoeira, v. 5, n. 9, p. 89-107, 2018.

BALZANO, O. **Cromoterapia prática**: medicina quântica. Rio de Janeiro: O. M. Balzano Guimarães, 2004.

BARNARD, J. **Remédios florais de Bach**: forma e função. Tradução de Laura Cardellini e Marcela Marx. São Paulo: Blossom, 2018.

BARNARD, J.; CHAMAS, L. **Reflexões com as flores de Bach**: imagens e pensamentos. São Paulo: Blossom, 2016.

BAROLLO, C. R. **Aos que se tratam pela homeopatia**. 8. ed. São Paulo: Robe, 1996.

BARRETO, J. A.; NUNES, J. de G.; AROUCHA, E. B. L. Um olhar trimembrado sobre a implantação de serviços de práticas integrativas e complementares em saúde. In: BARRETO, A. F. (Org.). **Práticas integrativas em saúde**: proposições teóricas e experiências na saúde e educação. Recife: Ed. da UFPE, 2014. p. 155-174.

BEAR J.; BELLUCCO, W. **Florais de Bach**: o livro das fórmulas. 6. ed. São Paulo: Pensamento, 2005.

BENEVIDES, I. de A. **Antroposofia aplicada à saúde**. Curitiba: Contentus, 2020.

BENEVIDES, I. de A. Inserção da medicina antroposófica no Sistema Único de Saúde: aspectos históricos, marcos normativos e desafios para sua implementação. **Arte Médica Ampliada**, v. 32, n. 1, p. 4-11, 2012. Disponível em: <http://www.abmanacional.com.br/arquivo/ce902d9c349d271e6a70bb0208844b871f179da9-32-1-ma-no-sus.pdf>. Acesso em: 22 set. 2022.

BENEVIDES, I. de A.; CASARIN, G.; LIMA, S. F. F. Antroposofia aplicada à saúde em dez anos da Política Nacional de Práticas Integrativas e Complementares: aspectos históricos e considerações para sua implementação. **Journal of Management and Primary Health Care**, v. 8, n. 2, p. 266-277, 2017.

BFDI – Biodynamic Federation Demeter International. **About**. Disponível em: <https://www.demeter.net/about/organisation/>. Acesso em: 22 set. 2022.

BOYLE, N. Johann Wolfgang von Goethe. **Encyclopedia Britannica**, 18 mar. 2021. Disponível em: <https://www.britannica.com/biography/Johann-Wolfgang-von-Goethe>. Acesso em: 22 set. 2022.

BRASIL. Ministério da Saúde. **Farmacopeia homeopática brasileira**. Parte I – Métodos gerais. 2. ed. São Paulo: Atheneu, 1997.

BRASIL. Ministério da Saúde. Agência Nacional de Vigilância Sanitária. Resolução RDC n. 238, de 25 de julho de 2018. **Diário Oficinal da União**, Brasília, DF, 27 jul. 2018a. Disponível em: <https://www.in.gov.br/materia/-/asset_publisher/Kujrw0TZC2Mb/content/id/34380407/do1-2018-07-27-resolucao-rdc-n-238-de-25-de-julho-de-2018-34380326>. Acesso em: 22 set. 2022.

BRASIL. Ministério da Saúde. Portaria n. 849, de 27 de março de 2017. **Diário Oficial da União**, Brasília, DF, 28 mar. 2017. Disponível em: <https://bvsms.saude.gov.br/bvs/saudelegis/gm/2017/prt0849_28_03_2017.html>. Acesso em: 22 set. 2022.

BRASIL. Ministério da Saúde. Portaria n. 971, de 3 de maio de 2006. **Diário Oficial da União**, Brasília, DF, 4 maio. 2006a. Disponível em: <https://www.legisweb.com.br/legislacao/?id=198413>. Acesso em: 22 set. 2022.

BRASIL. Ministério da Saúde. Portaria n. 1.600, de 17 de julho de 2006. **Diário Oficial da União**, Brasília, DF, 20 nov. 2006b. Disponível em: <https://bvsms.saude.gov.br/bvs/saudelegis/gm/2006/prt1600_17_07_2006.html>. Acesso em: 22 set. 2022.

BRASIL. Ministério da Saúde. Portaria n. 702, de 21 de março de 2018. **Diário Oficial da União**, Brasília, DF, 22 mar. 2018b. Disponível em: <https://www.in.gov.br/web/dou/-/portaria-n-702-de-21-de-marco-de-2018-7526446>. Acesso em: 22 set. 2022.

BRASIL. Ministério da Saúde. Secretaria de Atenção à Saúde. Departamento de Atenção Básica. **Política Nacional de Práticas Integrativas e Complementares no SUS**: atitude de ampliação de acesso. Brasília: Ministério da Saúde, 2006c. Disponível em: <https://bvsms.saude.gov.br/bvs/publicacoes/pnpic.pdf>. Acesso em: 22 set. 2022.

BRASIL. Ministério da Saúde. Secretaria de Atenção à Saúde. Departamento de Atenção Básica. **Política Nacional de Práticas Integrativas e Complementares do SUS**: atitude de ampliação de acesso. 2. ed. Brasília: Ministério da Saúde, 2015. Disponível em: <https://bvsms.saude.gov.br/bvs/publicacoes/politica_nacional_praticas_integrativas_complementares_2ed.pdf>. Acesso em: 22 set. 2022.

BRASIL. Ministério da Saúde. Secretaria de Atenção à Saúde. Portaria n. 1.988, de 20 de dezembro de 2018. **Diário Oficial da União**, Brasília, DF, 31 dez. 2018c. Disponível em: <https://bvsms.saude.gov.br/bvs/saudelegis/gm/2018/prt1988_31_12_2018.html>. Acesso em: 22 set. 2022.

BRASIL. Ministério da Saúde. Secretaria de Atenção Primária à Saúde. **Política Nacional de Práticas Integrativas e Complementares no SUS**. Disponível em: <https://aps.saude.gov.br/ape/pics/praticasintegrativas>. Acesso em: 22 set. 2022.

BRITANNICA – The Editors of Encyclopaedia. Rudolf Steiner. **Encyclopedia Britannica**, 26 mar. 2021. Disponível em: <https://www.britannica.com/biography/Rudolf-Steiner>. Acesso em: 22 set. 2022.

BRITO, A. L.; RODRIGUES, H. J. L. F. (Org.). **Ano da psicoterapia**: textos geradores. Brasília: CFP, 2009. Disponível em: <https://site.cfp.org.br/wp-content/uploads/2009/05/Ano-da-Psicoterapia-Textos-geradores.pdf>. Acesso em: 22 set. 2022.

CARNILLOT, P. **Tratado de homeopatia**. Tradução de Gení Wolf. Porto Alegre: Artmed, 2005.

CARVALHO, P. R. S. et al. Medicina antroposófica bases epistemológicas e filosóficas: um estudo bibliométrico. **Brazilian Journal of Health Review**, Curitiba, v. 3, n. 3, p. 6616-6631, maio/jun. 2020. Disponível em: <https://brazilianjournals.com/ojs/index.php/BJHR/article/view/11898/10039>. Acesso em: 22 set. 2022.

CFF – Conselho Federal de Farmácia. Resolução n. 465, de 24 de julho de 2007. **Diário Oficial da União**, Brasília, DF, 16 ago. 2007. Disponível em: <http://www.cff.org.br/userfiles/file/resolucoes/465.pdf>. Acesso em: 22 set. 2022.

CFO – Conselho Federal de Odontologia. Resolução n. 165, de 24 de novembro de 2015. **Diário Oficial da União**, Brasília, DF, 8 dez. 2015. Disponível em: <http://abmanacional.com.br/wp-content/uploads/2016/12/Resolu%C3%A7%C3%A3o-Odontologia-Antropos%C3%B3fica.pdf>. Acesso em: 22 set. 2022.

COFEN – Conselho Federal de Enfermagem. Resolução n. 581, de 11 de julho de 2018. **Diário Oficial da União**, Brasília, 12 jul. 2018. Disponível em: <http://www.cofen.gov.br/resolucao-cofen-no-581-2018_64383.html>. Acesso em: 22 set. 2022.

CORRÊA, A. D.; SIQUEIRA-BATISTA, R.; QUINTAS, L. E. M. Similia Similibus Curentur: notação histórica da medicina homeopática. **Revista da Associação Médica Brasileira**, São Paulo, v. 43, n. 4, p. 347-351, 1997. Disponível em: <https://www.scielo.br/j/ramb/a/GhtnYy3bScPkDzMKn6dh4xF/?lang=pt&format=pdf>. Acesso em: 22 set. 2022.

CRF-SP – Conselho Regional de Farmácia do Estado de São Paulo. Departamento de Apoio Técnico e Educação Permanente. Comissão Assessora de Homeopatia. **Homeopatia**. 3. ed. São Paulo: CRF-SP, 2019. Disponível em: <http://www.crfsp.org.br/images/cartilhas/homeopatia.pdf>. Acesso em: 22 set. 2022.

DALE, C. **Manual prático do corpo sutil**: o guia definitivo para compreender a cura energética. Tradução de Claudia Gerpe Duarte e Eduardo Gerpe Duarte. São Paulo: Cultrix, 2017.

DEZUTTER J. et al. God Image and Happiness in Chronic Pain Patients: the Mediating Role of Disease Interpretation. **Pain Medicine**, v. 11, n. 5, p. 765-773, 2010. Disponível em: <https://www.academia.edu/11224485/God_Image_and_Happiness_in_Chronic_Pain_Patients_The_Mediating_Role_of_Disease_Interpretation>. Acesso em: 22 set. 2022.

DUQUES, M. **Os florais de Bach e as síndromes do feminino**. Rio de Janeiro: Rosa dos Tempos, 2000.

FARINA, M.; PEREZ, C.; BASTOS, D. **Psicodinâmica das cores em comunicação**. 6. ed. São Paulo: E. Blucher, 2011.

FARMANTROPO – Associação Brasileira de Farmácia Antroposófica. **Farmácia antroposófica**. Disponível em: <http://www.farmantropo.com.br/farmacia_antroposofica/Farmacia_Antroposofica.pdf>. Acesso em: 22 set. 2022a.

FARMANTROPO – Associação Brasileira de Farmácia Antroposófica. Disponível em: <http://www.farmantropo.com.br/>. Acesso em: 22 set. 2022b.

FEITOSA-SANTANA, C. et al. Espaço de cores. **Psicologia USP**, v. 17, n. 4, p. 35-62, 2006. Disponível em: <https://doi.org/10.1590/S0103-65642006000400003>. Acesso em: 22 set. 2022.

FERNANDES, L. Módulo VII: Formação terapêutica fundamental: anamnese de terapia floral. In: CHAMMAS, L. et al. **Formação Blossom em terapia floral intermediário**: anamneses de terapia floral. São Paulo: Blossom, 2016.

FERREIRA, L. K. **Alimentação e antroposofia**: ampliando os horizontes das práticas alimentares. Novas Edições Acadêmicas, 2018.

FERREIRA NETO, D. N.; TORUNSKY, F. Agricultura apoiada pela comunidade e a "economia viva" de Steiner. **REDD – Revista Espaço de Diálogo e Desconexão**, Araraquara, v. 8, n. 1 e 2, 2014.

FEWB – Federação das Escolas Waldorf no Brasil. **Histórico no mundo**. Disponível em: <http://www.fewb.org.br/pw_fontes_historicas.html>. Acesso em: 22 set. 2022a.

FEWB – Federação das Escolas Waldorf no Brasil. **Lista Brasil**. Disponível em: <http://www.fewb.org.br/lista_brasil.html>. Acesso em: 22 set. 2022b.

FISCHER, E. Pythagoras, Aristotle, Plato. **Coloursystem**. Disponível em: <https://www.colorsystem.com/?page_id=31&lang=en>. Acesso em: 22 set. 2022.

FOLLADOR, E. C. R. Medicina antroposófica: um novo paradigma para as questões da medicina moderna. **Revista de Medicina**, São Paulo, v. 92, n. 3, p. 166-172, jul.-set. 2013.

FONTES, O. L. et al. **Farmácia homeopática**: teoria e prática. 5. ed. São Paulo: Manole, 2018.

FSG – Florais de Saint Germain. **Saiba tudo sobre os florais de Saint Germain**. Disponível em: <https://www.fsg.com.br>. Acesso em: 22 set. 2022.

GARDIN, N. E. Quadrimembração: as quatro organizações que constituem o ser humano de acordo com a antroposofia. **Arte Médica Ampliada**, v. 35, n. 3, p. 101-109, jul./set. 2015. Disponível em: <http://abmanacional.com.br/arquivo/0d659a4639cc06c8999b0da8af0a53d26f821c93-35-3-quadrimembracao.pdf>. Acesso em: 22 set. 2022.

GARDIN, N. E.; HOSOMI, J. K. Livros editados no Brasil sobre medicina antroposófica e suas terapias. **Arte Médica Ampliada**, v. 32, n. 4, p. 147-153, out./dez. 2012. Disponível em: <http://abmanacional.com.br/arquivo/edf6f635847ce05901f274137bc07ce1bc852083-32-4-livros-editados.pdf>. Acesso em: 22 set. 2022.

GERBER, R. **Medicina vibracional**: uma medicina para o futuro. São Paulo: Cultrix, 1988.

GHALIOUNGUI, P. **La médecine des pharaons**: magie et science médicale dans l'Egypte Ancienne. Paris: Robert Laffont, 1983.

GHELMAN, R. Dor sob a visão da antroposofia aplicada à saúde. **Arte Médica Ampliada**, v. 33, n. 3, p. 125-127, jul./set. 2013. Disponível em: <http://abmanacional.com.br/arquivo/aa71e822113007eea2eee1683e67537e473f4bd6-33-3-dor.pdf>. Acesso em: 22 set. 2022.

GHELMANN, R. Abordagem da antroposofia na pediatria. **Journal of Management and Primary Health Care**, v. 8, n. 2, p. 233-265, 2017. Disponível em: <https://www.jmphc.com.br/jmphc/article/view/535>. Acesso em: 22 set. 2022.

GHELMAN, R. et al. A Twelve-Week, Four-Arm, Randomized, Double-Blind, Placebocontrolled, Phase 2 Prospective Clinical Trial to Evaluate the Efficacy and Safety of an Anthroposophic Multimodal Treatment on Chronic Pain in Outpatients with Postpolio Syndrome. **Brain Behav**, v. 10, n. 4, p. 1-12, Apr. 2020. Disponível em: <https://onlinelibrary.wiley.com/doi/10.1002/brb3.1590>. Acesso em: 22 set. 2022.

GIROTTO, A. M. **A antroposofia com seu estudo biográfico e a análise transacional com o script de vida**. Faculdade UNICA – União de Ensino Superior de Cafelândia, 2018. Disponível em: <https://faculdadeunica.edu.br/wp-content/uploads/2018/12/paper-antroposofia-e-at-andrea.pdf>. Acesso em: 22 set. 2022.

GRINES, S. A. Pode a Bíblia ser lida como um tratado de salutogênese? **Arte Médica Ampliada**, v. 33, n. 1, p. 24-30, jan./mar. 2013.

GRINES, S. A. Salutogênese: a religação espiritual do ser humano. **Arte Médica Ampliada**, v. 34, n. 4, p. 147-155, out./dez. 2014. Disponível em: <http://abmanacional.com.br/arquivo/f6e282e82 4bc5c23f7bd4018d6a207c1d62efba7-34-4-salutogenese-religacao. pdf>. Acesso em: 22 set. 2022.

HAMRE, H. J. et al. Anthroposophic Medical Therapy in Chronic Disease: A Four-Year Prospective Cohort Study. **BMC Complementary and Alternative Medicine**, n. 7, n. 10, p. 1-12, 2007. Disponível em: <https://www.ncbi.nlm.nih.gov/ pmc/articles/PMC1876246/>. Acesso em: 22 set. 2022.

HAMRE, H. J. et al. Overview of the Publications from the Anthroposophic Medicine Outcomes Study (AMOS): A Whole System Evaluation Study. **Global Advances in Health and Medicine**, v. 3, n. 1, p. 54-70, jan. 2014. Disponível em: <https:// www.ncbi.nlm.nih.gov/pmc/articles/PMC3921612/>. Acesso em: 22 set. 2022.

HIOKI, S. A. O. et al. A gestante na visão da antroposofia: contribuições para um acompanhamento psicológico integral. **Arte Médica Ampliada**, v. 35, n. 4, p. 158-165, out./dez. 2015. Disponível em: <http://abmanacional.com.br/arquivo/a151b751c 3d5bd302b41801063bf728a3619f95f-35-4-gestante.pdf>. Acesso em: 22 set. 2022.

HOWARD, J. **Os remédios florais do Dr. Bach passo a passo**. Tradução de Alípio Correia de Franca Neto. 15. impr. São Paulo: Pensamento, 2018.

IAAP – International Association of Anthroposophic Pharmacists. **About Us**. Disponível em: <https://iaap-pharma.org/about-us>. Acesso em: 22 set. 2022.

IAAP – International Association of Anthroposophic Pharmacists. **Antroposophic Pharmaceutical Codex APC**. ed. 4.2. Switzerland: IAAP, 2020. Disponível em: <https://iaap-pharma. org/fileadmin/user_upload/pdf/apc/Anthroposophic_ Pharmaceutical_Codex__APC__edition_4.2.pdf>. Acesso em: 22 set. 2022.

IVAA – International Federation of Anthroposophic Medical Associations. **The Legal Status of Anthroposophic Medicine in Selected Countries**. Jan. 2017.

IVAA – International Federation of Anthroposophic Medical Associations. **Legal Status**. Disponível em: <https://www.ivaa. info/key-issues/legal-status/>. Acesso em: 22 set. 2022.

JOHNSON, S. **A essência da cura**: um guia e essências do Alasca. Tradução de Dimas David Santos Silva. São Paulo: Triom, 2001.

KALIKS, B. A indicação do *Viscum album* para tratar o câncer. Os fundamentos antroposóficos do tratamento do câncer com medicamentos elaborados a partir do *Viscum album*. **Arte Médica Ampliada**, v. 3, n. 2, p. 57-64, 2017. Disponível em: <https://docs.bvsalud.org/biblioref/2017/12/875977/37-2-viscum-album-fundamentos-antroposoficos.pdf>. Acesso em: 22 set. 2022.

KAMINSKI, P.; KATZ, R. **Repertório das essências florais**: um guia abrangente das essências florais norte-americanas e inglesas para o bem-estar emocional e espiritual. Tradução de Melania Scoss e Merle Scoss. São Paulo: Triom, 1997.

KIENLE, G. S. et al. Medicina antroposófica: um sistema de medicina integrativa originado na Europa. **Arte Médica Ampliada**, v. 38, n. 1, p. 5-17, 2018. Disponível em: <http://abmanacional.com.br/wp-content/uploads/2018/11/medicina-integrativa_38-1_web-1.pdf>. Acesso em: 22 set. 2022.

LEITE, A. B.; POLLI, H. Q. Agricultura orgânica no Brasil com enfoque na agricultura biodinâmica. **Interface Tecnológica**, v. 17, n. 1, p. 417-430, 2020. Disponível em: <https://revista.fatectq.edu.br/index.php/interfacetecnologica/article/view/787>. Acesso em: 22 set. 2022.

LOCKS, E. S. **Aplicações práticas dos florais de Saint Germain**: prosperidade. São Paulo: FSG, 2017.

LOWEN, A. **Bioenergética**. Tradução de Maria Silvia Mourão Netto. São Paulo: Summus, 2017.

LOWEN, A. **O corpo em terapia**: a abordagem bioenergética. Tradução de Maria Silvia Mourão Netto. São Paulo: Summus, 1977.

LOWEN, A; LOWEN, L. **Exercícios de bioenergética**: o caminho para uma saúde vibrante. Tradução de Vera Lucia Marinho e Suzana Domingues de Castro. São Paulo: Ágora, 1985.

MACHADO, K. Antroposofia aplicada à saúde: avanços na pesquisa e na assistência. **Cabsin**, 6 jul. 2021a. Disponível em: <https://cabsin.org.br/membros/2021/07/06/antroposofia-aplicada-a-saude-avancos-na-pesquisa-e-na-assistencia/>. Acesso em: 22 set. 2022.

MACHADO, M. G. M. et al. **Práticas Integrativas e Complementares em Saúde**. Porto Alegre: Grupo A, 2021b. E-book.

MARGONARI, N. **Florais de Saint Germain**: os doze raios divinos. 5. ed. São Paulo: N. Margonari, 2016.

MARTINEZ, M. Do letramento digital à biografia humana: os desafios e as oportunidades de comunicação com os maiores de 60 anos. **Rumores**, São Paulo: USP, v. 15, n. 8, p. 171-190, jan./jun. 2014. Disponível em: <https://www.revistas.usp.br/Rumores/article/view/83572/86509>. Acesso em: 22 set. 2022.

MASCARENHAS, N. M. H. et al. Modelos de agricultura sustentável: biodinâmica e sistema silvipastoril. **Revista de Ciências Agrárias**, v. 43, n. 3, p. 363-371, 2020. Disponível em: <https://revistas.rcaap.pt/rca/article/view/20853/15734>. Acesso em: 22 set. 2022.

NAVARRO, F. **Caracterologia pós-reichiana**. Tradução de Cibele dos Santos Coelho. São Paulo: Summus, 1995.

NAVARRO, F. **Somatopsicopatologia**. São Paulo: Summus, 1996.

NEUBERN, M. S. Quem é o dono da psicoterapia? Reflexões sobre a complexidade, a psicologia e a interdisciplinaridade. In: BRITO, A. L.; RODRIGUES, H. J. L. F. (Org.). **Ano da psicoterapia**: textos geradores. Brasília: CFP, 2009. p. 88-100. Disponível em: <https://site.cfp.org.br/wp-content/uploads/2009/05/Ano-da-Psicoterapia-Textos-geradores.pdf>. Acesso em: 22 set. 2022.

OLIVEIRA, F. M. C. et al. Ciência e espiritualidade em ação: o legado de Steiner. **SAJEBTT**, Rio Branco, UFAC, v. 7 n. 1, p. 583-606, jan./abr. 2020. Disponível em: <https://revistas.ufac.br/index.php/SAJEBTT/article/view/2772/2280>. Acesso em: 22 set. 2022.

OLIVEIRA, T.; IMAI, C. Identificação dos atributos da arquitetura escolar Waldorf: um estudo de caso no interior paulista. In: SIMPÓSIO BRASILEIRO DE QUALIDADE DO PROJETO NO AMBIENTE CONSTRUÍDO, 4., 2015, Viçosa. **Anais**... Viçosa: UFV, 2015.

PEDROSA, I. **Da cor à cor inexistente**. 3. ed. Rio de Janeiro: Coeditora UnB, 1982.

PIESSE, X. Os repertórios. In: CARNILLOT, P. **Tratado de homeopatia**. Tradução de Gení Wolf. Porto Alegre: Artmed, 2005. p. 134-145.

QUEMOUN, A. C. Diluições e dinamizações. In: CARNILLOT, P. **Tratado de homeopatia**. Tradução de Gení Wolf. Porto Alegre: Artmed, 2005. p. 92-95.

RABANES, O. História: Hahnemann, sua vida e sua obra. In: CARNILLOT, P. (Org.). **Tratado de homeopatia**. Tradução de Gení Wolf. Porto Alegre: Artmed, 2005. p. 21-33.

RAWSON, M. **Steiner Waldorf Pedagogy in Schools**: a Critical Introduction. Londres: Routledge, 2021.

RENNÓ, A. Psicologia antroposófica no Brasil. **Arte Médica Ampliada**, n. 2, v. 30, ano XXX, p. 35-37, inverno/2010.

RIBEIRÃO PRETO (SP). Lei Complementar n. 2.924, de 7 de dezembro de 2018. **Diário Oficial**, dez. 2018. Disponível em: <https://leismunicipais.com.br/a/sp/r/ribeirao-preto/lei-complementar/2018/292/2924/lei-complementar-n-2924-2018-renomeia-o-programa-de-fitoterapia-e-homeopatia-para-programa-de-praticas-integrativas-e-complementares-propic-e-da-outras-providencias>. Acesso em: 22 set. 2022.

RIBEIRO, R. M. **O cuidado ampliado pela antroposofia**: um estudo de caso sobre a prática da enfermagem antroposófica. 123f. Dissertação (Mestrado em Enfermagem) – Programa de Pós-Graduação em Enfermagem, Faculdade de Enfermagem, Universidade Federal de Juiz de Fora, Juiz de Fora, 2013.

RODRIGUES, H. J. L. F. Por uma política de parcerias estratégicas interprofissionais para o campo das psicoterapias no Brasil. In: BRITO, A. L.; RODRIGUES, H. J. L. F. (Org.). **Ano da psicoterapia**: textos geradores. Brasília: CFP, 2009. p. 49-54. Disponível em: <https://site.cfp.org.br/wp-content/uploads/2009/05/Ano-da-Psicoterapia-Textos-geradores.pdf>. Acesso em: 22 set. 2022.

ROMANELLI, R. A. **A arte e o desenvolvimento cognitivo**: um estudo sobre os procedimentos artísticos aplicados ao ensino em uma escola Waldorf. 2008. Tese (Doutorado) – Universidade de São Paulo, São Paulo, 2008. Disponível em: <http://www.teses.usp.br/teses/disponiveis/48/48134/tde-12032009-152112>. Acesso em: 22 set. 2022.

SAB – Sociedade Antroposófica no Brasil. **Rudolf Steiner**. Disponível em: <http://www.sab.org.br/edit/nocoes/steiner.htm>. Acesso em: 22 set. 2022.

SANTOS, C. P. dos et al. O método Padovan de reorganização neurofuncional sob a ótica da fenomenologia da trimembração pela medicina antroposófica. **Arte Médica Ampliada**, v. 37, n. 4, p. 115-117, 2017. Disponível em: <http://abmanacional.com.br/article/o-metodo-padovan-de-reorganizacao-neurofuncional-sob-a-otica-da-fenomenologia-da-trimembracao-pela-medicina-antroposofica-the-padovan-method-of-neurofunctional-reorganization-from-the-perspective-of/>. Acesso em: 22 set. 2022.

SANTOS, I. S.; UGÁ, M. A. D.; PORTO, S. M. O mix público-privado no Sistema de Saúde Brasileiro: financiamento, oferta e utilização de serviços de saúde. **Ciência & Saúde Coletiva**, v. 13, n. 5, p. 1431-1440, 2008.

SANTOS, L. A. L. et al. O encontro entre universidade e sociedade através da pedagogia Waldorf e do projeto arquitetônico de uma escola baseado em arquitetura antroposófica. **Expressa Extensão**, n. 1, p. 121-140, jan./abr. 2019.

SANTOS, M. C. N. G. dos. **Tratado de medicina floral**: sugestões para prescrição das essências florais dos sistemas: Bach, Minas, Austrália e Saint Germain, abordando as patologias dos corpos: físico, emocional mental e espiritual. São Paulo: Madras, 2018.

SCHEFFER, M. **Terapia floral do Dr. Bach**: teoria e prática. 16. ed. Tradução de Octávio Mendes Cajado. São Paulo: Cultrix, 2010.

SCHMUKLER, A. V. **Homeopatia de A a Z**. Tradução de Marcelle Barros. São Paulo: Universo dos Livros, 2010.

SILVA, B. M.; VASCONCELOS, E. B. M. **O uso prático das essências florais de Minas**. Itaúna: Florais de Minas, 2006.

SOUTO, R. **Experiência com os florais de Saint Germain na educação**. São Paulo: Florais de Saint Germain, 2019.

THOMAZ, L. C. L. Anamnese homeopática ou consulta homeopática? A propósito do relato de um caso de vitiligo. **Revista Homeopática**, v. 72 n. 1/2, p. 23-29, 2009. Disponível em: <http://revista.aph.org.br/index.php/aph/article/view/14/31>. Acesso em: 22 set. 2022.

VIEIRA FILHO, H. **Florais de Bach**: uma visão mitológica, etimológica e arquetípica. 13. ed. São Paulo: Pensamento, 2010.

VINJE, H. F. et al. (Ed.). **The Handbook of Salutogenesis**. Springer: Switzerland, 2017. E-book.

VOLPI, J. H. **Psicoterapia corporal**: um trajeto histórico de Wilhelm Reich. 2. ed. Curitiba: Centro Reichiano, 2019.

VOLPI, J. H.; VOLPI, S. M. **Crescer é uma aventura!** Desenvolvimento emocional segundo a psicologia corporal. Curitiba: Centro Reichiano, 2008.

VOLPI, J. H.; VOLPI, S. M. **Reich**: a análise bioenergética. Curitiba: Centro Reichiano, 2003.

WENCESLAU, L. D. **Por uma medicina que eduque, por uma pedagogia que cure**: as contribuições de Rudolf Steiner à integralidade na educação médica. 211f. Dissertação (Mestrado em Educação) – Programa de Pós-Graduação em Educação, Centro de Educação, Universidade Federal de Pernambuco, Recife, 2011.

WENCESLAU, L. D.; RHOR, F. O desafio da humanização da formação médica e as possíveis contribuições da medicina antroposófica. **Arte Médica Ampliada**, n. 2, ano XXXI, p. 12-18, 2011. Disponível em: <http://abmanacional.com.br/arquivo/f1e2173d9bee30f133ca35c693ba57ffd9cb7411-31-2-formacao-medica.pdf>. Acesso em: 22 set. 2022.

WENCESLAU, L. D.; RHOR, F.; TESSER, C. D. Contribuições da medicina antroposófica à integralidade na educação médica: uma aproximação hermenêutica. **Interface, Comunicação, Saúde, Educação**, v. 18, n. 48, p. 127-138, 2014. Disponível em: <https://www.scielo.br/j/icse/a/SgLqW6dwGSCCPmVNcwC4VzQ/?lang=pt>. Acesso em: 22 set. 2022.

WHITE, I. **A cura através das essências florais do Bush australiano**. São Paulo: Triom, 2000.

WHITE, I. **Essências florais australianas**: Australian Bush Flower Essences. Tradução de Ruth Lenz César. São Paulo: Triom, 1993.

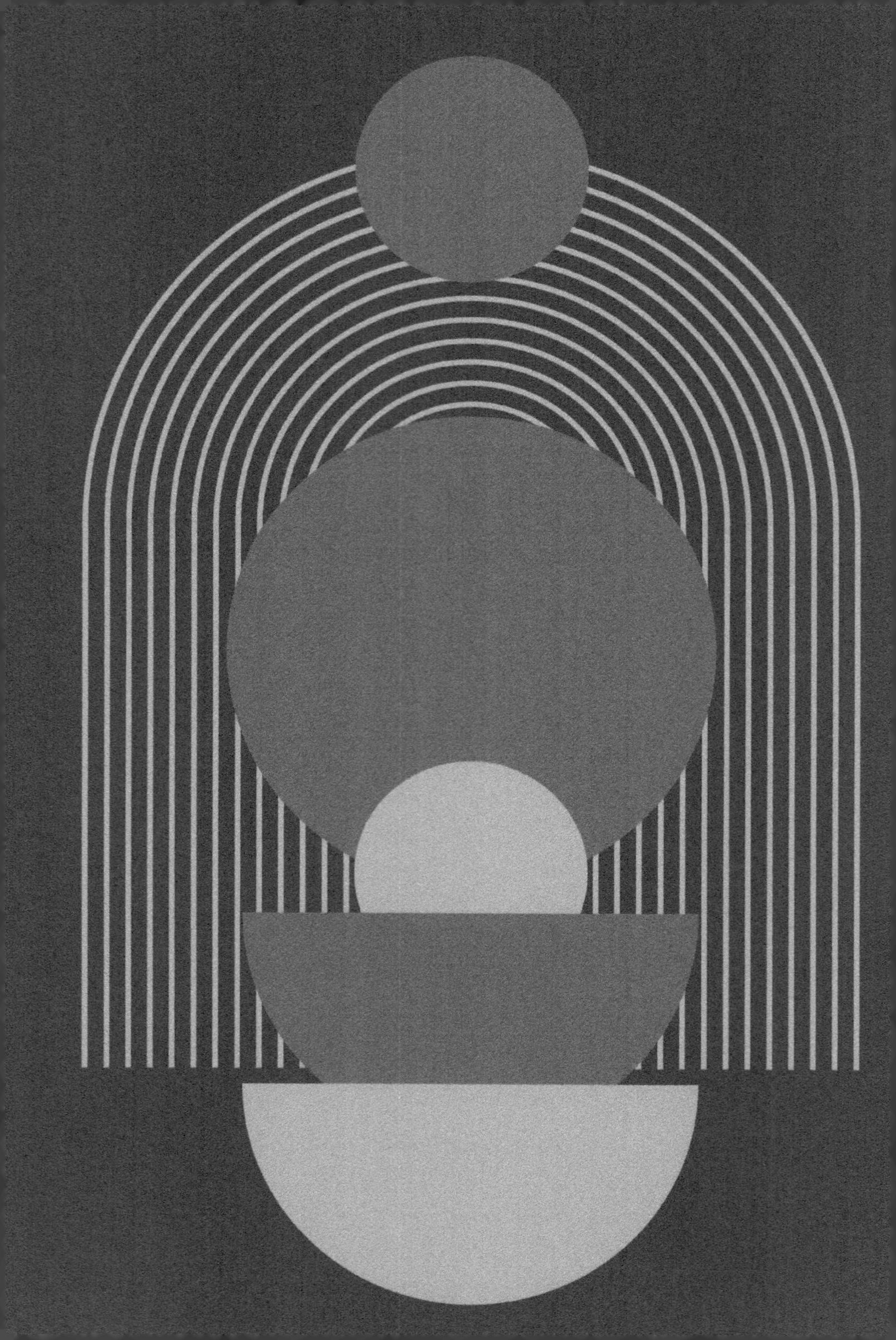

Respostas

Capítulo 1

Questões para revisão

1. c
2. d
3. e
4. O reiki é uma filosofia aplicada que considera duas faces. Enquanto *rei* pode ser traduzido como a energia vital do universo, *ki* é entendido como a energia universal da vida. Assim, podemos entender que o reiki é um sistema de cura energético que nos liga com a energia do universo à energia da vida, promovendo o realinhamento e os processos energéticos e sutis, que podem contribuir com nossos processos de desenvolvimento humano.
5. As principais contraindicações relatadas por seus praticantes e terapeutas são:
   - Fraturas: no momento do acontecimento, não é permitido, só depois.
   - Acidentes: no momento do acontecimento, não é permitido, só depois.
   - Amputações: no momento do acontecimento, não é permitido, só depois.
   - Cirurgias: no momento do acontecimento, não é permitido, só depois.
   - Indivíduos com marca-passo ou equipamentos eletrônicos terapêuticos implantados no corpo: não podem receber a energia.

- Indivíduos em unidade de terapia intensiva (UTI), localizada dentro de hospitais: devem ser atendidos somente por um mestre em reiki, presencialmente, com autorização expressa da família do paciente, por escrito, em carta simples.

Questão para reflexão

1. A resposta da questão deve contemplar os cinco princípios filosóficos e a meditação *gassho*. Possível elaboração de reflexão: mesmo que não objetivemos a formação como terapeutas em reiki, podemos nos beneficiar dos ensinamentos expressos pelos cinco princípios filosóficos: "só por hoje", a fim de nos lembrarmos de que devemos nos manter em nosso tempo presente e de que a prática dos princípios deve ser considerada todos os dias de nossa vida; "seja calmo e controle seu ímpeto de raiva", pois a raiva é um sentimento genuíno humano, mas, se alimentada por longo tempo, pode ser nociva; "não se preocupe além do necessário e confie na ordem divina", pois existe algo que sempre será maior do que nossa própria vontade e esforço; "trabalhe honestamente ou avalie profundamente seus pontos de melhoria", pois todos nós temos pontos a melhorar; "seja gentil com todos os seres", pois a gentileza alimenta novos ímpetos de gentileza, e todos nós enfrentamos dificuldades e dias não tão bons assim; "expresse gratidão", pois a energia de agradecer alimenta positivamente nossos corações. Os cinco princípios atuam como pontos de reflexão em nossa vida diária. Também é possível estabelecermos um caminho de prática meditativa e respiratória, proposta na meditação clássica do reiki, a meditação conhecida como *gassho*, que oferece ao praticante um estado de relaxamento e concentração.

Capítulo 2

Questões para revisão

1. Os pilares são:
   - Lei dos semelhantes ou princípio da similitude: "*Similia similibus curantur*", isto é, os semelhantes serão curados pelos semelhantes. A doença será curada por um agente altamente diluído, capaz de produzir no corpo os mesmos sintomas da doença.
   - Experimentação no homem sadio: a experimentação, também denominada *experimentação patogenética* ou *pura*, é o método de elucidar os sintomas que vão refletir sua ação, observando-se não somente os aspectos físicos, mas também os aspectos mentais e emocionais, pois a homeopatia busca o medicamento que contempla o ser humano como um todo.
   - Doses mínimas: no intuito de reduzir os efeitos observados nos primeiros experimentos, Hahnemann passou a diluir os fármacos em água ou álcool, observando os sintomas.
   - O remédio único: um único medicamento seria capaz de tratar o indivíduo em todos os seus sintomas.
2. Os medicamentos podem ser provenientes das seguintes origens:
   - Produtos minerais e substâncias químicas: *Sulfur, calcarea carbonica.*
   - Produtos vegetais e substâncias ativas extraídas: são utilizados frescos ou secos e a planta inteira ou suas partes, como: *Belladona, Pulsatilla.*
   - Produtos animais: animais vivos ou não inteiros ou partes, como: *Apis Mellifica*; venenos: *Lachesis*; secreções, excreções e concreções.
   - Produtos biológicos, patológicos humanos: produtos provenientes de organismos vivos ou não, fisiológicos ou patológicos, chamados *opoterápicos* ou *bioterápicos*: *Psorinum*, serosidade de lesões de sarna; *Medorrhinum*, secreção uretral blenorrágica.

- Medicamentos clássicos utilizados em função de efeitos tóxicos ou secundários: seu uso é limitado por conta da falta de patogenesia e de dificuldades para experimentação.
- Produtos derivados do próprio doente: são os isoterápicos: sangue, urina e todas as secreções, excreções e supurações, escamosidades, lágrimas, produtos de biópsia profunda.

3. a
4. b
5. d

Questões para reflexão

1. A homeopatia atua como catalisador no mecanismo de cura. O processo de dinamização ou potencialização, denominado *sucussão*, é realizado após cada diluição, promovendo efeitos nos campos energéticos do ser humano. Pela lei dos semelhantes, estimula-se o corpo à cura dos sintomas.
2. A consulta homeopática deve avaliar o indivíduo sob todos os aspectos, físicos, mentais e emocionais. A anamnese realizada por meio de perguntas revelará diversos aspectos além do corpo físico. Para que se realize o *simillimum* com segurança, é importante conhecer o repertório ou a matéria médica, a fim de fazer as perguntas adequadas, de modo a identificar, por exemplo, o grau de uma dor (pulsátil, ardente, lancinante), bem como o horário e o período de origem de tal sintoma. Com relação à orientação para a próxima consulta, a auto-observação consiste no principal instrumento para a avaliação de todos os fenômenos que acontecem entre uma consulta e outra e, também, é a forma mais adequada para que o paciente possa avaliar-se e para que o terapeuta possa fazer sua avaliação, desde que observados alguns procedimentos.

Exemplo de formulário para a consulta homeopática:

Dados do paciente:
Você já conhecia a homeopatia?
Já usou homeopatia? Em que ocasião? Se sim, quanto tempo? Por que parou?
Faz uso de medicamentos alopáticos? Quais?
O que o trouxe à homeopatia?
Você trabalha? Qual atividade você desenvolve?
Conte-me um pouco de sua história.
Você mora com sua família?
Quem são os membros da sua família que residem na mesma casa?
Como é sua relação com eles?
Com quais situações você tem mais dificuldade de lidar?
Você está satisfeito com seu trabalho?
Você desenvolve alguma outra atividade? (exemplo: estudo)
Como está seu funcionamento intestinal?
Como está seu sono?
Você tem algum vício? (exemplos: cigarro, bebida, computador, jogos)
Você tem algum desconforto físico? (exemplo: dor)
O que o incomoda mais nos outros? E em você?
O que você gosta de fazer nas horas de lazer?
Quais são suas aspirações para os próximos anos?

Fonte: Elaborado com base em Barollo, 1996.

Capítulo 3

Questões para revisão

1. c
2. c
3. b

4. Devem-se construir escolas agradáveis aos olhos e funcionais aos demais sentidos, com todos os espaços tendo funções definidas. As construções devem ter bases fortes, sem ângulos retos, atendendo ao preconizado por Steiner e demais especialistas na área.
5. A euritmia consiste no exercício terapêutico que envolve elementos cognitivos, emocionais e volitivos, com movimentos das mãos, dos pés ou do corpo todo, executados de modo individualizado, com acompanhamento de euritmistas terapêuticos, que, por sua vez, devem ser treinados, não havendo restrições para atuar como terapeuta eurítmico. Quanto aos medicamentos antroposóficos, eles são dinamizados de maneira diferente em relação aos homeopáticos. Quanto a esse aspecto, a resposta deve contemplar dados disponíveis na literatura da área.

Questões para reflexão

1. A resposta à primeira questão deve contemplar o seguinte contexto: o modelo de ensino/educação proposto por Steiner foi revolucionário em seu tempo (primeira metade do século XX) e estava tão adiantado que hoje é um modelo perfeitamente adaptável ao mundo moderno, mesmo sem lançar mão do acesso às tecnologias da informação e comunicação (TICs). Steiner e os demais educadores no modelo Waldorf têm demonstrado que a prática educacional baseada nesse modelo permite a formação de um educando com uma visão mais ampla, crítica, racional, emocional e compassiva da vida, da sociedade e da natureza, pois o modelo Waldorf propõe o estudo como base de integração à vida e o mergulho na compreensão e na concepção humana, sem considerar prioritário o emprego das TICs. Nesse contexto, a construção do conhecimento em uma base mais humanística e espiritualizada, usando com intensidade o desenvolvimento das artes, valorizando prática manuais, concretas, plásticas e a aproximação com a ciência via integração com a vida e a

natureza, torna-se amplamente vantajosa ao educando. Isso propiciará uma formação cidadã mais plena, humanizada e espiritualizada, independentemente do uso exacerbado das TICs, que é um desafio para o homem do século XXI.

2. A resposta deve contemplar o seguinte contexto: a antroposofia está integrada ao Sistema Único de Saúde (SUS) desde 2006, mas alguns desafios estão postos: baixo número de profissionais aptos nas diversas profissões articuladas ao sistema, número modesto de serviços do SUS que ofertam antroposofia em suas diversas modalidades, pouca visibilidade político-social da antroposofia, presença modesta do modelo na área de ensino, pesquisa e extensão em nível universitário, sobretudo nos níveis de graduação e pós-graduação. Esse cenário impõe a necessidade de atitudes que promovam as Práticas Integrativas e Complementares em Saúde (Pics): desenvolver estratégias de aproximação, articulação e elaboração de pautas que favoreçam o aumento da oferta da antroposofia na graduação e na pós-graduação; defesa da ampliação da participação de profissionais das diversas carreiras aptos a atuar no âmbito da antroposofia, por meio da articulação com os conselhos profissionais e da aproximação com entidades de representação social técnico-científica, com vistas a aumentar a visibilidade dessa doutrina; articulação para aproximar a antroposofia dos fóruns de controle social da saúde (os conselhos de saúde nas três esferas de governo); articulação e aproximação com os poderes Executivo e Legislativo no âmbito de estados e municípios para ampliar a presença da antroposofia no SUS.

Capítulo 4

Questões para revisão

1. A resposta deve conter, especialmente, a visão de que, na abordagem bioenergética, entende-se que a mente, o corpo e a energia

estão interligados e que qualquer alteração em um desses aspectos alterará os demais.

2. O objetivo principal da abordagem é promover melhoras nos aspectos mentais (estruturas de caráter – padrões emocionais e comportamentais), corporais (couraças musculares) e energéticos (carga, circulação e distribuição). Além disso, podemos afirmar que a bioenergética pode auxiliar também no relaxamento, na conexão do indivíduo com seu corpo, suas sensações e percepções, na recuperação da capacidade de autorregulação, na flexibilização dos mecanismos de defesa, entre outras funções.
3. d
4. c
5. c

Questões para reflexão

1. Os benefícios da terapia bioenergética no contexto hospitalar podem variar de acordo com cada paciente, estado de saúde ou contexto. De modo geral, a terapia pode estar voltada para a promoção do bem-estar ou para o auxílio no tratamento de estados de saúde específicos – considerando-se o tipo de doença e a região do corpo em que se apresenta.
2. A pergunta estimula uma reflexão pessoal, portanto não existe indicação de resposta correta. É interessante que o leitor a responda para descobrir se tem afinidade com a visão dessa abordagem. Conforme a resposta, esta poderá ser um indicativo de que ele deve prosseguir em trabalho com essa abordagem ou não.
3. Para elaborar tal projeto terapêutico, é necessário, primeiramente, revisar as características principais relacionadas a essa estrutura de caráter: origem (fase do desenvolvimento), características emocionais e comportamentos, características corporais e características energéticas. É preciso, também, conhecer as práticas corporais da

abordagem para saber quais são as mais recomendadas nesse caso. As leituras complementares, os grupos de estudo, as especializações, a supervisão e outros caminhos de aprofundamento são indicados para a realização desse trabalho.

4. Conforme as informações apresentadas a respeito de cada estrutura de caráter, esse tipo de comportamento indica a presença de uma estrutura de caráter rígida. A origem dessa estrutura ocorre na etapa de produção do desenvolvimento. A carga energética nesse caso costuma ser de sobrecarga. O corpo costuma ser harmônico, mas isso pode variar de acordo com o nível de rigidez presente. Além disso, apresenta o padrão de *holding back* em razão da desconfiança e da dificuldade de entrega.
5. Para a realização de um trabalho em grupo, é importante considerar aspectos como: o ambiente de realização do trabalho; o perfil dos participantes; o estado de saúde emocional e física dos participantes; o contexto no qual a terapia será aplicada; o tamanho do grupo; a frequência e/ou continuidade de trabalho com o mesmo grupo. Conhecer as possibilidades, as limitações e as necessidades de cada grupo auxiliará na definição do projeto mais adequado para cada cenário.

Capítulo 5

Questões para revisão

1. A resposta deve propor, entre outros florais, o principal floral para o tratamento do caso: Cherry Plum, que é indicado para quem tem medo de perder a razão, de chegar à loucura, de cometer suicídio e de agredir pessoas ao seu redor. Ainda, pode ser usado o floral Olive, recomendado para o estresse, pois dá força para lutar e clareza mental.

2. A resposta deve explicar como atuam os florais de acordo com a energia vibracional, destacando que o floral tem uma frequência de energia harmoniosa que promoverá o equilíbrio entre alma, corpo e mente, restabelecendo a energia vibracional positiva do indivíduo.
3. a
4. c
5. a

Questões para reflexão

1. Em primeiro lugar, devem ser analisadas as características positivas e negativas dessa essência floral:
   - Qualidades positivas: segurança, expressão criativa, espontaneidade.
   - Desequilíbrios: falta de segurança, fracasso e autocensura.
   - Benefícios: estimula a autoaceitação e a autoestima, além de promover calma, comunicação e coragem.
2. Indica-se para o caso o floral Water Violet.
3. O procedimento para o caso seria indicar o floral Gorse, para doenças crônicas e desesperança.
4. Waratah é o floral que devolve coragem e força para o enfrentamento de uma crise. A posologia indicada seria de 7 gotas, duas vezes ao dia, por um período de 15 dias.

Capítulo 6

Questões para revisão

1. A prática do uso das cores na saúde se fundamenta em conceitos da física relativos à luz e à energia, que explicam quais são as propriedades das cores e por que são benéficas para o equilíbrio da saúde. Por meio das cores e dos espectros luminosos que emitem, é possível modular determinada frequência com a finalidade de regenerar a saúde física, mental e emocional de uma pessoa.

As sete variações cromáticas que compõem o espectro solar e que são visíveis a olho nu se expressam por intermédio de radiações eletromagnéticas; em essência, são luz, e podemos dizer que somos muito afetados pela luz e por suas cores no cotidiano. As cores têm frequências capazes de entrar em ressonância com o campo vibratório do organismo humano, corrigindo possíveis disfunções de forma muito profunda.

2. Porque as cores tendem a modular as frequências dos campos de energia que compõem o organismo humano, por meio de vibrações próprias, atuando de maneira seletiva nos campos eletromagnéticos que compõem o corpo físico e o corpo sutil inerente a todos nós. As doenças que se manifestam no corpo têm também uma vibração e cores particulares, podendo-se tratar cada caso com cores específicas.
3. c
4. d
5. b

Questão para reflexão

1. A sessão poderia seguir duas etapas: a verificação do campo energético da paciente e a aplicação da cor para as queixas que a paciente indicou. As cores amarela ou laranja poderiam ser usadas na região do estômago, para amenizar os distúrbios digestivos, equilibrando também o chacra plexo solar e as emoções conturbadas que podem causar ansiedade. Ambas as cores (amarelo e laranja) tonificam o corpo, elevando a energia vital e trabalhando o estado de apatia e melancolia. A cor laranja seria indicada para fortalecer a capacidade de movimento e ação para cumprir as tarefas do dia a dia. Seria possível, também, aplicar a cor rosa na região do chacra cardíaco, para estimular os pulmões e a respiração e abrandar o estado de tristeza e melancolia. Cabe a cada terapeuta identificar o(s) método(s) mais adequado(s).

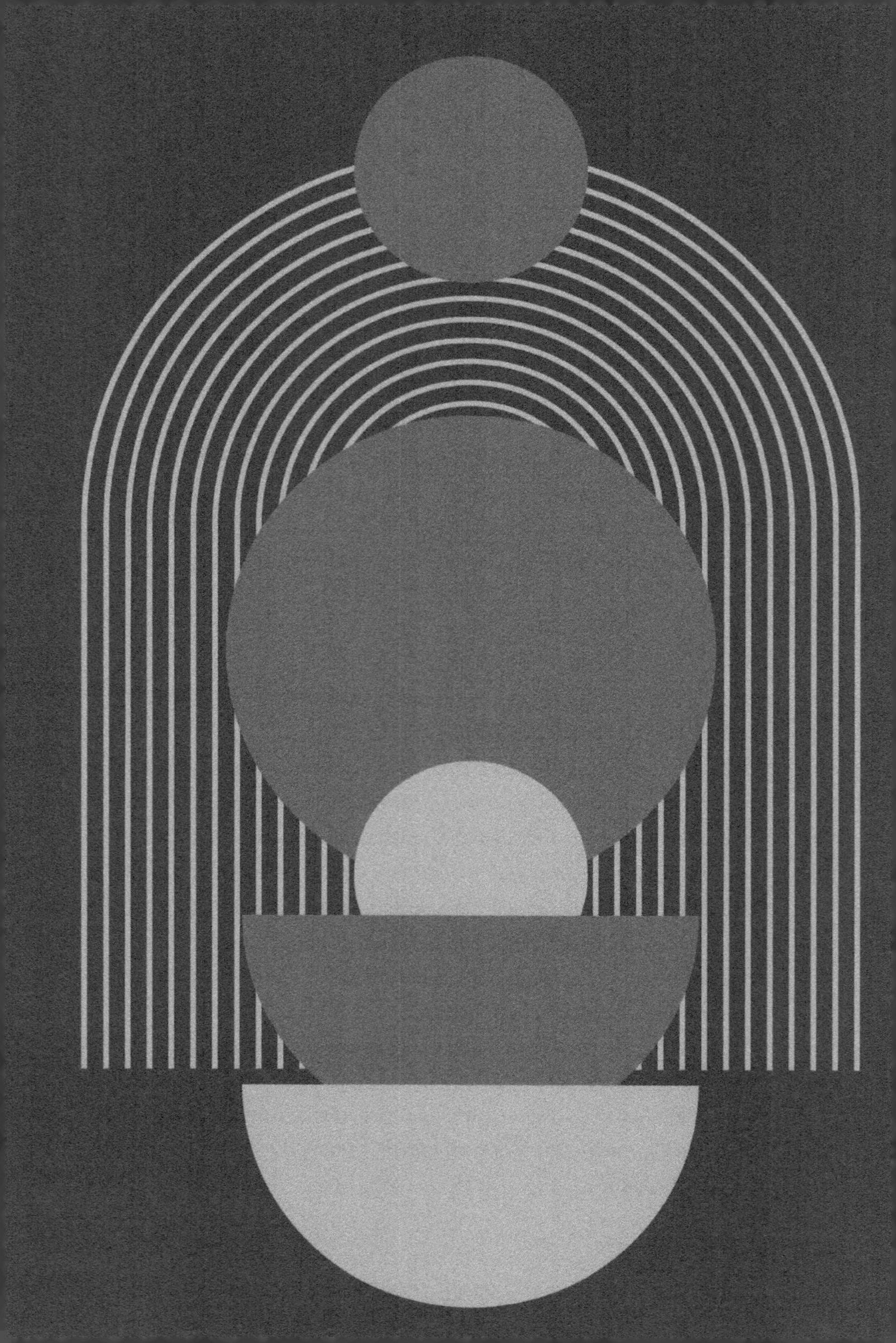

Sobre os autores

Benilda Luiza de Carvalho Klingelfus é mestre em Ciências Farmacêuticas pela Universidade Federal do Paraná (UFPR); especialista em Homeopatia e Terapia Floral e em Auriculoterapia; e graduada em Farmácia Industrial pela UFPR. Foi docente do curso de Farmácia na UFPR e dos cursos de Farmácia e Biotecnologia na Universidade Tuiuti do Paraná (UTP), além de professora conteudista convidada do Centro Universitário Internacional Uninter. Atualmente, é farmacêutica homeopata, terapeuta floral, auriculoterapeuta e docente do Curso de Terapia Floral – Florais de Bach e Florais de Saint Germain da BeLuiza Terapia Floral.

Javier Salvador Gamarra Junior é farmacêutico bioquímico e industrial graduado pela Pontifícia Universidade Católica do Paraná (PUC-PR) e farmacêutico homeopata e de meio ambiente. É professor universitário do Centro Universitário Campos de Andrade (Uniandrade), professor conteudista convidado do Centro Universitário Internacional Uninter e professor da Escola Homeopática de Curitiba Dr. Javier Salvador Gamarra. Foi membro do Grupo de Trabalho sobre Fitoterapia, Homeopatia e Medicina Tradicional Chinesa do Conselho Federal de Farmácia (2020-2021), coordenador do Grupo de Trabalho sobre Práticas Integrativas e Complementares em Saúde do Conselho Regional de Farmácia do Estado do Paraná (2015-2021) e presidente da Associação Brasileira de Farmacêuticos Homeopatas (ABFH).

Juliana Horstmann Amorim é mestra em Antropologia e graduada em História pela Universidade Federal do Paraná (UFPR). Tem formação em Massoterapia e Práticas Integrativas e Complementares em Saúde pela Faculdade Ibrate e formação e aprofundamento em Yoga (ênfase em Hatha Yoga e Yogaterapia) pelo Centro de Estudos e Práticas de Yoga (Cepy). Há quatro anos, atua como consultora em Práticas Integrativas e Complementares em Saúde, realizando atendimentos individuais e ministrando aulas nas disciplinas de História, Aromaterapia e Cromoterapia.

Nathalie Pailo Perozin é especialista em Planejamento e Gestão de Negócios pela FAE Business School, em Psicologia Corporal pelo Centro Reichiano, em Florais de Bach pelo Instituto Brasileiro de Therapias e Ensino (Ibrate) e pelo Bach International Education Programme, em Florais de Saint Germain pela instituição Florais de Saint Germain (FSG), e em Cromoterapia pelo Ibrate. É formada em Comunicação Social – Publicidade e Propaganda pela Pontifícia Universidade Católica do Paraná (PUC-PR) e está cursando graduação em Psicologia pela Universidade Tuiuti do Paraná (UTP). Atualmente, é docente da disciplina de Bioenergética no curso de graduação em Práticas Integrativas e Complementares em Saúde do Centro Universitário Internacional Uninter e, há seis anos, trabalha como terapeuta e realiza atendimentos individuais e trabalhos em grupo.

Talita Camargo de Lima é especialista em Constelações Familiares pela Faculdade Integrada Espírita e tem MBA em Comportamento Humano e Organizacional pela Faculdade Novoeste. É administradora com ênfase em Marketing e Propaganda pelo Centro Universitário Internacional Uninter e tem formação em Constelação Familiar e Organizacional. Formou-se como Técnica em Massoterapia, com enfâse em medicina chinesa, pela Escola Martinus e em Terapia Floral de Saint Germain pela Associação dos Terapeutas Florais (Asteflor) e especializou-em em Fisiologia Bioenergética pela instituição Florais de Saint Germain (FSG). Tornou-se professora de Yoga e tem nível de mestre em Reiki sob a orientação da professora Margareth Souza. Foi professora de Constelações Familiares no curso de graduação em Práticas Integrativas e Complementares em Saúde no Centro Universitário Internacional Uninter. Atua como terapeuta, consultora e professora na área de desenvolvimento humano e organizacional desde 2017.

Os papéis utilizados neste livro, certificados por instituições ambientais competentes, são recicláveis, provenientes de fontes renováveis e, portanto, um meio responsável e natural de informação e conhecimento.

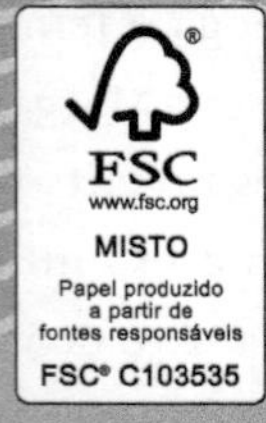

Impressão: Reproset
Março/2023